POL-Leitsymptome

Respiratorisches System

Berthold Block

114 Abbildungen
106 Tabellen

Georg Thieme Verlag
Stuttgart · New York

Dr. med. Berthold Block
Fallersleber-Tor-Wall 5
D-38100 Braunschweig

Zeichnungen: Medical Art, Gudrun und
Adrian Cornford, Reinheim

Layout: Summerer und Thiele, Stuttgart
Umschlaggestaltung:
Thieme Verlagsgruppe

Die Deutsche Bibliothek –
CIP-Einheitsaufnahme

Ein Titeldatensatz für diese Publikation ist
bei der Deutschen Bibliothek erhältlich.

Wichtiger Hinweis: Wie jede Wissenschaft ist die Medizin ständigen Entwicklungen unterworfen. Forschung und klinische Erfahrung erweitern unsere Erkenntnisse, insbesondere was Behandlung und medikamentöse Therapie anbelangt. Soweit in diesem Werk eine Dosierung oder eine Applikation erwähnt wird, darf der Leser zwar darauf vertrauen, dass Autoren, Herausgeber und Verlag große Sorgfalt darauf verwandt haben, dass diese Angabe **dem Wissensstand bei Fertigstellung des Werkes entspricht.**
Für Angaben über Dosierungsanweisungen und Applikationsformen kann vom Verlag jedoch keine Gewähr übernommen werden. **Jeder Benutzer ist angehalten,** durch sorgfältige Prüfung der Beipackzettel der verwendeten Präparate und gegebenenfalls nach Konsultation eines Spezialisten festzustellen, ob die dort gegebene Empfehlung für Dosierungen oder die Beachtung von Kontraindikationen gegenüber der Angabe in diesem Buch abweicht. Eine solche Prüfung ist besonders wichtig bei selten verwendeten Präparaten oder solchen, die neu auf den Markt gebracht worden sind. **Jede Dosierung oder Applikation erfolgt auf eigene Gefahr des Benutzers.** Autoren und Verlag appellieren an jeden Benutzer, ihm etwa auffallende Ungenauigkeiten dem Verlag mitzuteilen.

© 2006 Georg Thieme Verlag
Rüdigerstraße 14
D-70469 Stuttgart
Unsere Homepage: http://www.thieme.de

Printed in Germany

Satz: Hagedorn Kommunikation, Viernheim
gesetzt auf 3B2

Druck: Grafisches Centrum Cuno GmbH &
Co. KG, Calbe

ISBN 3-13-142841-4   1 2 3 4 5 6
ISBN 978-3-13-142841-7

Vorwort

Trotz der rasanten Entwicklung diagnostischer Methoden in allen Bereichen der Medizin bilden die Anamneseerhebung und die körperliche Untersuchung nach wie vor den ersten und wichtigsten Zugang zum Patienten und die Grundlage jeder weiteren Diagnostik.

Die Inhalte der Anamneseerhebung und der körperlichen Untersuchung sind seit über hundert Jahren im Grundsatz unverändert geblieben. Geändert hat sich die Art und Weise, die Systematik dieser diagnostischen Methoden zu vermitteln.

In der neuen Approbationsordnung werden detailliert die Rahmenbedingungen der ärztlichen Ausbildung festgelegt. Neu ist der Versuch, vorklinische und klinische Lerninhalte enger miteinander zu verzahnen. Neu ist auch der Versuch, ein problemorientiertes Vorgehen bei der Lösung klinischer Fragestellungen frühzeitig während des Studiums zu trainieren. Damit soll das Studium patientennah und praxisrelevant gestaltet werden.

Dieses Buch soll einen Beitrag zu diesen Bemühungen leisten. Inhaltlich ist das Buch in drei Abschnitte unterteilt. Im ersten Teil finden Sie eine Einführung zum POL, Grundlagen zu Anamneseerhebung und körperlicher Untersuchung sowie eine Übersicht der Symptome bei Erkrankungen des respiratorischen Systems. Im zweiten Teil werden, ausgehend von einer klassischen klinischen Situation, dem Leitsymptom, zunächst die Probleme formuliert, die dieses Leitsymptom beinhaltet. Dann werden kurz die relevanten anatomischen und physiologischen Voraussetzungen rekapituliert und es wird eine orientierende Übersicht über mögliche, häufige und seltene Ursache für die Beschwerden gegeben.

Der umfangreichste Abschnitt gibt dann eine detaillierte und systematische Handlungsvorgabe für die Problemlösung aufgrund von Anamneseerhebung und körperlicher Untersuchung. Hieran schließt sich eine orientierende Übersicht über die weitergehenden Untersuchungen und Therapieansätze an.

Im dritten Teil des Buches wird schließlich ein zusätzlicher Zugang zur Anamneseerhebung vorgestellt: Bei bekannter Diagnose – dabei kann diese das Hauptproblem der Konsultation darstellen oder einen Nebenaspekt – wird eine auf diese spezielle Situation abgestimmte Anamneseerhebung skizziert.

Das Thema des vorliegenden Buches ist das respiratorische System. Dieses ist in idealer Weise der Anamneseerhebung und körperlichen Untersuchung zugänglich. Bei den weitaus meisten Patienten, die uns wegen Beschwerden von Seiten des respiratorischen Systems aufsuchen, lässt sich durch die Anamneseerhebung, die Perkussion und die Auskultation eine treffende Diagnose stellen, die durch die weitergehenden Untersuchungen dann abgesichert wird.

Der Autor und der Verlag hoffen, mit diesem Buch eine Handlungsanleitung zu geben, die zum einen den Leser in die Lage versetzt, die klassischen klinischen Situationen bei Erkrankungen des respiratorischen Systems kompetent anzugehen. Zum anderen wünschen wir uns, dass es gelingt, Freude an der Kunst der Anamneseerhebung und der körperlichen Untersuchung – und um eine Kunst handelt es sich – zu vermitteln.

Mein Dank gilt den Mitarbeiterinnen und Mitarbeitern des Georg-Thieme-Verlages, die es mir ermöglicht haben, dieses Buch zu erstellen. Allen voran möchte ich hier Frau Dr. Bettina Hansen nennen, die das Projekt der POL-Reihe von der Planung bis zur Veröffentlichung mit Rat und Tat unterstützt hat. Besonders bedanken möchte ich mich bei Frau Dr. Christina Schöneborn für die redaktionelle Bearbeitung des Textes. Für die Gestaltung des Layouts danke ich Summerer und Thiele sowie Frau Albrecht für die Betreuung der Herstellung.

Braunschweig, im März 2006

Berthold Block

Inhalt

B Leitsymptome 25

C Zusatzuntersuchungen und Erkrankungen

145

D Anhang   163

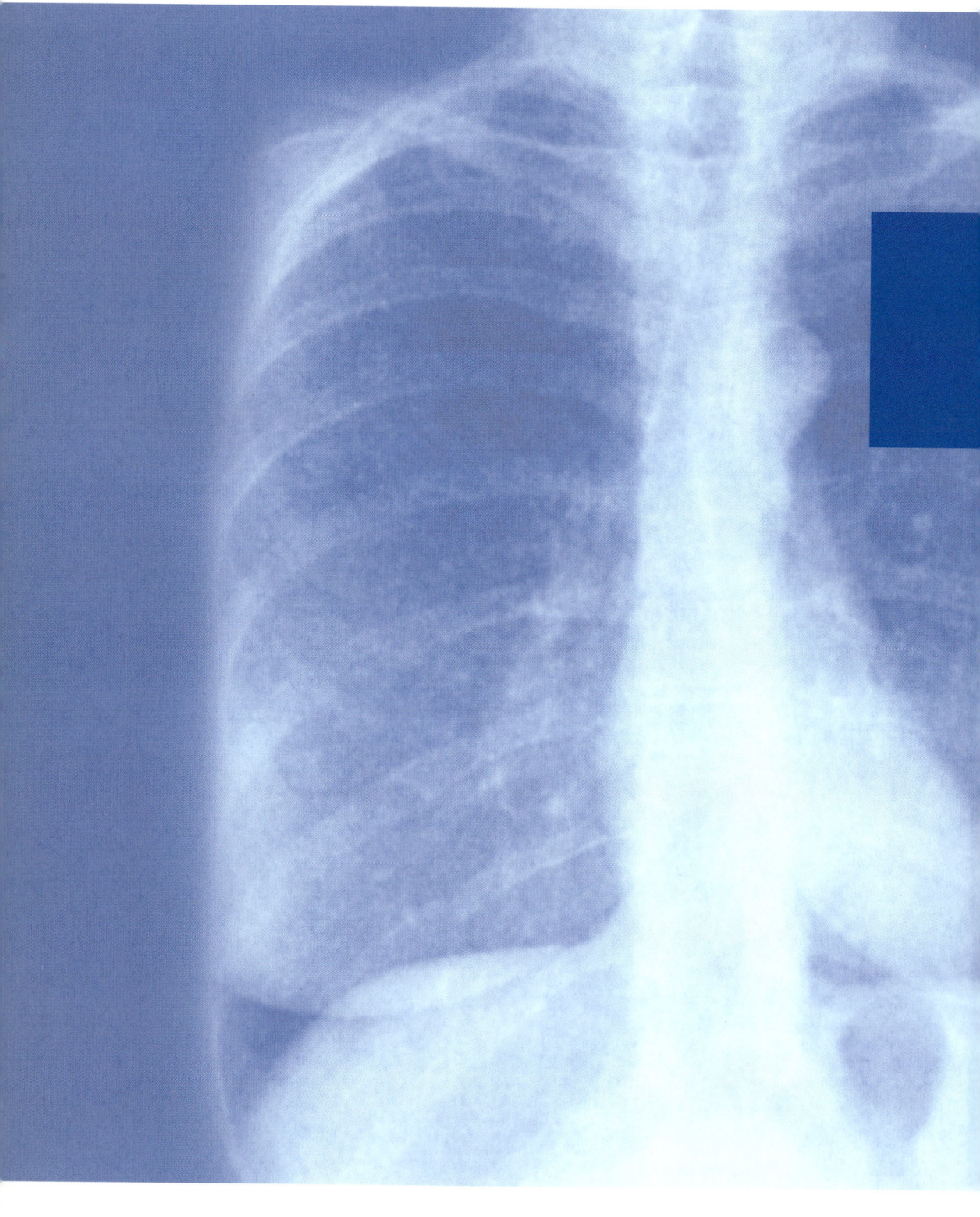

Grundlagen A

tungszeit im Jahr 1969 in Hamilton, Ontario statt. Die weitere Anwendung des POL konzentrierte sich zunächst auf Nordamerika. In Europa war die Universität Maastricht ein Vorreiter im Anbieten von POL, es wurde dort 1974 eingeführt.

1 Gebrauchsanleitung

1.1 POL – Problemorientiertes Lernen

Die neue Approbationsordnung hat zu vielfältigen Veränderungen im Lehrbetrieb an den Universitäten geführt. Neue Unterrichtsformen haben Einzug gehalten, POL-Kurse, Tutorien, Bedside-Teaching, und Fallbesprechungen gehören immer öfter zu den neuen Lehr- und Lernformen, die zu einem praxisnahen, fächerübergreifenden Verständnis der Medizin führen sollen. Für die Studenten stellt dieses Ziel eine große Herausforderung dar.

Die neue Reihe POL-Leitsymptome geht deshalb auf die Bedürfnisse der Studenten ein, die mit diesen neuen Unterrichtsformen konfrontiert werden. Das Ziel ist es, den Studentinnen und Studenten mehr Praxisnähe zu vermitteln und die Entwicklung von Problemlösungsstrategien zu fördern.

1.1.1 Geschichte

Die Wurzeln des POL lassen sich bis ins Jahr 1920 zurückverfolgen. Ein französischer Grundschullehrer war als Soldat im ersten Weltkrieg so stark verwundet worden, dass er für sich und seine Schüler eine Lehr- und Selbstlernmethode entwickelte, die ihn weniger anstrengte als der damals übliche Frontalunterricht. Die Schüler mussten dazu Eigenverantwortung für ihr Lernen übernehmen, ihren Lernerfolg selbst evaluieren und in Gruppen zusammen arbeiten. Dies sind Schlüsselfähigkeiten, die auch in POL-Kursen gefordert werden.

Der erste POL-Kurs an einer medizinischen Fakultät fand nach dreijähriger Vorberei-

1.1.2 Methodik

POL ist eine bewährte, praxisorientierte Methode, bei der es gilt, neben dem klassischen Wissenserwerb vor allem eigene Problemlösungsstrategien zu entwickeln. Dabei werden in Kleingruppen Lernziele anhand bestimmter Fallbeispiele erarbeitet.

Dabei folgt das POL einem schrittweisen Ablauf, den „7 Steps" (Siebensprung), die bei der Erarbeitung der Lernziele helfen:

→ Step 1 Begriffe klären
→ Step 2 Definition des Problems bzw. von Teilproblemen
→ Step 3 Sammlung von Ideen und Lösungsansätzen
→ Step 4 Systematisches Zusammenfassen und Ordnen der Ideen
→ Step 5 Lernziele formulieren
→ Step 6 Eigenstudium
→ Step 7 Wissen zusammentragen, Ausblick formulieren

Die POL-Reihe behandelt Organsysteme anhand von Leitsymptomen. Die neue Reihe ist nach folgendem System aufgebaut, das sich an den 7 Steps orientiert:

→ 1. Begriffe klären
→ 2. Problem erkennen
→ 3. Grundlagen rekapitulieren
→ 4. Mögliche Ursachen kennen/ bedenken
→ 5. Problem schrittweise lösen – Anamneseerhebung
→ 6. Weitergehende Diagnostik
→ 7. Diagnose sichern und Therapie einleiten.

Jedes Leitsymptomkapitel wird durch komplexe Kasuistiken ergänzt, die die Inhalte vertiefen. So soll ausgehend von einem bestimmten Leitsymptom schrittweise der Weg zu Diagnose und Therapie erlernt werden.

4

2 Grundlagen der Anamneseerhebung und klinischen Untersuchung

Die **Anamneseerhebung** und die **körperliche Untersuchung** bei einem Arztbesuch bedeuten für den Patienten eine Öffnung seiner Intimsphäre. Dieser Tatsache muss Rechnung getragen werden im Auftreten, bei der Wahl des Ortes und bei der Wahl der Zeit. Einige **Grundregeln** sind bei der Anamneseerhebung und der körperlichen Untersuchung zu beachten (Tab. 2.1). Begrüßen Sie den Patienten mit Handschlag und stellen Sie sich mit Namen und Funktion vor. Wählen Sie für das Gespräch einen ruhigen Ort, an dem Sie mit dem Patienten ungestört unter vier Augen sprechen können. Ausreichend Zeit ist für die Anamneseerhebung und die körperliche Untersuchung ebenfalls nötig.

Tabelle 2.1 Anamneseerhebung und körperliche Untersuchung

Grundregeln	
Selbstvorstellung	Handschlag Vorstellung mit Namen Vorstellung der Funktion
Wahl des Ortes	unter vier Augen ungestört ruhig gleichberechtigt
Wahl der Zeit	ausreichend Zeit keine Unterbrechungen

Bei jedem Patienten sollte, soweit es die Situation und die Zeit erlauben, eine **komplette Anamneseerhebung** und eine komplette **Untersuchung** erfolgen. Sie betreffen:
→ das respiratorische System (RS)
→ das kardiovaskuläre System (KVS)
→ das Verdauungssystem (VS)
→ den Stoffwechsel (SW)
→ das hämatologische System (HS)
→ das Urogenitalsystem (UGS) und
→ das Nervensystem (ZNS, PNS).

Außerdem: Familienanamnese und Sozialanamnese.

Das Ausmaß der **Familien- und Sozialanamnese** hängt natürlich vom aktuellen Beschwerdebild ab. Als **Basisprogramm** sollten bei der Familienanamnese aber die folgenden Fragen immer geklärt werden:
→ Gibt es Krankheitshäufungen in der Familie?
→ Woran sind Mutter und Vater gestorben und in welchem Alter?
→ Hat der Patient Geschwister und, wenn ja, sind sie gesund oder krank?

Die **Sozialanamnese** umfasst Fragen nach Familienstand, Kindern und Beruf. Bei der Erhebung der Sozialanamnese ergibt sich oft die Möglichkeit, sich ein umfassendes Bild vom Leben und der Person des Kranken zu machen. Angesichts der Vielzahl funktioneller Beschwerden sollte die Bedeutung der Sozialanamnese nicht unterschätzt werden. Sie ist außerdem oft sehr gut geeignet, einen persönlichen Zugang zum Patienten zu finden.

Die Anamneseerhebung und die körperliche Untersuchung erfolgen strukturiert. Zunächst wird nach den **aktuellen Beschwerden** gefragt, dann nach der **Vorgeschichte** der aktuellen Beschwerden. Schließlich erfolgen eine **systematische Anamneseerhebung** nach Organsystemen, die Erhebung der **Familienanamnese** und die Erhebung der **Sozialanamnese**.

Anschließend wird die **körperliche Untersuchung** durchgeführt.

5

Systematik von Anamneseerhebung und Untersuchung:
1. Aktuelle Beschwerden.
2. Vorgeschichte der aktuellen Beschwerden
3. Systematische Anamneseerhebung der Organsysteme, Familienanamnese, Sozialanamnese.
4. Körperliche Untersuchung.

2.1 Aktuelle Beschwerden

Der **Beginn des Gesprächs** sollte möglichst **offen** sein und dem Patienten die Möglichkeit geben, erst mal frei und unter Umständen auch ungeordnet über den Grund seines Arztbesuchs und seine Beschwerden zu berichten. Anschließend erfolgt die von Ihnen gestützte Präzisierung des Problems.

→ Grund der Konsultation
→ Fragen nach dem Leitsymptom:
  ▪ Wo wird das Symptom gespürt?
  ▪ Seit wann besteht es?
  ▪ Frequenz des Auftretens?
  ▪ Dauer bei Auftreten?
  ▪ Verlauf
  ▪ Welchen Charakter hat es?
  ▪ Welche Intensität hat es?
  ▪ Wodurch wird es ausgelöst?
  ▪ Wodurch wird es modifiziert?
  ▪ Welche Begleitsymptome bestehen?
  ▪ Welche aktuelle Therapie wird zurzeit durchgeführt?

2.2 Vorgeschichte der aktuellen Beschwerden

Wenn die aktuellen Beschwerden besprochen sind, erfolgt die Befragung nach der **Vorgeschichte** des aktuellen Problems. Es liegt in der Natur der Sache, dass zwischen diesen beiden Anteilen der Anamneseerhebung nicht immer eine klare Trennung erfolgt.

→ Wie lange bestehen überhaupt schon Beschwerden?
→ Wie war der Verlauf?
→ Welche Diagnosen wurden bisher gestellt?
→ Welche diagnostischen Maßnahmen wurden durchgeführt?
→ Welche therapeutischen Maßnahmen wurden mit welchem Erfolg durchgeführt?
→ Welche Risikofaktoren bestehen?

2.3 Systemische Anamneseerhebung

Mit der systematischen Anamneseerhebung verschaffen Sie sich einen orientierenden aber strukturierten und umfassenden Eindruck von der Krankheitsgeschichte, sowie von der familiären und sozialen Situation Ihres Patienten. Tab. 2.2 enthält einen Vorschlag, diese Informationen systematisch zu erfragen.

2.4 Körperliche Untersuchung

Um eine gründliche körperliche Untersuchung durchführen zu können, sollten Sie sich einen geordneten und schematischen Ablauf angewöhnen. Die einzelnen Untersuchungsschritte sind in Tab. 2.3 aufgeführt.

Tabelle 2.2 Systematische Anamneseerhebung der Organsysteme und allgemeine Fragen

Organsystem	Fragen
respiratorisches System	■ Ist bei Ihnen eine Lungenerkrankung bekannt? ■ Hatten Sie einmal eine Lungenentzündung oder eine Tuberkulose? ■ Rauchen Sie? ■ Bestehen Husten, Auswurf, Luftnot?
kardiovaskuläres System	■ Ist bei Ihnen eine Herzerkrankung bekannt? ■ Hatten Sie einmal einen Infarkt, Herzschmerzen, Herzrasen, unregelmäßigen Herzschlag? ■ Hatten Sie einmal Wasser in den Beinen? ■ Besteht ein Bluthochdruck?
Verdauungssystem	■ Wie sind Appetit, Stuhlgang, Gewicht? ■ Bestehen Bauchschmerzen? ■ Besteht Blutabgang? ■ Hatten Sie einmal eine Gelbsucht (Ikterus)? ■ Hatten Sie einmal eine Erkrankung der Leber, der Gallenblase oder der Bauchspeicheldrüse?
Stoffwechsel	■ Bestehen ein Diabetes mellitus oder eine Gicht?
Urogenitalsystem	■ Hatten Sie einmal eine Erkrankung der Niere oder der ableitenden Harnwege? ■ Haben Sie Probleme beim Wasserlassen? ■ Liegen gynäkologische Erkrankungen vor?
Nervensystem	■ Hatten Sie einmal einen Krampfanfall, Ohnmachten, Stürze, Lähmungen?

Außerdem fragt man nach:
■ Kinderkrankheiten
■ Allergien
■ Operationen
■ Krankenhausaufenthalten
■ Medikamenteneinnahme
■ Auslandsaufenthalten
■ Nikotin
■ Alkoholkonsum

Familienanamnese

Sozialanamnese:
■ Beruf, berufliche Risiken
■ familiäre Situation
■ Kinder
■ Sport

8

Tabelle 2.3 Schematischer Ablauf der körperlichen Untersuchung		
	Untersuchung	**achten auf**
Allgemeiner Eindruck	▪ Allgemeinzustand	▪ normal, geschwächt, schwer krank
	▪ Größe, Gewicht	▪ Adipositas, Anorexie
	▪ Mimik	▪ Grimassieren, Tics, Maskengesicht
	▪ Sprache	▪ Heiserkeit, Stottern, verwaschen
	▪ Geruch	▪ Alkohol, Urämie
	▪ Haut und Schleimhäute	▪ Effloreszenzen, Turgor, Farbe (Ikterus, Anämie)
Kopf		
▪ **Augen**	▪ Sehschärfe	▪ normal, vermindert, Sehhilfe
	▪ Inspektion Lider, Bulbi, Konjunktiven, Skleren	▪ Beweglichkeit, Entzündung, Rötung
	▪ Pupillen und Pupillenreaktion	▪ weit, eng, entrundet, Lichtreaktion
▪ **Nase und Nasennebenhöhlen**	▪ Inspektion äußere Nase, Nasenschleimhaut	▪ Septumdeviation, Sekret
	▪ Palpation Nervenaustrittspunkte	▪ Druck- oder Klopfschmerz
▪ **Ohren**	▪ Hörvermögen	▪ normal, Hörminderung
	▪ Inspektion äußeres Ohr, Gehörgang, Trommelfell	▪ Entzündung, Zerumen
	▪ Perkussion Mastoid	▪ Klopfschmerz
▪ **Mund und Mundhöhle**	▪ Inspektion Lippen, Mundschleimhaut, Zunge	▪ Farbe, Rhagaden, Beläge
	▪ Tonsillen, Pharynx	▪ Größe, Beläge, Schleim- oder Eiterstraßen
	▪ Zähne und Zahnfleisch	▪ Prothese, Karies, Entzündung
Hals	▪ Beweglichkeit	▪ Meningismus
	▪ Inspektion Halsvenen	▪ obere Einflussstauung
	▪ Inspektion und Palpation Schilddrüse, Lymphknoten	▪ Struma, Lymphknotenvergrößerung
	▪ Auskultation A. carotis	▪ Stenosegeräusch

Tabelle 2.3 Fortsetzung

	Untersuchung	achten auf
Thorax	■ Inspektion	■ Thoraxform, Atemexkursionen, Atemfrequenz
■ **Lunge**	■ Perkussion	■ (hyper-)sonor, Dämpfung, Lungengrenzen
	■ Auskultation	■ Atemgeräusch abgeschwächt, verschärft, Nebengeräusche, Pleurareiben
	■ Bronchophonie und Stimmfremitus	■ vorhanden/nicht vorhanden
■ **Herz-Kreislauf**	■ Palpation	■ Herzspitzenstoß, Schwirren
	■ Auskultation Frequenz und Rhythmus, Blutdruckmessung bds.	■ Sinusrhythmus, Extrasystolen, Arrhythmie
	■ Auskultation Herztöne	■ Extratöne, Spaltung
	■ Auskultation Herzgeräusche	■ systolisch, diastolisch, Ort, Fortleitung
	■ Blutdruckmessung bds.	■ art. Hypertonie, RR-Seitenunterschied
■ **Mammae**	■ Inspektion und Palpation	■ Knoten, Schmerz, Einziehungen, Sekret, Lymphknoten
Abdomen	■ Inspektion Bauchdecken	■ Gefäßzeichnung, Narben, Einziehungen, Vorwölbungen
	■ Palpation oberflächlich und tief	■ Druckschmerz, Resistenzen, Leber, Milz
	■ Perkussion	■ Leber-, Milzgröße, Klopfschmerz Nierenlager
	■ Auskultation	■ Darmgeräusche, Gefäßgeräusche, Kratzauskultation (Lebergröße)
Extremitäten und Wirbelsäule		
■ **Allgemein**	■ Inspektion	■ Fehlstellungen, Umfangsdifferenzen
	■ Beweglichkeit	■ Bewegungseinschränkung
■ **Arme**	■ Inspektion Hände	■ Uhrglasnägel, Trommelschlegelfinger, Palmarerythem, Dupuytren-Kontraktur
	■ Palpation periphere Pulse	■ tastbar ja/nein, Pulsdifferenzen

9

Tabelle 2.3 Fortsetzung

	Untersuchung	achten auf
■ **Beine**	■ Inspektion	■ Varizen, Ulzera, Ödeme, Fußdeformitäten
	■ Palpation periphere Pulse	■ tastbar ja/nein, Pulsdifferenzen, Strömungsgeräusche
■ **Wirbelsäule**	■ Inspektion	■ Skoliose, Kyphose, Lordose
	■ Palpation	■ Klopfschmerz Dornfortsätze
	■ Beweglichkeit	■ Finger-Boden-Abstand, Schober-Zeichen
Neurologische Untersuchung	■ Inspektion	■ Tremor, Tics, Atrophien
	■ Bewusstsein, Orientierung, psychische Auffälligkeiten	■ Stimmung depressiv, manisch, aggressiv, Halluzinationen
	■ Untersuchung der Hirnnerven	■ Ausfälle
	■ Überprüfung von Kraft und Muskeltonus	■ latente Paresen, Spastik, Rigor, Tremor
	■ Eigen- und Fremdreflexe	■ gesteigert, abgeschwächt, pathologische Reflexe
	■ Oberflächen- und Tiefensensibilität	■ Sensibilitätsstörung
	■ Koordinationsprüfung	■ Ataxie
Rektum, Genitale	■ rektale Untersuchung	■ Hämorrhoiden, Fissuren, Resistenzen, Prostata
	■ Untersuchung äußeres Genitale	■ Varikozele, Behaarung
	■ Palpation Lymphknoten	■ vergrößert, druckdolent

Tabelle 3.1 **Das respiratorische System**	
respiratorisches System	**beteiligte Strukturen**
Luftwege	■ Nase ■ Nasennebenhöhlen ■ Rachen ■ Kehlkopf ■ Trachea ■ Bronchien ■ Bronchialsystem
Gasaustauschregion (s. S. 27)	■ Lungenalveolen ■ Lungeninterstitium ■ Kapillaren
Atemmechanik	■ knöcherner Brustkorb ■ Muskulatur ■ Pleura
Atemregulation (s. S. 27)	■ Atemzentrum ■ periphere Rezeptoren ■ peripheres Nervensystem

3 Grundlagen und Symptome

3.1 Grundlagen

Zum respiratorischen System gehören die Organe und Funktionen, die die Atmung ermöglichen. Es umfasst die Atemwege, die Lunge, den Brustkorb und die Atemregulation. Es hat die Aufgabe, den Gasaustausch zwischen Organismus und Umwelt zu ermöglichen. Der Gasaustausch dient drei Funktionen: Der Bereitstellung

11

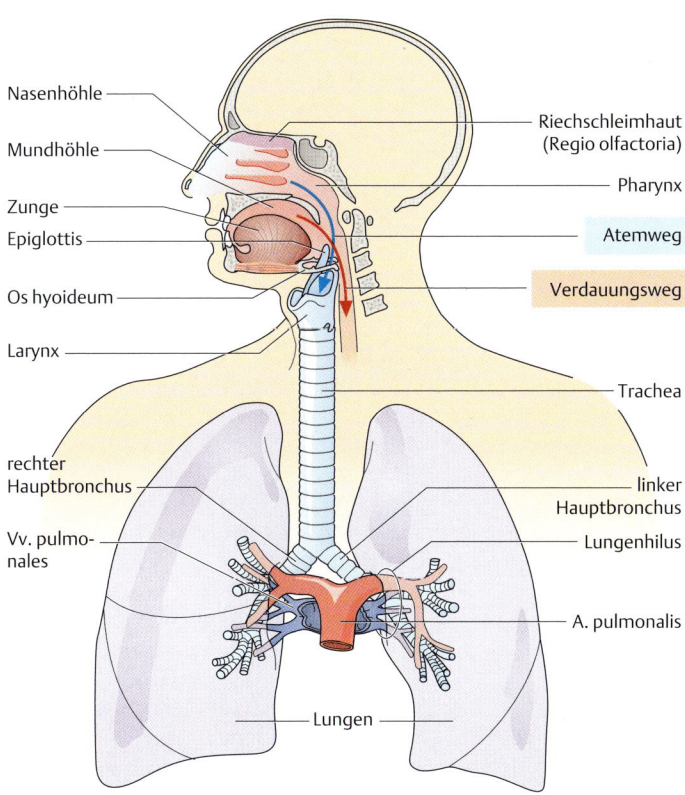

Abb. 3.1 Das respiratorische System

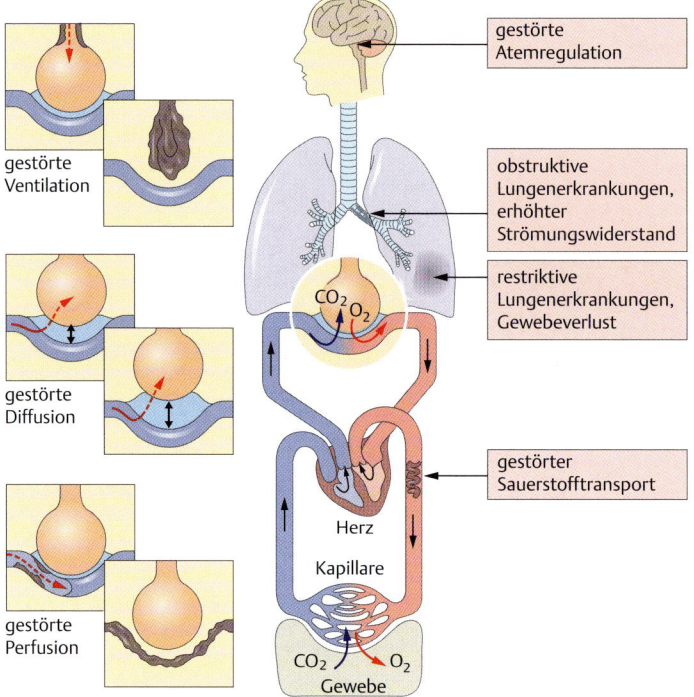

gestörte Atemregulation

gestörte Ventilation

obstruktive Lungenerkrankungen, erhöhter Strömungswiderstand

restriktive Lungenerkrankungen, Gewebeverlust

gestörte Diffusion

CO_2 O_2

gestörter Sauerstofftransport

gestörte Perfusion

Herz

Kapillare

CO_2 O_2

Gewebe

Abb. 3.2 Pathophysiologie der Atmung

von O_2, der Elimination des Stoffwechsel-endproduktes CO_2 und der Regulierung des Säurebasengleichgewichtes über die Abatmung von CO_2. (Tab. 3.1).

Der Sauerstoff gelangt durch die Inspiration in die Alveolen. Von hier diffundiert er in das kapillare Blut und wird überwiegend chemisch an das Hämoglobin gebunden, ein sehr kleiner Teil wird auch physikalisch gelöst. Auf dem Blutweg gelangt er in die peripheren Kapillaren und von dort durch Diffusion in die Zelle. Der Weg des Kohlendioxids ist umgekehrt.

Störungen, die die Atmung behindern, sind in Abb. 3.2 dargestellt.

3.2 Symptome bei Erkrankungen des respiratorischen Systems

Die Symptome bei Erkrankungen des respiratorischen Systems lassen sich unterteilen in:

→ Symptome durch Sauerstoffmangel (Hypoxie)
→ Symptome durch Kohlendioxid-überschuss (Hyperkapnie)
→ Symptome vonseiten der erkrankten Atmungsorgane.

Außerdem können Erkrankungen, die primär nichts mit dem respiratorischen System zu tun haben, zu Beschwerden an diesem führen (s. S. 15).

3.2.1 Symptome durch O_2-Mangel

Einen O_2-Mangel im Blut bezeichnet man als **Hypoxämie.** Die Art und das Ausmaß der Beschwerden bei O_2-Mangel hängen ab von seiner Ausprägung und der Geschwindigkeit seines Entstehens. Neben Allgemeinsymptomen kann O_2-Mangel zur Hyperventilation, zu zentral-nervösen Symptomen, kardialen Symptomen und einer Zyanose führen.

12

Tabelle 3.2 **Symptome von Sauerstoff-mangel**	
O$_2$-Mangel	**Symptome**
allgemein	■ Dyspnoe ■ Leistungsminderung ■ Schwindel ■ Angst ■ Gewichtsverlust ■ Trommelschlegelfinger ■ Zyanose ■ Hyperventilation
kardial	■ Angina pectoris ■ Tachykardie ■ Rhythmusstörungen
ZNS	■ Müdigkeit ■ Verwirrung ■ Verminderung der intellektuellen Leistungsfähigkeit ■ Bewusstseinstrübung ■ Koma

Tabelle 3.3 **Symptome der CO$_2$-Retention**	
CO$_2$-Retention	**Symptome**
allgemein	■ Dyspnoe ■ Hyperventilation ■ Erstickungsangst
ZNS	■ Bewusstseinstrübung ■ Kopfschmerzen ■ Schwindel ■ Koma

torischen Azidose. Führend sind die zentral-nervösen Symptome, und – besonders bei der akuten CO$_2$-Erhöhung – die Erstickungsangst.

Bei Atemregulationsstörungen kann es zu einer Hypoventilation mit konsekutiver CO$_2$-Erhöhung kommen. Klassisches Beispiel ist die Heroinintoxikation.

> **MERKE**
> Das Krankheitsbild der Hypoxie mit zusätzlicher CO$_2$-Retention (Hyperkapnie) wird als respiratorische Globalinsuffizienz bezeichnet.

3.2.3 Symptome durch die Organschädigung

Neben dem Ausfall der respiratorischen Funktion dominieren bei Erkrankungen des respiratorischen Systems die Beschwerden, die durch die Organschädigung entstehen: Schmerzen, Husten, Auswurf, Obstruktionsgefühl und Fieber (Tab. 3.4).

> **MERKE**
> Bei Schädigungen im Bereich des oberen Respirationstraktes stehen Schmerzen und Husten im Vordergrund, bei Schädigung des unteren Respirationstraktes die Luftnot.

Nase: Das Leitsymptom von Erkrankungen der Nase, meistens auf dem Boden viraler Infekte, ist die Schleimhautschwellung

> **MERKE**
> Als Partialinsuffizienz bezeichnet man eine Form der respiratorischen Insuffizienz mit vermindertem arteriellen O$_2$-Partialdruck bei normalem CO$_2$-Partialdruck.

3.2.2 Symptome durch CO$_2$-Retention

Die **Erhöhung des CO$_2$ im Blut** (Hyperkapnie) führt über einen zentralen Chemorezeptor zu einem **starken Atemantrieb**. Leitsymptome sind daher die Dyspnoe und die Hyperventilation. Zu einer CO$_2$-Erhöhung kommt es erst relativ spät im Verlauf der chronischen respiratorischen Insuffizienz, wenn eine Erschöpfung der Atemmuskulatur, insbesondere im Rahmen einer pulmonalen Kachexie, einsetzt.

Eine chronische Kohlendioxiderhöhung kann zu einer Erniedrigung der zentralen Chemosensibilität führen, der CO$_2$-Wert im Blut pendelt sich dann auf einem höheren Niveau ein: Es kommt zu einer **respira**-

Tabelle 3.4 Symptome der Organschädigung bei Erkrankungen des respiratorischen Systems

Symptome

1. Schmerzen
   - Rachen
   - Trachea
   - Bronchien
   - Pleura
   - Brustkorb

2. Husten, Auswurf, Hämoptoe

3. Obstruktionsgefühl
   - behinderte Nasenatmung
   - Schnarchen
   - Glottisobstruktion
   - Trachealobstruktion
   - Bronchialobstruktion

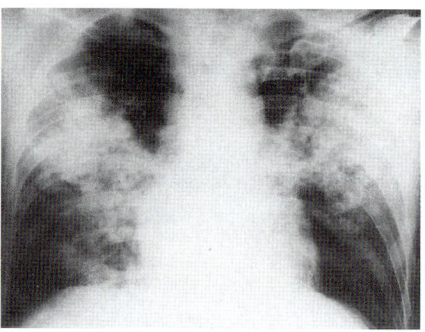

Abb. 3.3 Röntgenbefund bei Pneumonie durch Pneumocystis jiroveci (früher: P. carinii): Interstitielle, atypische Pneumonie. Klinisch oft ausgeprägte respiratorische Insuffizienz.

In Tab. 3.5 sind die Symptome bei Erkrankungen des respiratorischen Systems bezogen auf die jeweilige Lokalisation noch einmal zusammengefasst.

mit vermehrter Sekretion und Behinderung der Nasenatmung.

Pharynx, Larynx: Bei Pharynx- und Larynxerkrankungen, ebenfalls meistens im Rahmen viraler Infektionen, dominieren die Schmerzen und der Hustenreiz.

Trachea: Leitsymptom von Erkrankungen der Trachea ist der Husten.

Bronchien: Die häufigsten Erkrankungen der Bronchien, die akute und die chronische Bronchitis, führen zu Husten, Auswurf, Obstruktionsgefühl und Luftnot. Bei Infekten besteht oft zusätzlich Fieber. Blutiger Auswurf kann bei Husten immer auftreten, aber auch Hinweis auf ein Bronchialkarzinom sein.

Lunge: Das Leitsymptom von Lungenerkrankungen ist die Dyspnoe (Abb. 3.3). Häufig klagen die Patienten zusätzlich auch über Husten, Auswurf und Fieber.

Pleura: Erkrankungen der Pleura führen zu häufig atemabhängigen Schmerzen und zur Ergussbildung mit konsekutiver Luftnot.

Brustkorb: Sofern Erkrankungen des respiratorischen Systems den Brustkorb betreffen, steht meist die Grundkrankheit oder die auslösende Ursache im Vordergrund: Muskelerkrankungen (muskuläre Schwäche), Nervenerkrankungen (Lähmungen), Traumen (Schmerzen).

Tabelle 3.5 Symptome bei Erkrankungen des respiratorischen Systems

Lokalisation der Schädigung	Symptome
Nase	- Schnupfen - Gefühl der behinderten Nasenatmung
Larynx	- Schmerzen - Husten (s. S. 43) - Globusgefühl (s. S. 85) - Fremdkörpergefühl
Trachea	- Husten (s. S. 43) - Obstruktionsgefühl
Bronchien	- Husten (s. S. 43) - Auswurf (s. S. 43) - Obstruktionsgefühl - Schmerzen - Fieber (s. S. 107)
Lunge	- Luftnot (s. S. 27) - Husten (s. S. 43) - Auswurf (s. S. 43) - Fieber (s. S. 107)
Pleura	- Schmerzen - Luftnot (s. S. 27)
Brustkorb	- Schmerzen

14

3.3 Respiratorische Symptome bei Erkrankungen außerhalb des respiratorischen Systems

Auf den vorausgegangenen Seiten wurden zum respiratorischen System neben den klassischen Strukturen wie Atemwege und Lunge auch das Atemzentrum und der Brustkorb gezählt. Eine strenge Definition, welche Organstrukturen das respiratorische System umfasst, gibt es nicht. Man sollte sich immer darüber im Klaren sein, dass auch anatomisch oder funktionell relativ weit entfernte Organstrukturen zu Symptomen führen können, die sich als Störung der Atmung manifestieren. In Tab. 3.6 sind Erkrankungen, die mittelbar zu einer Störung der Atmung führen, zusammengefasst.

> **MERKE**
>
> Auch Organstrukturen, die anatomisch oder funktionell relativ weit vom eigentlichen respiratorischen System entfernt sind, müssen immer als mögliche Ursachen berücksichtigt werden.

Es handelt sich hierbei um die Organstrukturen, die den Atemantrieb steuern (ZNS, PNS), den muskulären und knöchernen Atemapparat, den Erythrozyten als Ort des Sauerstoff- und Kohlendioxidtransportes, das Gefäßsystem als Ort der Blutzirkulation und das Herz als Antrieb der Zirkulation.

> **LERNTIPP**
>
> Organe und Gewebe, die mittelbar der Atmung dienen, sind:
> → zentrales und peripheres Nervensystem
> → knöcherner Thorax
> → Thoraxmuskulatur
> → Erythrozyten
> → Gefäßsystem
> → Herz.

Klinisch besonders relevant sind Störungen vonseiten des Herzens und der Ery-throzyten. Bei Erkrankungen des knöchernen Thorax, der Muskulatur, der peripheren Nerven oder des zentralen Atemantriebes dominieren meist die anderen Folgen dieser Erkrankungen. Die Atemprobleme treten irgendwann im Laufe der Krankheit auf und sind mehr oder weniger zu erwarten. Ein typisches Beispiel ist die Amyotrophe Lateralsklerose, bei der häufig zunächst der Kopf-/Halsbereich betroffen sind und erst später die Atemmuskulatur.

Angeborene Herzfehler mit Rechts-Links-Shunt werden meistens schon in der Kindheit und Jugend diagnostiziert.

3.3.1 Kardiale Erkrankungen

Kardiale Erkrankungen, die mit einer Verminderung der linksventrikulären Pumpfunktion einhergehen, führen zu einer Stauung im kleinen Kreislauf, einer vermehrten interstitiellen Flüssigkeitsansammlung sowie einer verlängerten Diffusionsstrecke. Folge ist eine Hypoxämie, d. h. der O_2-Gehalt im Blut ist erniedrigt.

Ursachen für eine Verminderung der linksventrikulären Pumpfunktion sind die KHK und ihre akute Manifestation (Abb. 3.4), der Myokardinfarkt, die hypertensive Herzkrankheit, die akute hypertensive Entgleisung, Vitien, Kardiomyopathien sowie Rhythmusstörungen.

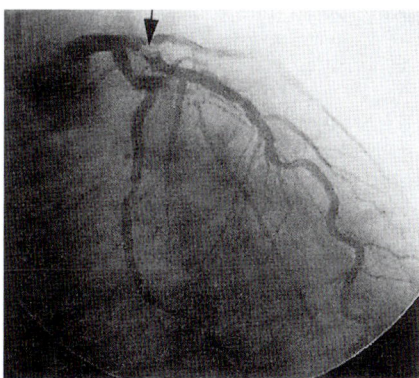

Abb. 3.4 Angiographie der linken Herzkranzarterie bei instabiler Angina pectoris. Das Lumen des Ramus ventricularis anterior ist proximal stenosiert. Ein Thrombus ist im Gefäßlumen sichtbar (Pfeil)

Rechts-Links-Shunts im Rahmen angeborener Herzfehler führen zu einer Durchmischung von oxygeniertem und desoxygeniertem Blut und damit zu einer Hypoxämie und einer Zyanose (s. S. 65).

3.3.2 Anämien

Jede Anämie, gleich welcher Ursache, führt ab einem gewissen Grad zu einer Hypoxämie mit dann zunehmender Belastungsdyspnoe, später auch Ruhedyspnoe.
Eine Erythrozytenerkrankung, die mit einer verminderten Sauerstoffbindungsfähigkeit einhergeht, ist die Sichelzellanämie, die dann ebenfalls zu einer Hypoxämie führt (Abb. 3.5).

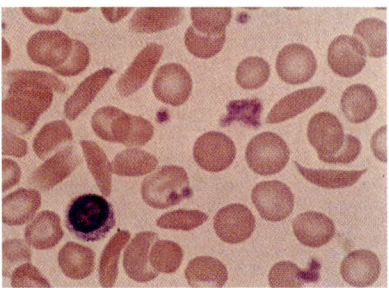

Abb. 3.5 Sichelzellen im Blutausstrich: mehrere schmale, längliche Erythrozyten. Sie treten vor allem unter Sauerstoffmangel bei Vorliegen eines atypischen Hämoglobins (HbS) auf (Sichelzellanämie)

3.3.3 Knöcherner Thorax

Thoraxdeformitäten und Rippenfrakturen können zu einer erheblichen Einschränkung der Atmung und zu einer respiratorischen Insuffizienz führen. Meistens sind die Ursachen evident.

3.3.4 ZNS-Erkrankungen

Die häufigste Erkrankung des ZNS, die zu einer Störung der Atmung führt, ist der Apoplex.
Zahlreiche Medikamente, Toxine, Drogen können ebenfalls das Atemzentrum beeinflussen und zu einer zentralen Atemlähmung führen. Klassisches Beispiel ist die Opiatintoxikation.

3.3.5 Peripheres Nervensytem und Muskulatur

Zahlreiche Erkrankungen im Bereich des Rückenmarks, peripheren Nervensystems, der neuromuskulären Überleitung und der Muskulatur können zu einer Behinderung der Atmung führen. Häufig entsteht die Atemlähmung dann schleichend im Lauf der Erkrankung.
Eine Besonderheit sind Intoxikationen mit Cholinesterasehemmern und die Botulinusintoxikation, die zu einem akuten klinischen Beschwerdebild führen mit Insuffizienz der Atemmuskulatur bis zur Beatmungspflichtigkeit.

| Tabelle 3.6 Erkrankungen, die mittelbar zu einer Störung der Atmung führen können ||
Ursache	Erkrankung
Herz und Gefäße	▪ KHK ▪ Myokardinfarkt ▪ arterieller Hypertonus ▪ hypertensive Krise ▪ Herzklappenfehler ▪ Kardiomyopathie ▪ Rhythmusstörungen ▪ Perikarderguss ▪ Myokarditis
Erythrozyten	▪ Eisenmangelanämie ▪ perniziöse Anämie ▪ hämolytische Anämie ▪ Sichelzellanämie
knöcherner Thorax	▪ Kyphose ▪ Skoliose ▪ Rippenfraktur
ZNS	▪ Apoplex ▪ Tumor ▪ Trauma ▪ Entzündung ▪ Intoxikation
Rückenmark, PNS, neuromuskuläre Überleitung, Muskulatur	▪ amyotrophe Lateralsklerose ▪ Myasthenia gravis ▪ Myopathien ▪ Zwerchfell-Lähmung
Intoxikation	▪ Botulismus ▪ Cholinesterasehemmer

16

4 Die körperliche Untersuchung des respiratorischen Systems

Die körperliche Untersuchung des respiratorischen Systems besteht aus der Inspektion, Palpation, Perkussion und Auskultation. Zunächst wird der allgemeine Eindruck, den der Patient macht, beurteilt. Dann werden der obere Respirationstrakt, der Hals und der Brustkorb untersucht.

4.1 Allgemeiner Eindruck

Der Mensch muss pro Minute zwischen 16- und 20-mal Luft holen und dabei, in Ruhe, jedesmal 500 ml Luft inhalieren. Dies verdeutlicht, warum Störungen des respiratorischen Systems innerhalb kürzester Zeit zu einer lebensbedrohlichen Situation führen können.

Bei der Untersuchung eines Patienten mit respiratorischen Symptomen ist daher **der erste Eindruck** der Wichtigste:

→ Wie krank ist der Betreffende?
→ Wie ist sein Allgemeinzustand?
→ Muss sofort etwas geschehen oder bleibt Zeit für eine ausführliche systematische Anamnese und Untersuchung?

Der Gesamteindruck wird bestimmt durch viele **Einzelphänomene:**

→ Ausmaß der Dyspnoe
→ Ausmaß der Atemarbeit
→ Ausmaß der Erschöpfung
→ Schmerzbelastung
→ Angst
→ Ausmaß der Unruhe oder der Eintrübung
→ Ansprechbarkeit
→ Fähigkeit zu agieren und reagieren.

Beim ersten Eindruck wird außerdem der **Ernährungszustand** registriert. Die Gewichtsabnahme und später die Kachexie sind unabhängig von der Ursache Folge vieler terminaler Lungenerkrankungen mit respiratorischer Insuffizienz (pulmonale Kachexie).

Schließlich wird bereits beim Begrüßen des Patienten registriert, ob eine **Zyanose** (s. S. 65) vorliegt und ob Uhrglasnägel und Trommelschlegelfinger bestehen.

Außerdem sollte man einen Blick auf die Fingerkuppen und die Ellenbogen werfen. Die gelben Finger verraten den starken Raucher. Beim **Patienten mit chronisch obstruktiver Lungenerkrankung** und häufiger, lang anhaltender Luftnot sieht man oft eine chronisch geschädigte, dünne Haut über den Ellenbogen. Sie ist bedingt durch das Aufstützen der Ellenbogen auf den Tisch, um die Schulter für den Einsatz der Atemhilfsmuskulatur zu stabilisieren. Die Haut des Patienten mit chronisch obstruktiver Lungenerkrankung ist außerdem, bedingt durch langjährige Kortikosteroideinahme, oft dünn und vulnerabel mit Unterblutungen, gut erkennbar an den Händen (Pergamenthaut).

Typisch für den **Emphysematiker** ist das Ausatmen durch die nur leicht geöffneten Lippen (Lippenbremse). Während der Exspiration wird der Lippenspalt verengt und die Wangen dehnen sich etwas. Dieses, oft unbewusst durchgeführte, aber auch erlernbare Manöver dient der Aufrechterhaltung eines höheren, positiven Druckes, um während des Ausatmens einen Kollaps der Bronchien zu vermeiden.

> **Wenn man sich diesen ersten Eindruck der Situation verschafft hat, erfolgt eine systematische körperliche Untersuchung des oberen Respirationstraktes, des Halses und des Thorax.**
>
> LERNTIPP

4.2 Untersuchung des oberen Respirationstraktes

Zur Untersuchung des oberen Respirationstraktes gehört die Untersuchung von

17

Nase und Rachen mit der Fahndung nach Behinderungen der Nasenatmung und insbesondere infektiösen Erkrankungen.

Zunächst werden die Nase und der äußere Teil des Mundes inspiziert. Besteht eine Nasenseptumdeviation? Eine Schwellung der Nasenschleimhäute? Erkrankungen mit schwerer Dyspnoe können, besonders bei Kindern, zum Phänomen des „Nasenflügelns" führen, eine inspiratorische Weitstellung der Nasenöffnungen. Besteht eine Lippenzyanose (s. S. 65) oder sind die Lippen blass? Besteht ein Herpes labialis? Dieser tritt nicht selten im Rahmen einer fieberhaften Erkrankung des Respirationstraktes auf.

Es folgt die Untersuchung der Mundhöhle. Erkennt man entzündliche Veränderungen an den Schleimhäuten? Beurteilt werden außerdem Rachenhinterwand, Wangenschleimhaut und die Zunge. Sind die Tonsillen vergrößert? Sieht man (eitrige) Beläge (s. S. 100)? Besteht eine Zungenzyanose?

4.3 Untersuchung von Hals und Schilddrüse

Der Hals wird **inspiziert** und **palpiert** im Hinblick auf Lymphknotenvergrößerungen, eine diffuse oder umschriebene Vergrößerung der Schilddrüse, die zentrale Lage der Trachea und eine Halsvenenstauung.

Lymphknotenvergrößerungen sieht man meistens als Ausdruck banaler Infekte des oberen Respirationstraktes, seltener als maligne primäre Lymphome oder Lymphknotenmetastasen (s. S. 128).

Eine diffuse **Schilddrüsenvergrößerung** (Struma) ist häufig, meistens jedoch nicht die Ursache einer Atembehinderung. Umschriebene Schilddrüsenknoten kommen seltener vor, sind dann aber auch der Palpation gut zugänglich (s. S. 90).

Eine **Halsvenenstauung** im Bereich der Vena jugularis ist meistens Ausdruck einer kardialen Stauung (Rechtsherzinsuffizienz), selten einer Obstruktion des oberen Mediastinums (Lymphome, Karzinome). Im Falle der Herzinsuffizienz ist eine Pulsation erkennbar, bei einer Obstruktion fehlt diese und die Stauung ist einseitig.

4.4 Untersuchung des Thorax

4.4.1 Inspektion und Palpation

Die weitaus meisten Informationen bei Symptomen und Erkrankungen des respiratorischen Systems erhält man über die Untersuchung des Thorax.

Die Untersuchung beginnt mit der Beurteilung der Thoraxform:

Liegen **Deformitäten** vor (Abb. 4.1, Abb. 4.2)? Häufig ist der Fassthorax bei Lungenemphysem.

> Im Alter kommt es regelhaft zu einer Vergrößerung des Thoraxvolumens (Altersemphysem).
>
> MERKE

Eine deutliche Kyphose kann zu einer Verkleinerung des Thoraxvolumens führen.

Außerdem ist auf die Thoraxexkursionen zu achten. Beim Gesunden sind die **Thoraxexkursionen** symmetrisch. Eine Asymmetrie mit einseitigem Nachschleppen ist immer pathologisch (Pleuritis, Pleuraschwarte, s. S. 23).

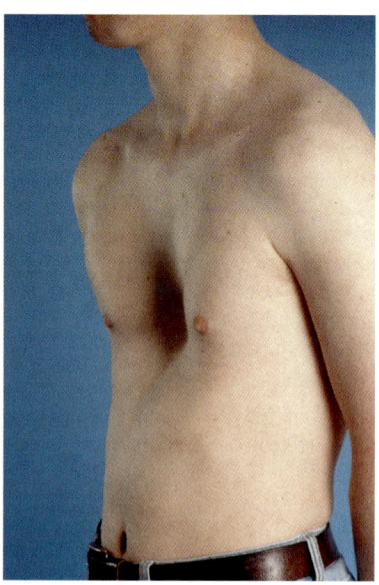

Abb. 4.1 Trichterbrust

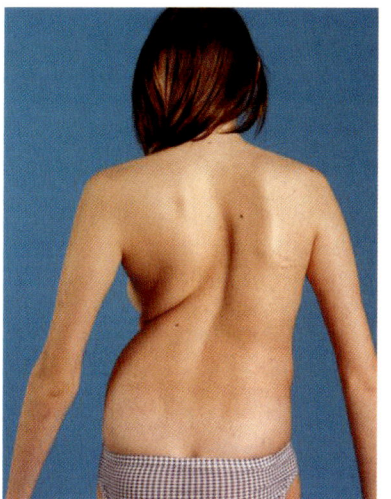

Abb. 4.2 Klinische Befund bei Skoliose: Asymmetrie der Taillendreiecke und Hautfalten, Lendenwulst links, Rippenbuckel rechts thorakal

Tabelle 4.1 Begriffe zur Beschreibung der Atemtätigkeit	
Begriff	**Definition**
Bradypnoe	verminderte Atemfrequenz*
Tachypnoe	vermehrte Atemfrequenz
Dyspnoe	Atemnot
Apnoe	Atemstillstand
Orthopnoe	Atmung erfordert aufrechten Körper
Asphyxie	Atemlähmung

* normale Atemfrequenz: 16–20/min

19

LERNTIPP

Es ist immer die erkrankte Seite, die nachschleppt.

Eine beidseitige Einschränkung der Expansionsfähigkeit sieht man beim Lungenemphysem und bei beidseitigen Lungenerkrankungen mit Konsolidierung des Lungengewebes wie Lungenfibrosen.

Auch die ankylosierende Spondylarthritis (Morbus Bechterew) kann zu einer massiven Einschränkung der Expansionsfähigkeit des knöchernen Thorax führen.

Nach der Inspektion der Thoraxform wird der **Charakter der Atmung** erfasst. Die normale Atemfrequenz liegt zwischen 16 und 20 Atemzügen pro Minute, eine Atemfrequenz von mehr als 25/min wird als Tachypnoe bezeichnet (Tab. 4.1).

Auch der **Atemtyp** lässt gewisse Rückschlüsse auf Erkrankungen zu. Generell setzen Männer und Kinder eher die **Bauchatmung** ein, bei Frauen dominiert die **Brustatmung**.

Schmerzhafte Pleuraprozesse (Pleuritis) führen zu einer Schonatmung mit überwiegender Bauchatmung, während schmerzhafte Bauchprozesse (Peritonitis) eher zu einem Überwiegen der Brustatmung führen.

Die **Atemhilfsmuskulatur** wird in aufrechter Haltung eingesetzt (Orthopnoe) und ist besonders gut erkennbar am M. sternocleidomastoideus. Der Einsatz der Atemhilfsmuskulatur ist Hinweis auf eine gravierende Luftnot.

Eine schwere Obstruktion kann zu einer vor allem bei schlanken Menschen gut erkennbaren **Einziehung der Zwischenrippenräume** führen.

Im Jugulum ertastet man die Trachea. Selten einmal können schrumpfende Prozesse (Tuberkulose, andere entzündliche Lungenerkrankungen) zu einer Verlagerung führen.

4.4.2 Perkussion

Die Perkussion wird unter drei Aspekten durchgeführt:
➜ Wie ist die Qualität des Klopfschalles?
➜ Wo sind die Lungengrenzen?
➜ Wie ist die Atemverschieblichkeit?

MERKE

Immer im Seitenvergleich perkutieren!

Das Perkussionsgeräusch über dem normalen Thorax ist **sonor**: Ein relativ lautes, tiefes Geräusch. Ein verlängerter und lauterer Klopfschall wird als hypersonor bezeichnet. Ein beidseitiger **hypersonorer Klopfschall** ist typisch für das Lungenemphysem (Abb. 4.3), ein einseitiger für den Pneumothorax.

Eine Klopfschalldämpfung **(hyposonorer Klopfschall)** entsteht entweder durch Verringerung des Luftgehaltes in der Lunge oder durch eine Verdickung des Pleuraspaltes, sei es durch Flüssigkeit, sei es durch Gewebe. Zu Klopfschalldämpfungen führen die Pneumonie und große Tumoren sowie der Pleuraerguss und die Pleuraschwarte.

Die **Verschieblichkeit der Lungengrenzen** wird dorsal durch Bestimmung der Grenze des sonoren Klopfschalls in Exspiration und Inspiration geprüft (normal 4–6 cm). Beidseits **tief stehende Lungengrenzen** finden sich beim Lungenemphysem, ebenso eine verminderte Atemverschieblichkeit.

Eine einseitig **hoch stehende Lungengrenze** mit aufgehobener Atemverschieblichkeit kommt bei Pleuraerguss und Phrenikusparesen vor.

Für die Untersuchung des **Stimmfremitus** setzt man beide Handflächen oder die ulnare Handkante rechts und links dorsal auf der Thoraxwand auf, unterhalb der Scapulae etwa in Höhe der 8. bis 10. Rippe. Dann lässt man den Patienten mit tiefer Stimme „99" sagen.

Eine Konsolidierung des Lungengewebes (Pneumonie, Tumor) führt zu einer verbesserten Schalleitung und damit zu einem **verstärkten Stimmfremitus.**

Ein vermehrter Luftgehalt der Lunge (Emphysem), ein Pleuraerguss oder ein Pneumothorax führen zu einem **verminderten Stimmfremitus.**

4.4.3 Auskultation

Die Auskultation beginnt ohne Stethoskop durch Konzentration auf das Atemgeräusch des Patienten und Nebengeräusche. Die klassischen Befunde, die ohne Stethoskop erhoben werden, sind

→ das Distanzrasseln beim Lungenödem
→ der Stridor bei Einengung von Larynx, Trachea oder große Bronchien
→ das Giemen beim Asthma bronchiale.

> **Verengungen im Larynxbereich führen zum inspiratorischen Stridor, Verengungen im Bereich der Trachea (Struma) zu einem in- und exspiratorischen Stridor. Typisch für den Asthmaanfall ist der gut hörbare exspiratorische Stridor.**
>
> LERNTIPP

Die Auskultation mit Stethoskop erfolgt an Rücken und Brust. Beurteilt werden die Geräuschphänomene von Inspiration und Exspiration: **Atemgeräusch und Nebengeräusche** (Tab. 4.2).

Das **normale Atemgeräusch**, das durch die Luftströmung im Bronchialsystem entsteht, wird als **Vesikuläratmen** bezeichnet. Es ist charakterisiert durch ein durchgehendes Geräusch während der gesamten Inspiration und ein kurzes Atemgeräusch zu Beginn der Exspiration.

Eine verbesserte Leitung des Atemgeräusches an die Thoraxoberfläche führt zum Befund des **Bronchovesikuläratmens**: Atmen mit Verlängerung des während

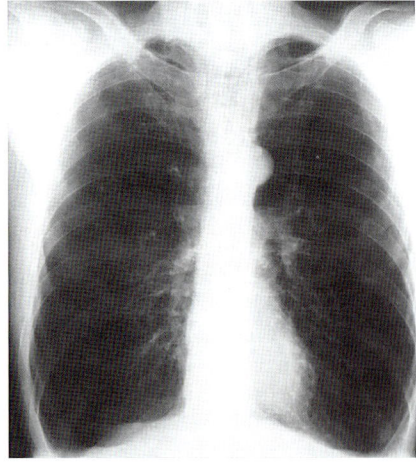

Abb. 4.3 Röntgenbild mit den typischen Zeichen des Lungenemphysems: tief stehende Zwerchfelle

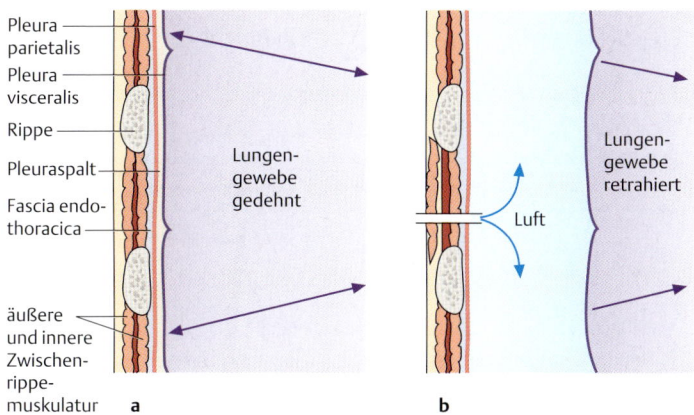

Pleura parietalis
Pleura visceralis
Rippe
Pleuraspalt
Fascia endo-thoracica

Lungen-gewebe gedehnt

Lungen-gewebe retrahiert

Luft

äußere und innere Zwischen-rippe-muskulatur

a   b

Abb. 4.4 Pleuraspalt: a normale Verhältnisse. b Pneumothorax

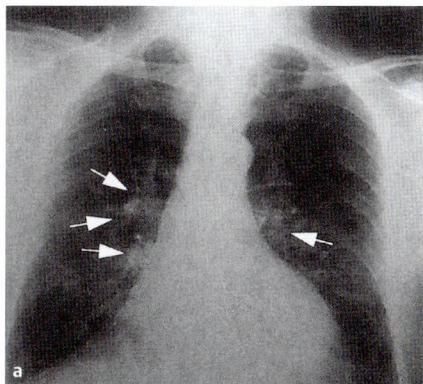

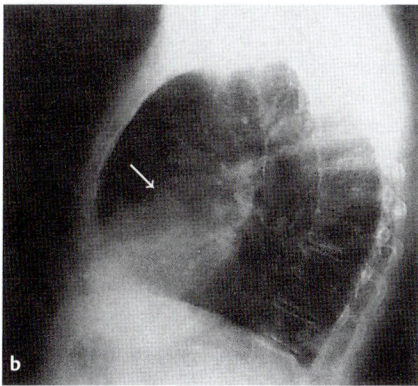

Abb. 4.5 Röntgenbefund bei schwerer chronisch-obstruktiver Lungenerkrankung: a Tief stehendes Zwerchfell, Betonung der zentralen Pulmonalisarterienäste (Pfeile) und Rarefizierung der peripheren Lungenstruktur. b Im seitlichen Bild Überblähung des Retrokardialraums (Pfeil)

der Exspiration auskultierbaren Atemgeräusches.

Beim **Bronchialatmen** wird das exspiratorische Atemgeräusch noch lauter und länger gehört. Ursachen sind Gewebekonsolidierung durch entzündliche Infiltrate oder Flüssigkeit.

Eine **Verminderung des Atemgeräusches** ist die Folge einer verminderten Belüftung oder Abdrängung der Lunge von der Thoraxwand. Ein einseitig vermindertes Atemgeräusch tritt auf beim Erguss, der Pleuraschwarte, einer Atelektase und beim Pneumothorax (Abb. 4.4). Beidseits ist das Atemgeräusch vermindert bei Adipositas und beim Lungenemphysem (s. S. 155).

Nebengeräusche entstehen durch die Bewegung von Schleim oder Flüssigkeit in den Bronchien, Bronchiolen und Alveolen und durch Reibung zwischen viszeraler und parietaler Pleura.

Trockene Rasselgeräusche werden als **Pfeifen, Brummen und Giemen** gehört. Sie entstehen durch vibrierende, zähe Sekretfäden in den Bronchien bei der Bronchitis (Abb. 4.5) und beim Asthma bronchiale.

Feuchte Rasselgeräusche entstehen durch Flüssigkeit und Blasen in den Bronchien und Alveolen. In den Bronchien werden sie **grobblasig** gehört und **feinblasig** in den Bronchiolen und Alveolen. Sie sind typisch für das Lungenödem.

Tabelle 4.2 **Lungengeräusche**		
Terminologie	**Genese**	**Beispiel**
Atemgeräusche		
▪ vesikuläres AG	periphere Turbulenzen	Normalbefund
▪ bronchiales AG	zentrale Turbulenzen	Lobärpneumonie
▪ tracheales AG (syn. pueriles Atmen)	zentrale Turbulenzen	Normalbefund
▪ amphorisches AG	Turbulenzen	Lungenkaverne
▪ Bronchophonie	Schallleitung verstärkt	Lungenfibrose
kontinuierliche NG		
▪ Stridor	Wandschwingung	Trachealstenose
▪ Brummen, Giemen, Pfeifen (trockenes Rasseln)	Wandschwingung	Asthma bronchiale, Bronchialkarzinom
diskontinuierliche NG		
▪ grobes Rasseln (syn. feuchtes Rasseln)	Luft durch Wasser	Lungenödem
▪ feines Rasseln (syn. Knistern, Crepitatio)	plötzlicher Druckausgleich	chronische Bronchitis, Pneumonie, Lungenfibrose
AG = Atemgeräusch; NG = Nebengeräusch		

Sehr feinblasige Rasselgeräusche werden als **Knistern (Crepitatio)** bezeichnet. Man findet sie bei der Lungenfibrose, typischerweise auch zu Beginn einer Pneumonie und manchmal auch beim Lungenödem. Das initiale Stadium der Pleuritis ist charakterisiert durch das atemsynchrone rauhe **Pleurareiben**.

Tabelle **4.3** fasst die Untersuchung bei Erkrankungen des respiratorischen Systems noch einmal zusammen. In Tabelle **4.4** sind klinische Differenzialdiagnosen häufiger pneumologischer Erkrankungen aufgeführt.

Tabelle 4.3 Untersuchung bei Erkrankungen des respiratorischen Systems

Untersuchungstechnik	achten auf
Inspektion	■ Allgemeinzustand ■ Ernährungszustand ■ Hautfarbe, Lippenfarbe, Zungenfarbe (Zyanose) ■ Trommelschlegelfinger, Uhrglasnägel ■ Rachen ■ Kopf und Hals: Atemhilfsmuskulatur, Lymphknoten, Jugularvenen ■ Brustkorb: Deformitäten, Atemexkursionen (Ausmaß, Symmetrie, Atemfrequenz, Atemtiefe, Atemrhythmus)
Palpation	■ Kopf und Hals: Lymphknoten, Trachea zentral, Schilddrüse (Struma) ■ Thorax: Stimmfremitus
Perkussion	■ Dämpfung einseitig/beidseitig ■ Klopfschall (hypersonor, hyposonor, einseitig, beidseitig) ■ Lungengrenzen
Auskultation ohne Stethoskop	■ Auskultation ■ Distanzrasseln ■ Giemen ■ Stridor
Auskultation mit Stethoskop	■ Atemgeräusch: vesikulär, bronchial, amphorisch, vermindertes Atemgeräusch, Länge von Inspiration und Exspiration ■ Zusatzgeräusche: trocken, feucht, Knistern, Pleurareiben

23

Tabelle 4.4 Klinische Differenzialdiagnosen häufiger pneumologischer Erkrankungen

Erkrankung	Inspektion	Palpation	Perkussion	Auskultation
Asthma bronchiale (Anfall)	Orthopnoe, Zyanose	Stimmfremitus ↓	hypersonorer KS, ZF-Tiefstand, gering beweglich	Exspiration ↑, in-/exsp. KNG, „silent lung"
Lungenemphysem	Thorax in Inspirationsstellung, Sternumbuckel	Stimmfremitus ↓	ZF-Tiefstand, gering beweglich	leises AG, Exspiration ↑, „silent lung"
Pneumothorax	Nachschleppen	HSS verschoben, Stimmfremitus ↓	hypersonorer KS	AG aufgehoben
Pneumonie	Tachypnoe, Zyanose	Stimmfremitus ↑	KS-Dämpfung	Bronchialatmen, Bronchophonie, DKNG
Pleuraerguss	Nachschleppen	Stimmfremitus ↓	KS-Dämpfung	Bronchialatmen, Bronchophonie, DKNG, AG basal aufgehoben

↓ = vermindert, verkürzt; ↑ = vermehrt/verlängert; AG = Atemgeräusch; KS = Klopfschall; NG = Nebengeräusch (KNG = kontinuierliches Nebengeräusch, DKNG = diskontinuierliches Nebengeräusch; HSS = Herzspitzenstoß; ZF = Zwerchfell

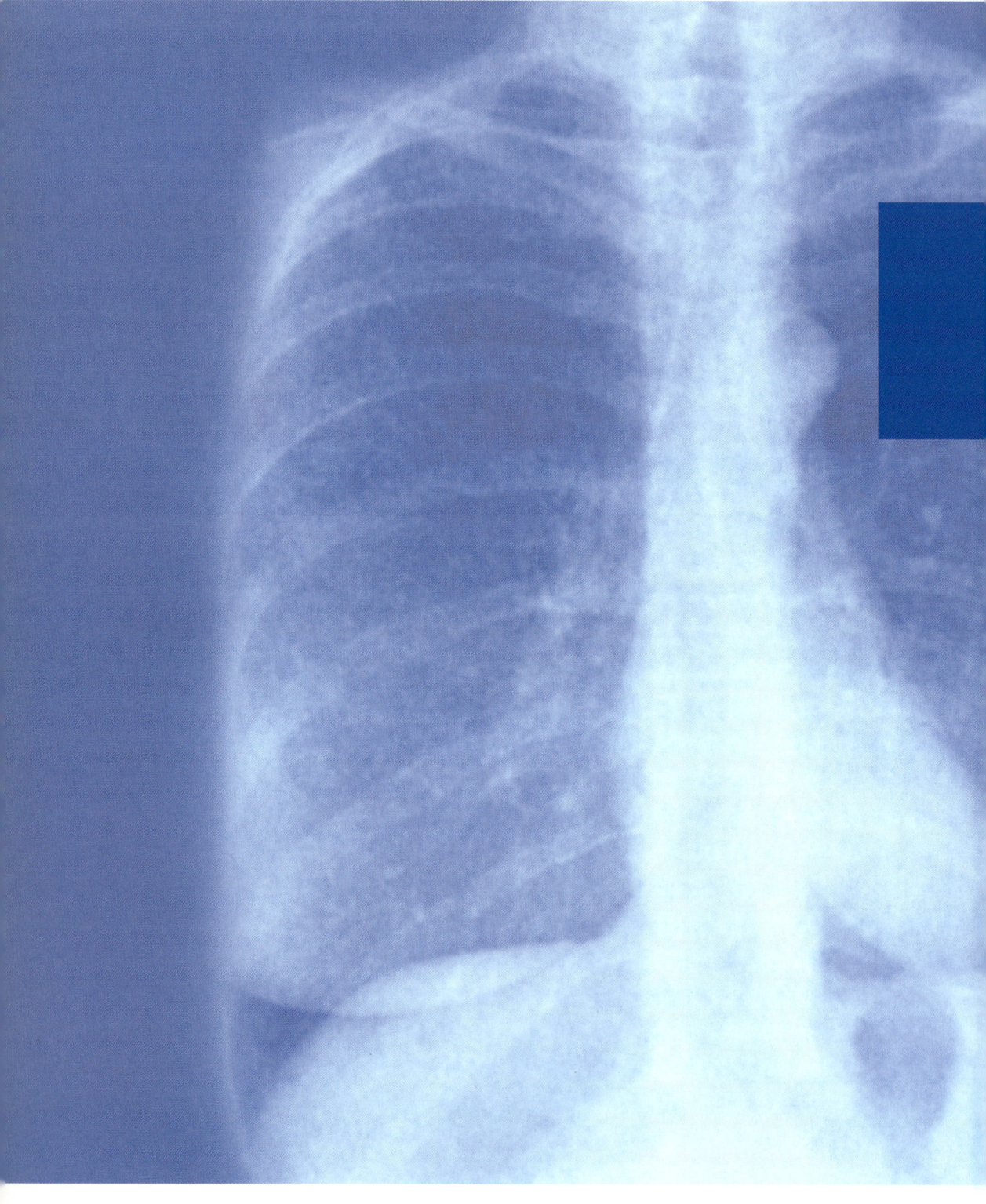

Leitsymptome

B

25

1 Dyspnoe

1.1 Begriffe

Dyspnoe (syn. Luftnot, Atemnot): Das unangenehme Gefühl, die Atemtätigkeit steigern zu müssen.

Orthopnoe: Dyspnoe, die den Einsatz der Atemhilfsmuskulatur nötig macht und in senkrechter Oberkörperhaltung erfolgt.

Belastungsdyspnoe: Dyspnoe bei körperlicher Belastung.

Tachypnoe: Erhöhte Atemfrequenz.

Als normal gilt eine Atemfrequenz von 16 bis 20/min. Der Begriff Tachypnoe selbst ist nicht eng definiert. Die Atemfrequenz kann bis auf 60–80 pro Minute gesteigert werden.

Hyperventilation: Beschleunigte und/oder vertiefte Atmung.

Hinweis: Der Begriff Hyperventilation wird uneinheitlich benutzt. Oft wird darunter eine im Hinblick auf die Stoffwechselfordernisse des Körpers inadäquate Steigerung der Atemarbeit verstanden, die zu einem nur geringen Anstieg des O_2-Partialdruckes, aber zu einem deutlichen Abfall des CO_2-Partialdruckes (Hypokapnie) führt. Andererseits wird in der Literatur der Begriff auch auf Situationen angewendet, die eine Atemmehrarbeit erforderlich machen: Aufenthalt in großer Höhe, Asthma bronchiale, kardiale Stauung.

Das Hyperventilationssyndrom im engeren Sinne ist charakterisiert durch ein subjektives Gefühl der Atemnot mit inadäquater Hyperventilation, Hypokapnie und daraus resultierender klinischer Symptomatik: gesteigerte neuromuskuläre Erregbarkeit, Tachykardie, Hypotonie.

1.2 Problemstellung

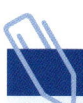

Fallbeispiel

Bericht der Patientin

Zu Ihnen in die Praxis kommt die 21-jährige Anne L., sie klagt über Luftnot. Die Beschwerden treten seit einigen Wochen abundzu auf, sie hatten sich bisher aber immer wieder gelegt. Vor 4–5 Tagen wurden die Beschwerden schlimmer, die Patientin hat das Gefühl, nicht genug Luft zu bekommen. Sie fasst sich mit der flachen Hand auf die Brust und hustet trocken.

Differenzialdiagnostische Überlegungen

Bei der Anamnese Ihrer Patientin muss ein sehr großes Spektrum möglicher Ursachen berücksichtigt werden: Infektionen der Luftwege und der Lunge, das Asthma bronchiale, eine Sarkoidose, eine Anämie. Auch an eine psychogene Hyperventilation muss gedacht werden. ➔ Weiter auf S. 30.

Dyspnoe wird als unangenehm, häufig als bedrohlich empfunden. Das Gefühl der Bedrohlichkeit wird bestimmt durch das Ausmaß der Dyspnoe und die Geschwindigkeit ihres Entstehens.

Für die tägliche Praxis ist die Unterscheidung in akute und chronische Dyspnoe sinnvoll.

➔ **akute Dyspnoe:** Bestehen seit Stunden bis Tagen.

➔ **chronische Dyspnoe:** Bestehen seit Wochen bis Monaten.

Akute Dyspnoe kann Ausdruck einer lebensbedrohlichen, unter Umständen rapid fortschreitenden Ursache sein. Es handelt sich um eine Notfallsituation, die eine rasche situationsorientierte Diagnostik erfordert (s. S. 30).

Bei chronischer Dyspnoe besteht meistens genügend Zeit zu einer systematischen und ausführlichen Stufendiagnostik.

1.3 Rekapitulation von Anatomie und Physiologie

Atemfrequenz und Atemtiefe werden gesteuert durch das **Atemzentrum in der Medulla oblongata**. Von hier ziehen efferente Fasern über das Hals- und Brustmark zur Atemmuskulatur von Thorax und Zwerchfell (Abb. 1.1). In einem Rückkopplungsmechanismus wird das Atemzentrum wiederum gesteuert durch Dehnung der Lungen sowie den O_2-Gehalt, den CO_2-Gehalt und den pH-Wert im Blut.

Weitere Impulse nimmt das Atemzentrum über höhere Zentren (Hirnrinde, limbisches System, Hypothalamus), über Dehnungsrezeptoren in der Skelettmuskulatur, über Pressorezeptoren, Thermorezeptoren und über Hormone (Adrenalin, Steroidhormone) auf.

Während der Inspiration wird durch eine Volumenvergrößerung des Brustkorbes ein Unterdruck erzeugt, exspiratorisch wird das Volumen wieder verkleinert, es entsteht ein Überdruck.

Der Gasaustausch von O_2 und CO_2 zwischen Alveolen und Kapillaren erfolgt durch Diffusion. Im Blut liegen O_2 und CO_2 überwiegend chemisch an das Hämoglobin gebunden vor. Zu einer Störung der normalen Atmung kommt es durch eine Störung der Ventilation, der Diffusion oder der Perfusion (Abb. 1.2). Auch eine Störung des Atemantriebs kann Ursache sein.

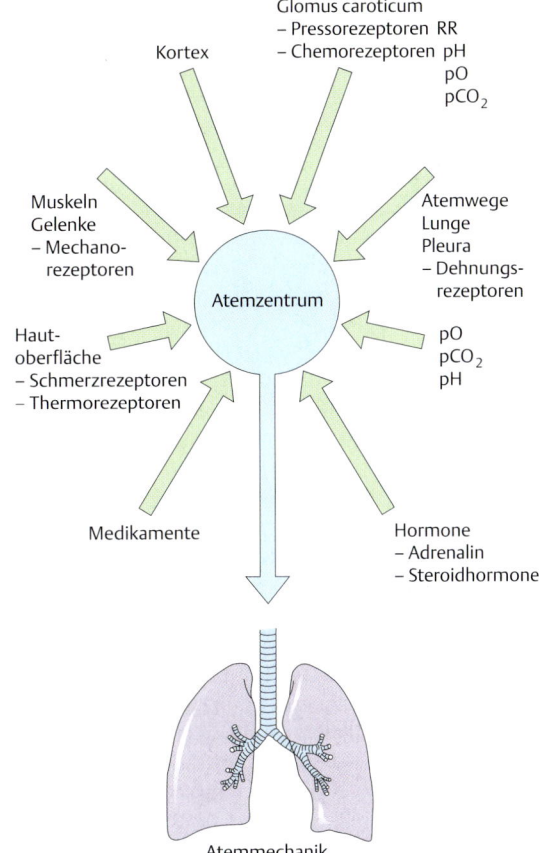

Kortex

Glomus caroticum
– Pressorezeptoren RR
– Chemorezeptoren pH
pO
pCO_2

Muskeln
Gelenke
– Mechano-
rezeptoren

Atemwege
Lunge
Pleura
– Dehnungs-
rezeptoren

Atemzentrum

Haut-
oberfläche
– Schmerzrezeptoren
– Thermorezeptoren

pO
pCO_2
pH

Medikamente

Hormone
– Adrenalin
– Steroidhormone

Atemmechanik

Abb. 1.1 Regulation der Atmung: Efferenzen und Afferenzen

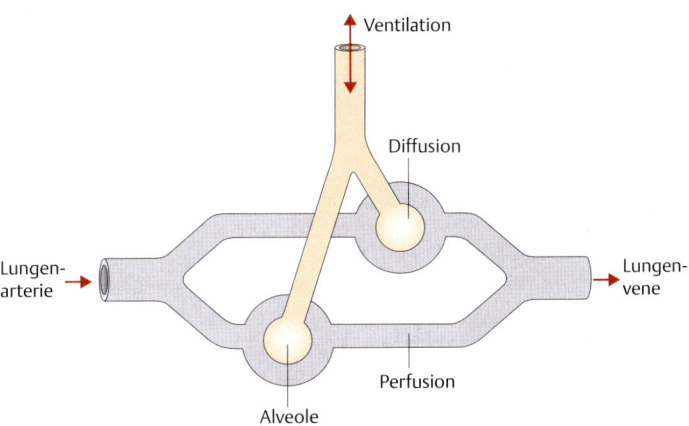

Ventilation

Diffusion

Lungen-
arterie

Lungen-
vene

Alveole

Perfusion

Abb. 1.2 Pulmonaler Gasaustausch: Ventilation, Diffusion, Perfusion

27

Zu den an der Atmung beteiligten anatomischen Strukturen s. S. 11.

Ventilationsstörungen

Zu einer Verminderung der Ventilation kommt es durch
→ Obstruktion der Atemwege → **obstruktive Ventilationsstörung**
→ anatomische oder funktionelle Verminderung der Gasaustauschfläche → **restriktive Ventilationsstörung.**

Zu den häufigsten Ursachen einer Obstruktion und zu den häufigsten Ursachen einer Dyspnoe überhaupt gehören die chronisch obstruktive Lungenerkrankung (COPD, chronic obstructive pulmonary disease) und das Asthma bronchiale. Zu den häufigsten Ursachen für eine restriktive Ventilationsstörung gehören das Lungenemphysem (Abb. 1.3) und die Lungenfibrose.

Diffusionsstörungen

Die im klinischen Alltag häufigsten Ursachen für eine Diffusionsstörung sind das Lungenödem und die Pneumonie. Beide führen zu einer Verlängerung der Diffusionsstrecke zwischen Alveolen und Kapillaren.

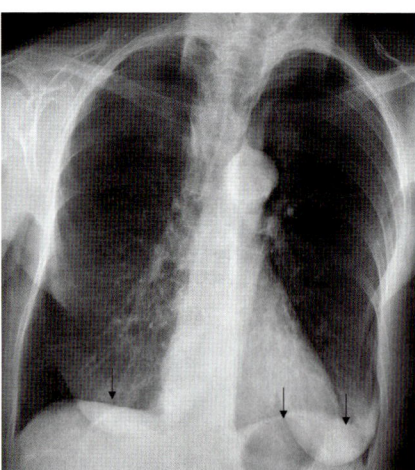

Abb. 1.3 Emphysem der Lunge mit ausgeprägter Überblähung

Perfusionsstörungen

Die klassische Ursache für eine Perfusionsstörung ist die Lungenembolie mit Verlegung der großen Pulmonalarterien.

Störungen des Atemantriebes

Zu einer Steigerung des Atemantriebes kommt es physiologischerweise bei allen Störungen der Ventilation, der Diffusion und der Perfusion, auf dem Boden der Hypoxämie oder der Hyperkapnie (s. S. 12).
Extrathorakale Ursache einer physiologischen Steigerung des Atemantriebes sind die anämiebedingte Hypoxie und die metabolische Azidose.
Der Atemantrieb wird auch bei der psychogenen Hyperventilation gesteigert. Wesentlich seltener sind Hirntumore oder Intoxikationen die Ursache.

1.4 Ursachen von Dyspnoe

Im folgenden Abschnitt werden wichtige Ursachen der Dyspnoe zusammengefasst und nach ihrer Häufigkeit geordnet dargestellt.

1.4.1 Häufige Ursachen
Ventilationsstörungen:
→ chronisch obstruktive Lungenerkrankung (COPD), chronische nicht obstruktive Bronchitis (s. S. 155): gestörte Ventilation durch Zerstörung des Flimmerepithels und vermehrte Schleimsekretion in den großen Bronchien
→ Asthma bronchiale (s. S. 155): endobronchiale Obstruktion durch Bronchospasmus, Schleimhautödem und Hypersekretion zähen Schleims
→ akute Bronchitis: Ventilationsstörung durch Schleimhautödem bzw. Schleimhautbeläge
→ Lungenemphysem (s. S. 155): gestörte Ventilation durch irreversible Erweiterung der Lufträume durch Destruktion der Bronchioli

Diffusionsstörungen:
→ Lungenödem (s. S. 160): durch massiven Austritt von Flüssigkeit aus den Lungenkapillaren in Interstitium und Alveolarraum kommt es zu einer Verlängerung der Transferstrecke
→ Pneumonie: durch das Infiltrat nimmt das für den Gasaustausch zur Verfügung stehende Lungenvolumen ab

Andere häufige Ursachen:
→ psychogen durch Hyperventilation

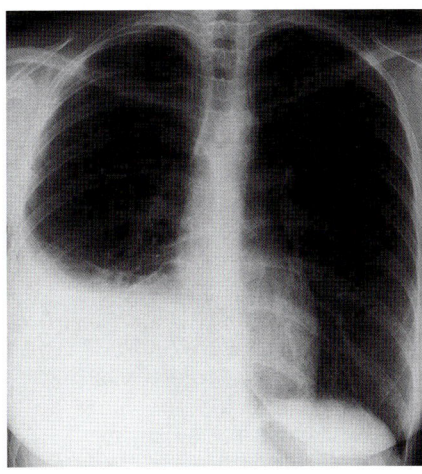

Abb. 1.4 Pleuraerguss rechts: basale homogene Verschattung mit meniskusartigem Anstieg

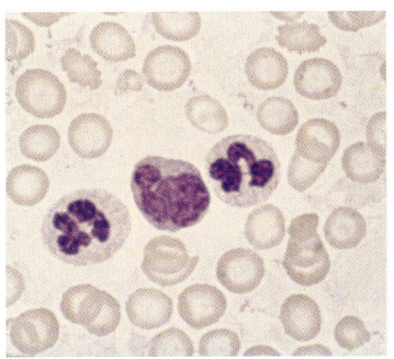

Abb. 1.5 Hypochrome Erythozyten infolge eines Eisenmangels im peripheren Blutausstrich: Die meisten Erythrozyten besitzen eine große zentrale Aufhellung, weil sie weniger Hämoglobin enthalten (im Zentrum des Bildes ist ein Monozyt zu sehen, rechts und links davon jeweils ein neutrophiler segmentkerniger Granulozyt).

1.4.2 Weniger häufige Ursachen
Ventilationsstörungen:
→ Lungenfibrose (s. S. 159): Verminderung der Lungenvolumina durch verminderte Ausdehnbarkeit des Thoraxsystems
→ Karzinom (s. S. 157): Verminderung der Lungenvolumina
→ Pleuraerguss: durch Flüssigkeit im Pleuraraum ist die Ventilation gestört (Abb. 1.4)
→ Pneumothorax: Eindringen von Luft in den Pleuraraum mit nachfolgendem Lungenkollaps als Folge der Zugwirkung der elastischen Lungenkräfte

Diffusionsstörungen:
→ Lungenfibrose: Verminderung der Austauschfläche

Perfusionsstörungen:
→ Lungenembolie (s. S. 158): Verlegung eines Lungengefäßes durch einen Thrombus mit nachfolgender Erhöhung des Gefäßwiderstands und Abfall des Herzzeitvolumens; Durchblutung ↓, Teile der Lunge werden nicht mehr mit Blut versorgt
→ Pulmonale Hypertonie und Cor pulmonale: Vasokonstriktion in den Widerstandsgefäßen der Lunge
→ Vitien: durch chronische Volumen- (Klappeninsuffizienz) oder Druckbelastung (Klappenstenose) kommt es zur Herzinsuffizienz

Andere weniger häufige Ursachen:
→ Eisenmangelanämie: Abnahme der O_2-Träger (Erythrozyten, Abb. 1.5)

1.4.3 Seltene Ursachen
Ventilationsstörungen:
→ Fremdkörper: ein mechanisches Hindernis behindert die O_2-Aufnahme
→ Glottisödem: s. Fremdkörper
→ Struma: s. Fremdkörper

Andere seltene Ursachen:

→ Azidose: eine metabolische Azidose führt zu einer kompensatorischen Hyperventilation (Kussmaul-Atmung)

→ Hirntumor: bei Läsionen bzw. Druck auf das Atemzentrum in der Medulla oblongata

→ Intoxikationen: z. B. ASS in toxischen Dosen stimuliert das Atemzentrum und führt zu einer inadäquaten Hyperventilation mit konsekutiver respiratorischer Alkalose.

1.5 Problemlösung

1.5.1 Anamnese und erste differenzialdiagnostische Überlegungen

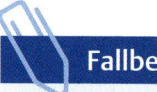

Fallbeispiel   Fortsetzung

Gezielte Anamnese

Die seit Wochen bestehenden Beschwerden haben sich bis vor wenigen Tagen immer wieder komplett zurückgebildet, zwischendurch bestand völliges Wohlbefinden. Die seit 4–5 Tagen bestehenden Beschwerden sind relativ ausgeprägt und legen sich nicht. Es besteht kein Auswurf, kein Fieber, kein Nachtschweiß, keine Schmerzen. Das Gewicht ist konstant. Die Patientin war bisher immer gesund.

Differenzialdiagnostische Überlegungen

Wegen des intermittierenden Charakters muss als wichtigste Differenzialdiagnose das Asthma bronchiale berücksichtigt werden. Aber auch eine psychogene Ursache bleibt weiterhin denkbar. → Weiter auf S. 35.

Das diagnostische Vorgehen besteht in der Anamneseerhebung und der körperlichen Untersuchung sowie zusätzlichen Untersuchungen.

Die (Verdachts-)Diagnose der meisten Erkrankungen, die zu Dyspnoe führen, kann meist allein aufgrund der Anamnese gestellt werden.

MERKE

Das Ausmaß von Anamneseerhebung und körperlicher Untersuchung hängt vom klinischen Bild ab.

Die erste Frage, die geklärt werden muss, lautet: **Wie ausgeprägt und bedrohlich ist die Luftnot?** Diese Frage kann natürlich gestellt werden, allerdings wird sie überwiegend durch die Beobachtung des Patienten während der Anamneseerhebung beantwortet. In den meisten Fällen wird dann genügend Zeit für eine systematische Anamneseerhebung und anschließende körperliche Untersuchung sein (→ zur Therapie der Luftnot s. S. 42).

Im Folgenden wird zunächst das systematische Vorgehen vorgestellt. Hilfreich sind folgende Beobachtungen:

→ Alter (s. S. 32)
→ Besteht eine Zyanose (s. S. 65)?
→ Beurteilung von Atemfrequenz und Atemtiefe
→ Wird die Atemhilfsmuskulatur eingesetzt?
→ Kooperationsfähigkeit
→ Gesprächsfähigkeit, d. h. kann der Patient noch fließend sprechen?

Wenn Zeit ist, kann man auch fragen: Wie schlimm ist die Atemnot? Leicht, mittelschwer, schwer, bedrohlich? Nicht selten besteht eine Diskrepanz zwischen der subjektiven Empfindung und dem objektiven Ausmaß der Atemnot. „Ich bekomme gar keine Luft mehr." wird unter Umständen ruhig und geordnet gesagt, oft gefolgt von langen, zusammenhängenden Sätzen, die problemlos vorgebracht werden.

Der Asthmatiker im Anfall dagegen spricht nicht viel: „Krieg keine Luft mehr. Ist wieder ganz schlimm." Und das sieht man ihm dann auch an.

MERKE

Das Ausmaß der Luftnot muss während der ersten Minute der Kontaktaufnahme geklärt sein.

Die weitaus meisten Patienten, die mit Luftnot in die Praxis kommen, haben diese nicht zum ersten Mal. Deshalb lohnt es sich, ganz frontal zu fragen: „Kennen Sie so etwas schon? Hatten Sie das schon einmal?"

Nicht selten hat man dann schon eine Diagnose, die allerdings, wie jede Fremddiagnose, überprüft werden muss.

LERNTIPP

Denken Sie daran: Auch Patienten mit einer chronisch obstruktiven Lungenerkrankung können eine Herzinsuffizienz und ein Lungenödem entwickeln (und entwickeln diese auch nicht selten).

Und: Die Vordiagnose kann falsch sein.

In den meisten Fällen erfährt man jedoch anhand dieser Frage, in welcher Richtung man weiterfragen sollte: „Ja, das ist wieder meine Bronchitis", oder „Ich hatte vor Jahren schon mal Wasser in der Lunge und da war es ganz genauso, da war ich dann 3 Wochen im Krankenhaus."

Wenn man durch diese direkten Fragen schon sichere Hinweise erhält, kann man gezielt Ursachen abfragen und rasch mit der körperlichen Untersuchung beginnen (s. S. 35).

Im Zweifelsfalle sollten die möglichen Ursachen abgefragt werden. Besteht eine chronische Lungenerkrankung? Ein Asthma bronchiale? Eine Herzschwäche?

LERNTIPP

Fragen Sie den Patienten direkt nach den häufigsten Ursachen, die eine Dyspnoe auslösen können: chronische Bronchitis, Nikotinabusus, Asthma bronchiale, Herzerkrankung und Hypertonus.

Bei der weiteren Anamnese ist dann immer auch das **Alter des Patienten** zu berücksichtigen: Die Luftnot beim jungen Menschen hat meistens andere Ursachen als die Luftnot beim alten Menschen (Tab. 1.1).

Wenn der Patient nicht schon selbst davon berichtet, kann man fragen:

Wo spüren Sie die Luftnot? Diffus im Brustkorb? „Hier. Ich kriege nicht genug Luft." – Dabei wird mit beiden Händen auf den Thorax gezeigt.

Oder: Ist die Nasenatmung behindert? Spüren Sie ein Engegefühl im Hals?

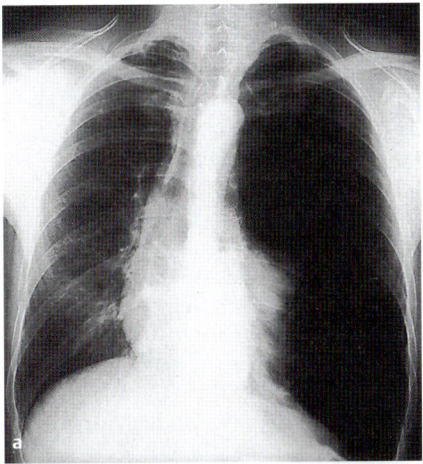

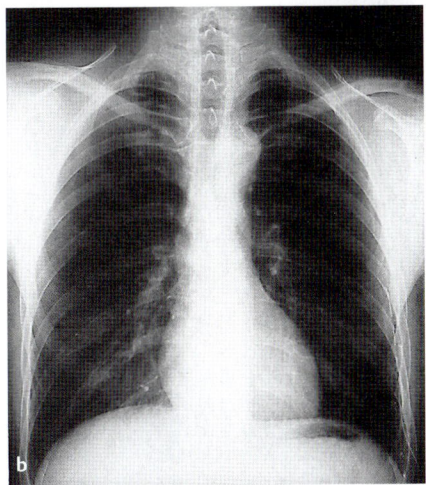

Abb. 1.6 Pneumothorax: a Spannungspneumothorax links, b Thoraxübersicht nach Drainageneinlage mit vollständiger Entfaltung der Lunge

Tabelle 1.1 Lebensalter als Hinweis auf die Ursache der Dyspnoe	
Junger Patient	**Alter Patient**
psychogen	COPD
Pneumothorax (Abb. 1.6)	kardiale Ursache
Asthma bronchiale	Anämie
Pneumonie	Karzinom
	Pleuraerguss (Herzinsuffizienz, Karzinom, Metastasen)

Tabelle 1.2 Zeitlicher Verlauf der Beschwerden	
Auftreten	**häufige Ursachen**
erstmalig	alle Ursachen möglich besonders: Fremdkörper Pneumonie Pneumothorax Pleuraerguss Lungenembolie Asthma bronchiale akute kardiale Dekompensation
akut, anfallsartig, beschwerdefreie Phasen	Asthma bronchiale psychogen
rezidivierend, kontinuierlich, nie ganz beschwerdefrei	COPD kardiale Ursachen
progredient	Anämie Karzinom Pleuraerguss Lungenembolie Lungenfibrose Myopathie amyotrophe Lateralsklerose

Dann interessiert der **zeitliche Verlauf:** Seit wann bestehen die Beschwerden (akute Dyspnoe – chronische Dyspnoe)? Sind sie plötzlich aufgetreten oder leiden Sie schon länger darunter? Wie lange schon? Darüberhinaus ist nach der Dynamik des Auftretens zu fragen:

→ **akut einsetzend:** Asthma bronchiale, Lungenembolie, Pneumothorax (Abb. 1.7), Glottisödem, Lungenödem, Fremdkörper, psychogen

→ **relativ rasch:** kardiale Dekompensation, Pneumonie, dekompensierte COPD, Pleuraerguss

→ **schleichend:** Anämie, kardial, Neoplasie, Lungenfibrose, Myopathie, amyotrophe Lateralsklerose, Herzinsuffizienz, COPD

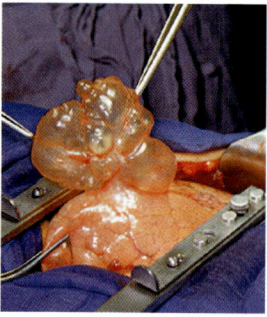

Abb. 1.7 Idiopathische apikale Bullae als Ursache eines rezidivierenden Spontanpneumothorax: operative Abtragung der Emphysemblasen (50-jähriger Patient, Nichtraucher)

> **Der zeitliche Zusammenhang kann besonders beim Leitsymptom Dyspnoe helfen, die zugrunde liegenden Ursachen besser einzugrenzen (Tab. 1.2).**
>
> LERNTIPP

Es sollte außerdem gefragt werden, ob die Luftnot eher bei der Inspiration oder Exspiration empfunden wird.

→ **inspiratorisch:** kardiale Ursache, pulmonale Ursache, Anämie

→ **exspiratorisch:** Asthma bronchiale

Wenn die Frage nach dem zeitlichen Verlauf nicht schon spontan beantwortet wurde („Das hatte ich zuletzt vor 3 Wochen, als ich mich so aufgeregt habe." oder „Das ist wie vor 3 Jahren, als ich meinen Herzinfarkt hatte."), sind folgende Fragen hilfreich:

→ Hatten Sie das schon einmal? Wenn ja: Wie oft treten die Beschwerden auf?
→ Wie lange haben Sie überhaupt schon Probleme beim Atmen?
→ Nimmt die Häufigkeit zu? Die Intensität?
→ Geht es Ihnen zwischendurch auch mal gut? Oder haben Sie eigentlich ständig Luftnot?

LERNTIPP

Nach diesen Fragen sollte klar sein: Wie ist der zeitliche Verlauf der jetzigen Beschwerden? Wie ist der zeitliche Verlauf der Luftnot in der Vorgeschichte?

Auslöser

Fragen Sie nach konkreten Auslösern der Luftnot. Haben Sie eine Erklärung, warum Sie gerade jetzt Luftnot haben? Manche Patienten berichten dann: „Ach, das ist bei diesem Wetter immer so", oder: „Immer im Frühjahr, ich glaube, das sind die Pollen."
Folgende Informationen helfen weiter:

→ **Infekt:** Asthma bronchiale, exazerbierte COPD
→ **Pollenflug:** Asthma bronchiale
→ **Anstrengung, körperliche Belastung:** Asthma bronchiale, Herzerkrankung
→ **liegende Körperhaltung:** Herzerkrankung
→ **Stress, Konfliktsituation:** psychogene Hyperventilation

Linderung

→ körperliche Ruhe
→ aufrechte Haltung: Herzinsuffizienz

Verschlechterung

→ Liegen: Herzinsuffizienz
→ Belastung: Herzinsuffizienz

Begleiterscheinungen

Weitere **Begleitsymptome**, die zusätzlich zur Atemnot auftreten, sollten ebenfalls sorgfältig erfragt werden: Fieber, Husten, Auswurf, Hämoptoe, Schmerzen, Kribbelparästhesien, Angst, Gewichtsabnahme (Tab. 1.3).
Fieber (s. S. 107) tritt bei der Pneumonie und bei der infektexazerbierten COPD auf. **Husten und Auswurf** (s. S. 43) sind typisch für akute Bronchitis und COPD. Der Auswurf ist dann oft gelb oder grün, beim Raucher mit chronischer Bronchitis oft schmutzig-braun. Der Auswurf beim Lungenödem ist hell und schaumig.
Blutbeimengungen (Hämoptoe, s. S. 56) können durch jede Form von Husten entstehen, müssen aber, besonders bei entsprechender Vorgeschichte, an ein Bronchialkarzinom denken lassen. Auch ein Gewichtsverlust ist verdächtig auf eine Neoplasie, aber auch auf eine Tuberkulose.

33

Tabelle 1.3 Begleitsymptome bei Dyspnoe	
Begleitsymptom	**Häufige/ mögliche Ursachen**
Husten und Auswurf	▪ COPD ▪ Asthma bronchiale ▪ Bronchialkarzinom ▪ Pneumonie ▪ Lungenödem
Fieber	▪ Pneumonie ▪ Infekt bei exazerbiertem Asthma bronchiale ▪ Infektexazerbierte COPD
Schmerzen	▪ akute Bronchitis ▪ Pleuritis ▪ Angina pectoris ▪ Myokardinfarkt ▪ Pneumothorax ▪ Lungenembolie ▪ Bronchialkarzinom
Gewichtsverlust	▪ Bronchialkarzinom ▪ COPD ▪ Lungenemphysem ▪ jede Form schwerer respiratorischer Insuffizienz

Bei Angabe von **Schmerzen** sollte differenziert werden (vgl. S. 75):

→ Ist der Schmerz **diffus** im Brustkorb lokalisiert? Dies ist häufig bei der schweren akuten Bronchitis der Fall.

→ Hat der Schmerz eher **pektanginösen**, kardialen Charakter? Der Myokardinfarkt und die Angina pectoris gehen häufig mit Luftnot und thorakalem Engegefühl einher.

→ Typisch ist der **lokalisierte, atemabhängige** Pleuraschmerz bei Pneumonie mit Begleitpleuritis.

→ **Akut aufgetretene, einseitige** Schmerzen und Luftnot beim jungen Menschen müssen immer an einen Pneumothorax denken lassen.

→ Der **Vernichtungsschmerz mit Luftnot** ist typisch für die Lungenembolie, die besonders bei passender Anamnese (Bettlägerigkeit, Operation) berücksichtigt werden muss.

→ Tumore der Lunge und der Pleura führen zu **kontinuierlich zunehmenden** Schmerzen und Luftnot.

Chronische Luftnot und **Gewichtsverlust** sind typisch für die fortgeschrittene COPD, werden aber auch beim Bronchialkarzinom gesehen.

Luftnot beim jungen Menschen, verbunden mit **Stress, Aufregung** und **Kribbelparästhesien** der Finger und perioral ist typisch für die psychogene Hyperventilationstetanie.

Risikofaktoren und Vorerkrankungen, bisherige Diagnosen

Die weitaus meisten bronchopulmonalen Erkrankungen werden durch **inhalative Noxen** ausgelöst und aggraviert (Tab. 1.4). Daher wird gefragt:

→ Rauchen Sie?

→ Besteht eine berufliche Exposition gegenüber Gasen, Stäuben, Dämpfen, Asbest?

→ Haben Sie Tiere?

→ Sind Allergien bekannt?

Tabelle 1.4 Risiken durch inhalative Noxen

Noxe	Risiko für
Nikotin	COPD, Bronchialkarzinom, Myokardinfarkt
Stäube	Lungenfibrose, Asbestose
Tierhaare, Tierkot	Asthma bronchiale, exogen-allergische Alveolitis
pflanzliche Stäube	exogen-allergische Alveolitis
Pollen	Asthma bronchiale

Nehmen Sie **Medikamente**? ASS kann Asthma auslösen, Betablocker können zu einer Bronchokonstriktion führen. Manche Medikamente sind Auslöser einer Lungenfibrose (Zytostatika).

Besteht **Stress**, der eine (dem Patienten oft nicht bewusste) Hyperventilation auslöst? Gibt es **Risikofaktoren** für eine Lungenembolie? Immobilisierung, Operation, durchgemachte Thrombosen?

Und schließlich: Welche **Vorerkrankungen** sind bekannt? Bestehen bronchopulmonale Vorerkrankungen? Asthma bronchiale in der Kindheit? Eine Herzerkrankung? Herzrhythmusstörungen? Eine allergische Erkrankung? Ein Hypertonus? Eine Tumorerkrankung?

Bisherige Diagnostik

Fragen Sie nach bereits **durchgeführten Untersuchungen** und besorgen Sie sich ggf. Befunde und Bilder. Sie können sich so einerseits einen besseren Eindruck vom Verlauf machen (hat sich z. B. die Röntgenthoraxaufnahme im Vergleich zum Vorbefund verändert?) bzw. ersparen dem Patienten ggf. belastende Doppeluntersuchungen. Fragen Sie vor allem nach:

→ Röntgenaufnahme des Thorax in 2 Ebenen

→ Lungenfunktionsprüfung

→ EKG

→ Echokardiographie

→ Laborwerten (v. a. Hb).

Bisherige Therapie

Fragen Sie, ob **bereits** eine **Therapie durch-geführt** wurde bzw. **welche Medikamente** der Patient einnimmt. Manchmal klärt sich so die Ursache der Luftnot relativ schnell auf, z. B. wenn der Patient von einem Spray berichtet, das ihm sein Arzt aufgeschrieben hat.

→ Selbstmedikation
→ verordnete Medikation
→ Ansprechen auf Therapie?

LERNTIPP

Nachdem alle diese Fragen beant-wortet sind, können Sie ggf. eine Liste mit möglichen Differenzialdiagnosen aufstellen. Diese können Sie dann bestätigen oder verwerfen.

1.5.2 Körperliche Untersuchung

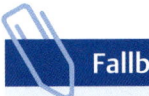

Fallbeispiel   Fortsetzung

Körperlicher Untersuchungsbefund

Anne L. ist eine gesund wirkende junge Frau. Inspektorisch und perkutorisch erheben Sie einen unauffälligen Befund des Thorax. Auskultatorisch hören Sie ein deutlich verlängertes Atemge-räusch und einzelne giemende, tro-ckene Rasselgeräusche. Die Herzaktion ist regelmäßig, 110/min, der Blutdruck liegt bei 125/65 mmHg. Die Herztöne sind rein und leise. Keine patholo-gischen Geräusche auskultierbar. Der übrige körperliche Untersuchungs-befund ist unauffällig.

Differenzialdiagnostische Überlegungen

Die Diagnose einer psychogenen Hy-perventilation ist aufgrund des Auskul-tationsbefundes praktisch ausgeschlos-sen. Dieser spricht für das Vorliegen eines Asthma bronchiale.

→ *Weiter auf S. 37.*

Inspektion

Die körperliche Untersuchung muss bereits während der Anamneseerhebung beginnen. Gleich zu Beginn ist zu klären, ob die Situation bedrohlich ist oder nicht (s. S. 30). Registriert werden Atemfrequenz und Atemtiefe, Ausmaß der Atemarbeit, Einsatz der Atemhilfsmuskulatur.

Außerdem wird der Allgemein- und der **Er-nährungszustand** beurteilt – besteht eine Kachexie? Oder eher eine Adipositas? Be-steht eine Zyanose (s. S. 65)?

Schon durch den **ersten Eindruck** kann oft die Diagnose gestellt werden. Typisch ist der junge Asthmatiker, der sich aufstützt, um die Atemhilfsmuskulatur einzusetzen. Er kann nur kurze Sätze sprechen, das exspiratorische Giemen ist auch ohne Stethoskop zu hören.

Typisch ist auch der hagere, dyspnoisch-kachektische Patient mit Lungenemphy-sem, der es durch eine verstärkte Atem-arbeit noch schafft, ein rosiges Hautkolorit zu erhalten (sog. „Pink Puffer"). Vielleicht sind die Finger gelb von Nikotin und die Zigarettenschachtel steckt in der Hemden-tasche (Abb. **1.8a**).

Der andere Emphysemtyp ist der sog „Blue Bloater", der übergewichtig ist, über Hus-ten und Auswurf klagt und eine Zyanose aufweist. In Ruhe besteht nur eine mäßige Dyspnoe (Abb. **1.8b**).

Bereits während des Gesprächs ist auf **Trommelschlegelfinger und Uhrglasnägel** zu achten (s. S. 66). Sie sind zwar nicht ty-pisch für bestimmte Lungenerkrankungen, ihr Auftreten ist aber immer hinweisend auf eine gravierende Ursache.

Knöchel- und Unterschenkelödeme kön-nen Ausdruck einer Rechtsherzinsuffizienz sein, oft als Folge einer Lungenerkrankung mit Druckerhöhung im kleinen Kreislauf. Sie kann aber auch Teil einer Herzinsuffi-zienz unterschiedlichster Ursache sein. In diesem Fall wäre die Luftnot Folge der linksventrikulären Herzinsuffizienz mit pulmonaler Stauung.

Natürlich wird auch nach einer Beinve-nenthrombose gefahndet, insbesondere bei Verdacht auf eine akute Lungenembo-lie oder rezidivierende Lungenembolien.

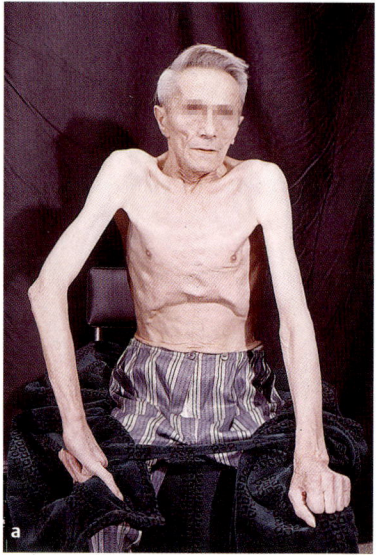

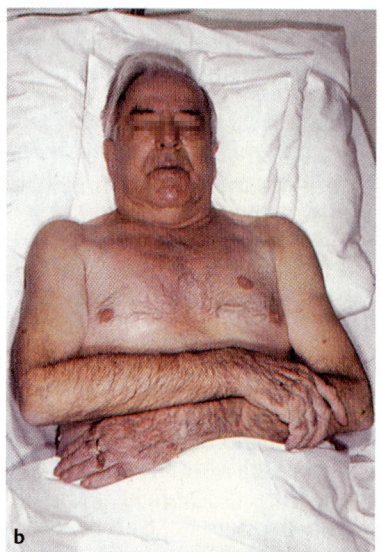

Abb. 1.8 Phänomenologische Typen der COPD.
a Pink puffer, b Blue bloater

Allerdings ist die Quelle bei der Lungenembolie klinisch oft nicht evident.

Inspektion, Palpation und Perkussion

Die wichtigste Untersuchung ist natürlich die des Thorax. Zunächst erfolgt die **Inspektion**:

→ Besteht ein Emphysemthorax?
→ Sind die Atemexkursionen normal oder eingeschränkt?

Dann wird der **Klopfschall** beurteilt:
→ Seitengleich? Hypersonor? Dämpfung?

> **MERKE**
>
> Normalbefund: Sonorer Klopfschall überall dort, wo Lungengewebe zu finden ist.

Der Emphysemthorax, die eingeschränkten Atemexkursionen und der beidseitig hypersonore Klopfschall mit tief stehenden Lungengrenzen charakterisieren das Lungenemphysem.
Seitendifferenzen treten beim Erguss auf, bei Infiltraten (Dämpfung auf der kranken Seite) und beim Pneumothorax (hypersonorer Klopfschall auf der kranken Seite).

> **LERNTIPP**
>
> Die Klopfschalldifferenz erlaubt ggf. Rückschlüsse auf die Ursache:
> Klopfschalldämpfung → Erguss, Infiltrat, Pleuraschwarte
> Klopfschallverstärkung → Pneumothorax.

Auskultation

Auskultatorisch werden die Qualität des Atemgeräusches und Nebengeräusche beurteilt, zunächst ohne Stethoskop.
Typisch für den Asthmaanfall ist das verlängerte und erschwerte Exspirium mit Giemen und Brummen.
Beim Lungenödem sind die feuchten Rasselgeräusche ebenfalls oft schon auf Distanz zu hören.
Die Verlegung der Trachea führt zum typischen inspiratorischen Stridor.
Dann wird das Stethoskop aufgesetzt. Lassen Sie den Patienten durch den offenen Mund kräftig ein- und ausatmen (vgl. S. 22).

> **MERKE**
>
> Normalbefund: Vesikuläratmen (nur bei der Inspiration leises „Rauschen").

Zunächst werden Länge und Qualität des Atemgeräusches beurteilt (Tab. 1.5):

Ein verlängert hörbares Exspirium ist typisch für obstruktive Prozesse: Bronchitis, Asthma bronchiale. Das Atemgeräusch ist dann meistens auch verschärft hörbar.

Zusätzliche Geräusche werden als **trockene oder feuchte Rasselgeräusche (RG)** gehört.

Zu den **trockenen RG** gehört das hörbare Vibrieren von Schleimfäden bei der akuten und chronischen Bronchitis. Typisch für die Bronchokonstriktion beim Asthma bronchiale ist das exspiratorische Giemen und Brummen. Ein feines Knistern wird bei der Pneumonie gehört, u. U. auch bei der Herzinsuffizienz. Typisch ist das Entfaltungsknistern bei tiefer Inspiration, besonders bei bettlägerigen Patienten, die sich zur Auskultation erst mal wieder aufrichten und tief durchatmen müssen.

Feucht klingende RG sind nur im Inspirium zu hören und typisch für das Lungenödem (irreführend kann das Phänomen der „silent lung" sein, das Fehlen von Nebengeräuschen beim Lungenödem).

In der früheren Phase einer Pleuritis ist manchmal das in- und exspiratorische Pleurareiben zu hören. Mit Auftreten des Ergusses verliert es sich dann.

1.6 Weitergehende Diagnostik

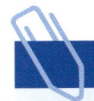

Fallbeispiel   Fortsetzung

Weitergehende Untersuchungen

Sie ordnen bei Frau L. eine Blutabnahme, ein EKG und eine Röntgenaufnahme des Thorax an. Die erhobenen Laborwerte sind in Tab. 1.6 dargestellt. Im EKG sehen Sie eine Sinustachykardie mit einer Herzfrequenz von 134/min (Abb. 1.9).

Die Röntgenaufnahme des Thorax zeigt eine akut leicht überblähte Lunge (Abb. 1.10).

Differenzialdiagnostische Überlegungen

Die Laborwerte zeigen Entzündungszeichen: Leukozyten, BKS und CRP ↑. Eine Pneumonie wurde aber mit der Röntgenaufnahme des Thorax ausgeschlossen. Es bleibt als einzige ernst-

Tabelle 1.5 Häufige Auskultationsbefunde

Auskultationsbefund	typisch für
verlängertes Exspirium	akute Bronchitis
	chronische Bronchitis
	Asthma bronchiale
trockene RG	
■ grobblasig	akute Bronchitis
	chronische Bronchitis
■ feinblasig	Pneumonie
	Lungenfibrose
Giemen, Brummen	Asthma bronchiale
Pleurareiben	trockene Pleuritis
feuchte RG	Lungenödem

Tabelle 1.6 Fallbeispiel: Laborwerte

Parameter	Patientin	Norm
Leukozyten	12.700/µl	4.000–10.000/µl
Hb	14,3 g/dl	12–16 g/dl (♀)
Thrombozyten	378 Tsd/µl	150–350 Tsd/µl
BKS	27 mm	6 bis 20 mm/h (♀)
CRP	25 mg/l	< 5 mg/l

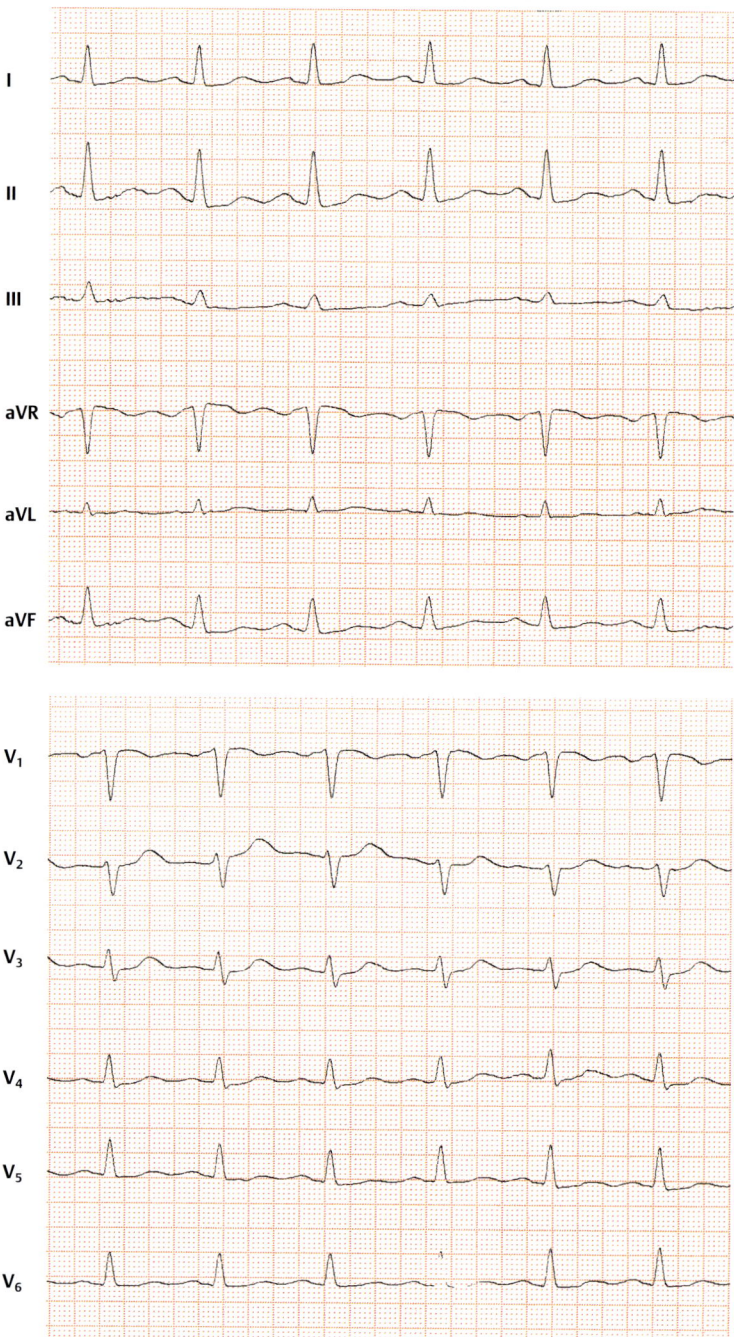

Abb. 1.9 Sinustachykardie im EKG: Frequenz 134/min, Indifferenztyp, regelrechte P-Welle, regelrechte R- und S-Zacke, unauffällige Q-Zacke, angedeutet aszendierende Senkung der ST-Strecke in allen Ableitungen mit regelrechten T-Wellen (häufig bei Sinustachykardien mit höherer Frequenz und nicht pathologisch)

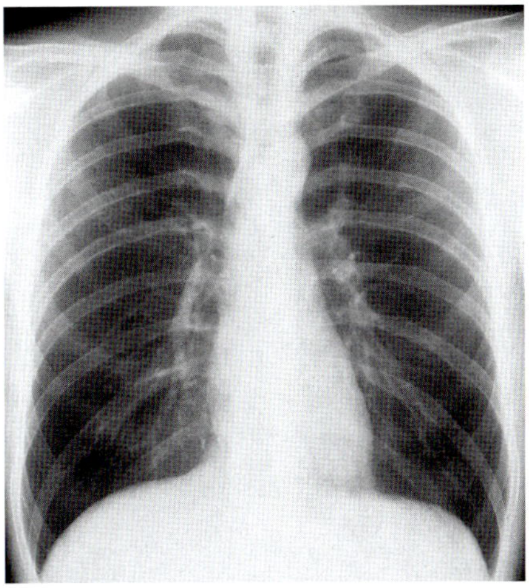

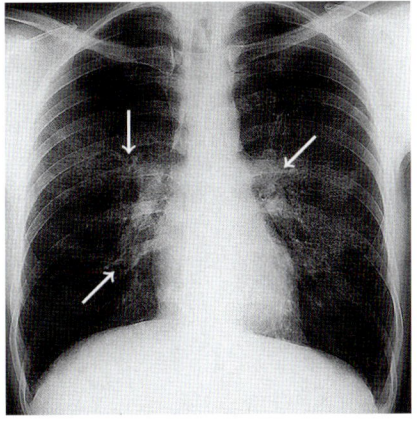

Abb. 1.11 Infiltrat bei interstitieller Pneumonie

Abb. 1.10 Thoraxübersichtsaufnahme: Asthma bronchiale mit beidseits überblähter Lungen (Normalbefund s. S. 146).

zunehmende Differenzialdiagnose das Asthma bronchiale – auch zu dieser Diagnose passen die Entzündungszeichen und die im EKG diagnostizierte Sinustachykardie. → *Weiter auf S. 41.*

Die weitergehende Diagnostik dient der Diagnosesicherung, der Abgrenzung von Differenzialdiagnosen und der Präzisierung des Schweregrades der Erkrankung. Standarduntersuchung bei Dyspnoe ist die **Röntgenaufnahme des Thorax** in zwei Ebenen (s. S. 146), wobei speziell auf Infiltrate, Stauungszeichen (Abb. 1.11, Abb. 1.12), Raumforderungen, einen Pneumothorax oder einen Erguss bzw. Anzeichen für ein Emphysem zu achten ist, gefolgt von der Lungenfunktionsprüfung (s. S. 148).

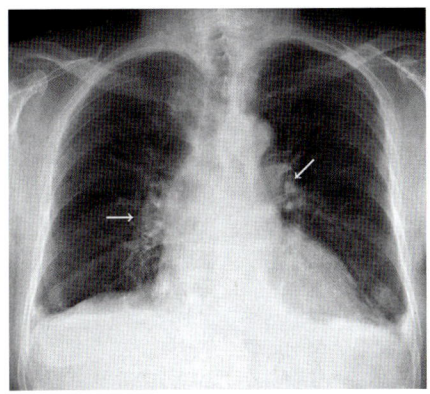

Abb. 1.12 Stauungszeichen bei Linksherzinsuffizienz mit interstitiellem Lungenödem

LERNTIPP

Mithilfe von Anamneseerhebung, körperlicher Untersuchung, Röntgenthoraxaufnahme und EKG wird es in den weitaus meisten Fällen möglich sein, eine Diagnose zu stellen.

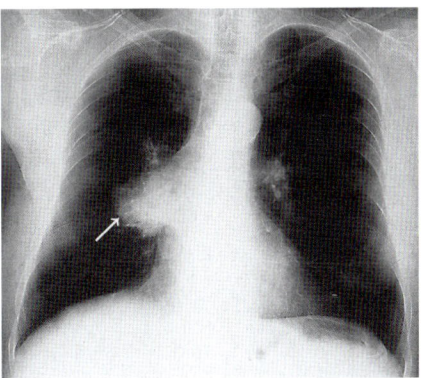

Abb. 1.13 Raumforderung: zentrales Bronchialkarzinom mit deutlich verplumptem Hilus rechts

39

Tabelle 1.7 Weiterführende Maßnahmen (s. S. 146)

Untersuchung	Befunde
Röntgenthoraxaufnahme	Infiltrate, Herzgröße, Stauungszeichen, Raumforderung (Abb. 1.13), Pneumothorax
EKG	Infarktzeichen, Zeichen der Rechtsherzbelastung, Rhythmusstörungen
Echokardiographie	Herzgröße, Pumpfunktion, Klappenfunktion, Perikarderguss
Blutgasanalyse	respiratorische Insuffizienz, Azidose, Alkalose
Laborwerte	Entzündungsparameter (BSG, CRP), Anämie, Polyglobulie, CK-MB
Lungenfunktionsprüfung	restriktive oder obstruktive Ventilationsstörung

Tabelle 1.8 Bronchopulmonale Erkrankungen

Erkrankung	wegweisende Befunde o. Symptome	Diagnostik
Asthma bronchiale	rezidivierende Anfälle von Dyspnoe, exspiratorischer Stridor, Hustenreiz, weitere allergische Symptome	Lungenfunktionsprüfung, Allergiediagnostik
COPD	Exazerbation bei Infekten, Raucherhusten, Belastungsdyspnoe	Lungenfunktionsprüfung
Pneumonie	rascher Beginn, Husten, Fieber, reduzierter AZ, ggf. Auswurf	Röntgen-Thorax
interstitielle Lungenerkrankung	schleichend progrediente Belastungsdyspnoe, trockener Reizhusten	Röntgen-Thorax, HR-CT
Karzinom	Raucheranamnese im Frühstadium symptomlos! Später Husten, Thoraxschmerzen, Gewichtsverlust	Röntgen-Thorax, Bronchoskopie
Pleuritis	atemabhängige Schmerzen, Fieber	Röntgen-Thorax
Pleuraerguss	Malignom bekannt Dyspnoe, Nachschleppen der betroffenen Thoraxhälfte, Auskultation	Röntgen-Thorax, Sonographie
Pneumothorax	junger Patient, plötzlich, Schmerzen, Schock	Röntgen-Thorax (in In- und Exspiration)

1.7 Diagnosesicherung

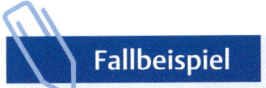

Fallbeispiel   Fortsetzung

Diagnosesicherung

Die Diagnosesicherung erfolgt über die Dokumentation der rezidivierenden Atemwegsobstruktion (Peak-Flow-Messung) und die Lungenfunktionsprüfung mit Nachweis der reversiblen Obstruktion im Broncholysetest.

In den folgenden Tabellen sind die wesentlichen richtungsweisenden Untersuchungsmethoden für verschiedene wichtige bzw. häufige Dyspnoeursachen aufgeführt.

Tabelle 1.9 Kardiale/vaskuläre Erkrankungen

Erkrankung	wegweisende Befunde o. Symptome	Diagnostik
Lungenembolie	akute Dyspnoe, Beinschwellung (tiefe Beinvenenthrombose), vorausgegangene OP	Labor (D-Dimer), Thorax-CT, Echokardiographie, Szintigraphie
Linksherz-insuffizienz	kardiale Grunderkrankung, Auskultationsbefund	Echokardiographie
Myokardinfarkt	Risikofaktoren, Schmerzen, plötzlich, Herzrhythmusstörungen, Schock	EKG, Koronarangiographie, Myokardmarker
KHK	Risikofaktoren, retrosternal lokalisierte Schmerzen (Angina pectoris), ausgelöst durch Belastung	Belastungs-EKG, Koronarangiographie
Rhythmus-störungen	Extrasystolen, Schwindel, Synkopen, Tachykardie, Bradykardie	EKG, Langzeit-EKG
Vitien	Auskultationsbefund	Echokardiographie
Kardio-myopathie	vorausgegangener grippaler Infekt (dran denken!)	Echokardiographie
Endokarditis	Herzgeräusch + Dyspnoe + Fieber	Echokardiographie, Blutkultur

Tabelle 1.10 Extrathorakale Erkrankungen

Erkrankung	wegweisende Befunde o. Symptome	Diagnostik
Anämie	Blässe (Nagelbett, Konjunktiven, Abb. 1.14), Tachykardie, kühle und feuchte Haut	Blutbild
psychogen	klinisches Bild, Aufregung	klinisches Bild, Verlauf
Intoxikation	Anamnese, dran denken!	klinisches Bild, Verlauf
zerebrale Erkrankung	zerebrale Symptome, z. B. Bewusstseinstrübung, pathologische Reflexe	CT, MRT

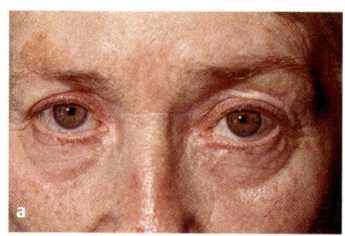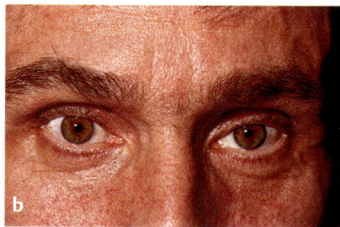

Abb. 1.14 Haut- und Schleimhautkolorit eines Patienten mit Anämie (a) im Vergleich mit einem nicht anämischen Patienten (b)

1.7.1 Therapieansätze

Die Therapieansätze bei verschiedenen relevanten Ursachen der Dyspnoe sind in Tab. 1.11 aufgeführt.

Tabelle 1.11 **Therapieansätze bei Dyspnoe**	
Erkrankungen	**Therapieansätze**
Asthma bronchiale	ggf. Allergenkarenz Stufentherapie, eingesetzt werden: inhalative β_2-Sympathomimetika inhalative und orale Kortikosteroide Theophyllin Anticholinergika Leukotrien-Rezeptor-Antagonisten
chronisch obstruktive Lungen-erkrankung (COPD)	Noxen meiden (Nikotin) Stufentherapie, eingesetzt werden: β_2-Sympathomimetika inhalative und orale Kortikosteroide Theophyllin Sekretolytika
Pneumonie	Antibiose bei bakterieller Infektion
interstitielle Lungen-erkrankung	wenn möglich Therapie der Ursache Immunsuppression Lungentransplantation
Sarkoidose	bei gegebener Indikation: Kortikosteroide
Bronchial-karzinom	je nach Histologie und Stadium: Operation, Radiatio, Chemotherapie
Pleuraerguss	Behandlung der Ursache, Pleurapunktion, bei Rezidiv: Drainage
Pneumothorax	Saugdrainage
kardiale Ursache	Behandlung der Grundkrankheit (Herzinsuffizienz, Hypertonus, Herzrhythmusstörung), Revaskularisation
Anämie	möglichst Behandlung der Ursache (Blutungsquelle beseitigen, Eisensubstitution, Vitamin-B_{12}-Substitution, Erythropoetin-Gabe)
psychogen	Aufklärung, Rückatmung über eine Tüte

2 Husten und Auswurf

2.1 Begriffe
Husten: abrupte, explosive Exspiration
Auswurf (synonym: Sputum, Expektoration): Abhusten von Sekret
produktiver Husten: Husten mit Auswurf
unproduktiver Husten: Husten ohne Auswurf

2.2 Problemstellung

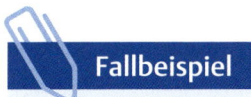

Fallbeispiel

Bericht des Patienten
In Ihrer Praxis stellt sich Sigmar W. vor, ein 58-jähriger Patient, der über Husten klagt. Die Beschwerden bestehen seit über 2 Wochen, haben in den letzten Tagen deutlich zugenommen und sind jetzt sehr störend. Nachts schläft Herr W. deswegen auch schlecht.

Differenzialdiagnostische Überlegungen
Bei den von Sigmar W. geschilderten Beschwerden muss an ein großes Spektrum von Differenzialdiagnosen gedacht werden. Zum einen können banale Infekte der oberen Luftwege zu längerandauerndem Husten führen. Zum anderen sollten bei der Dauer von 2 Wochen auch chronische Erkrankungen der Luftwege und der Lunge berücksichtigt werden, ebenso wie das Bronchialkarzinom.

→ Weiter auf S. 45.

Husten ist nicht Teil des normalen Atemzyklus, sondern Ausdruck eines Schutzreflexes. Husten ist daher immer als Ausdruck einer gesundheitlichen Störung anzusehen. Ebenso wie bei der Dyspnoe sollte aus pragmatischen Gründen zwischen akutem (< 4 Wochen) und chronischem Husten (> 4 Wochen) unterschieden werden.

2.3 Rekapitulation von Anatomie und Physiologie
Der Hustenreflex läuft **unwillkürlich** ab und lässt sich nur schwer unterdrücken. Nach einer tiefen Einatmung baut sich bei geschlossener Stimmritze durch die Anspannung der Atemmuskulatur ein sehr hoher Druck auf. Bei plötzlicher Öffnung der Stimmritze wird dann in der Ausatmung die Atemluft explosionsartig herausgeschleudert, sodass Schleim und Fremdkörper aus dem Atemtrakt hinaus befördert werden.

Beteiligt am Hustenvorgang sind der Brustkorb mit inspiratorischen und exspiratorischen Muskeln einschließlich des Zwerchfells, sowie Kehlkopf, Luftröhre und Bronchien. Der Hustenreflex wird von der Medulla oblongata koordiniert, die Afferenzen aus Luftröhre, Bronchien, Rippenfell, Herzbeutel, Speiseröhre, Magen, Nase, Nasennebenhöhlen, Rachen und Ohren empfängt (Abb. 2.1).

2.4 Ursachen von Husten
Häufigste Ursache von Husten ist eine Irritation der Schleimhaut im Atemtrakt. Aber auch Reizungen im Brustkorb, im Magen-Darm-Trakt oder in den Ohren lösen den Hustenreflex aus. Die auslösenden Reize können mechanisch, entzündlich, chemisch oder thermisch (Kälte) sein. Als mechanische Reize kommen z. B. Schleim, Staub oder Fremdkörper in Betracht, aber auch Zug oder Druck auf die Bronchien. Chemische Reize sind vor allem Zigarettenrauch oder reizende Gase.

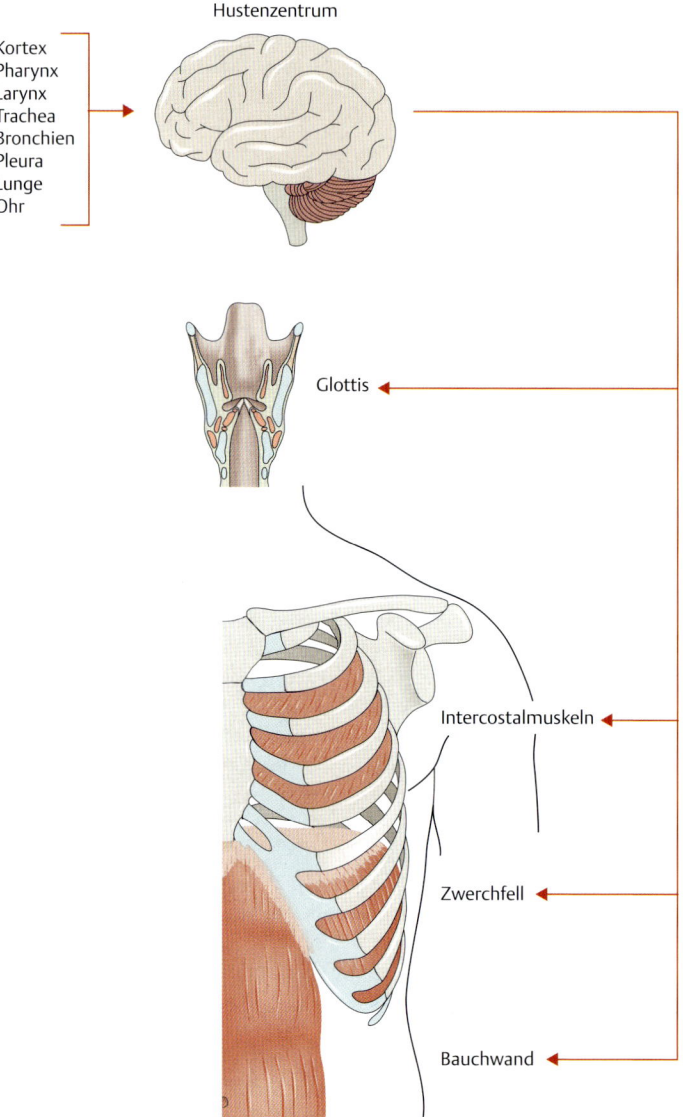

Hustenzentrum

Kortex
Pharynx
Larynx
Trachea
Bronchien
Pleura
Lunge
Ohr

Glottis

Intercostalmuskeln

Zwerchfell

Bauchwand

Abb. 2.1 Hustenreflex

44

Die häufigste Ursache für Husten ist das Rauchen!

Nachfolgend sind Ursachen des Hustens nach ihrer Häufigkeit geordnet dargestellt. **Häufige Ursache** von Husten sind Irritationen des **respiratorischen Systems:** Rhinitis und Sinusitis können durch in den Rachen abfließendes Sekret Hustenreiz auslösen („postnasal drip"), ebenso kommen natürlich alle Infektionen und Irritationen der unteren Atemwege (obere Atemwege, Bronchitis) als Auslöser in Betracht.

Beim Asthma bronchiale besteht die typische Trias aus Dyspnoe, Husten und Auswurf zähen, glasigen Schleims. Weiterhin

kann eine chronisch obstruktive Lungenerkrankung, das Lungenemphysem oder
die Pneumonie Husten verursachen.

Vonseiten des **kardiovaskulären Systems**
kommt eine Herzinsuffizienz als Ursache
infrage.

Ein **gastroösophagealer Reflux** kann ebenfalls zu Hustenanfällen führen. Schluss-
endlich sollte man auch **psychische Ursachen (psychogener Husten)** und bestimmte **Medikamente** (z. B. ACE-Hemmer) in Betracht ziehen.

Zu den weniger **häufigen Ursachen** zählen
gut- und bösartige Tumoren des respiratorischen Systems und **aspirierte Fremdkörper.** Vonseiten des **kardiovaskulären
Systems** ist die pulmonale Hypertonie
mit Cor pulmonale in Betracht zu ziehen.
Auch die Sarkoidose kommt infrage
(Abb. 2.2, vgl. S. 159).

Zu den eher **seltenen Ursachen** des Hustens gehören die Tuberkulose, die zysti-
sche Fibrose (syn. Mukoviszidose), Bronchiektasen, Pneumokoniosen (Silikosen,
Asbestosen) und Lungenfibrosen.

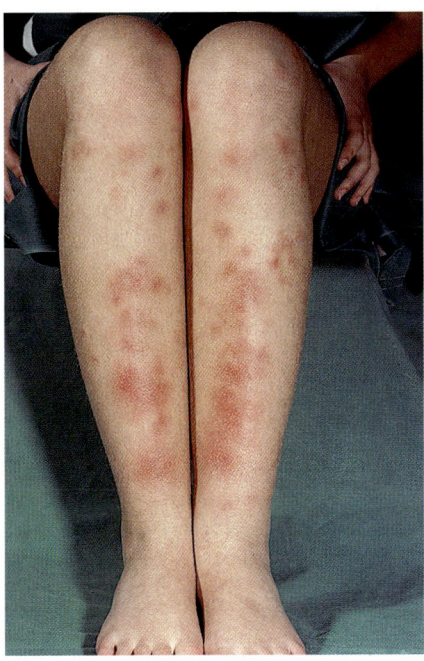

Abb. 2.2 Bei einer Sarkoidose tritt häufig ein
Erythema nodosum auf: Druckschmerzhafte,
infiltrierte Knoten über den Unterschenkelseiten

2.5 Problemlösung

2.5.1 Anamneserhebung und erste differenzialdiagnostische Überlegungen

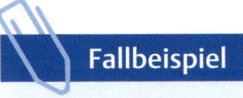

Fallbeispiel   Fortsetzung

Gezielte Anamnese

Auf Ihre Nachfrage hin berichtet der Patient über Beschwerden, die schon seit
längerer Zeit bestehen. Seit vielen Jahren hat er immer wieder Husten mit
Auswurf. Er war deshalb in der Vergangenheit auch schon mehrmals im Krankenhaus. Während der letzten Monate
ging es dem Patienten allerdings besser. Er hat vor ½ Jahr aufgehört zu
rauchen. Davor hat er bis zu 30 Zigaretten pro Tag geraucht. Früher war der
Husten meistens mit Auswurf verbunden, jetzt ist er eher trocken. Herr W.
hat seine Temperatur gemessen, er hat
kein Fieber, allerdings eine erhöhte
Temperatur von 38,4 °C. Das Gewicht
ist jetzt konstant, er hat, nachdem er
aufgehört hatte zu rauchen, etwas zugenommen.

Differenzialdiagnostische Überlegungen

Aus den Angaben schließen Sie, dass
zumindest früher eine chronisch obstruktive Lungenerkrankung vorgele-
gen hat, wahrscheinlich auf dem
Boden des Nikotinabusus. Da der Husten aber jetzt eher trocken und weniger
produktiv ist, muss weiterhin als wichtigste Differenzialdiagnose gegenüber
der chronisch obstruktiven Lungenerkrankung das Bronchialkarzinom
berücksichtigt werden. Bei der erhöhten Temperaturen sollte auch eine
Pneumonie nicht unberücksichtigt bleiben. → *Weiter auf S. 49.*

Fragen zum Leitsymptom

Durch Anamneseerhebung und Untersuchung müssen vor allem zwei Fragen geklärt werden:

→ Ist der Husten **akut oder chronisch**?
→ Ist die vermutete Ursache eher banal oder gravierend?

> **Akuter Husten** hat meist eine banale, seltener eine gravierende Ursache. **Chronischer Husten** hat meistens eine mehr oder weniger gravierende Ursache, selten eine banale.

Die **erste Frage** lautet also:

→ **Wie lange** besteht der Husten schon? Ein paar Tage? Wochen? Monate?

Anamnese bei akutem Husten

Als akuter Husten wird ein Husten, der seit 4 Wochen besteht, bezeichnet. Dauert der Husten länger an, spricht man von chronischem Husten.

Dann ist nach **Begleitsymptomen** zu fragen. Da dem **akuten Husten** häufig eine bakterielle oder virale Ursache zugrundeliegt mit den entsprechenden Begleitsymptomen, lautet also die nächste Frage:

→ Welche **zusätzlichen Beschwerden** bestehen? Haben Sie Auswurf? Fieber? Krankheitsgefühl? Halsschmerzen? Brustschmerzen?

Der **akute Husten** ist meist Ausdruck einer viralen oder bakteriellen Entzündung des oberen Respirationstraktes. Oft finden sich die typischen begleitenden Symptome wie Halsschmerzen, Krankheitsgefühl, thorakaler Schmerz, subfebrile oder febrile Temperaturen (s. S. 107).

> Fragen Sie den Patienten mit akutem Husten nach Zusatzsymptomen wie Auswurf, Fieber, Krankheitsgefühl, Halsschmerzen, Brustschmerzen oder Dyspnoe.

Auswurf, besonders von gelblich-grünlicher Farbe, spricht für eine bakterielle Superinfektion oder eine primäre bakterielle Infektion der Atemwege. Blutiger Auswurf wird als **Hämoptoe** bezeichnet und auf S. 56 besprochen.

Fieber, Krankheitsgefühl und Dyspnoe müssen an eine Bronchopneumonie oder an eine Pneumonie denken lassen.

Akut einsetzender Husten mit **Thoraxschmerz und Dyspnoe** beim jungen Menschen wird beim **Pneumothorax** gesehen. Besonders bei entsprechender Vorgeschichte (Venenleiden, Operationen, längere Immobilisation) muss immer auch eine **Lungenembolie** berücksichtigt werden. Meist dominieren dann allerdings andere Beschwerden das Krankheitsbild: Dyspnoe, Schmerzen, Schocksymptomatik (s. S. 158).

Auch die dekompensierte **Linksherzinsuffizienz** kann mit Husten einhergehen, wobei das Leitsymptom hier die **Dyspnoe** ist (s. S. 160).

Anamnese bei akut-rezidivierendem Husten

Bei kurzer Anamnese lauten die nächsten Fragen:

→ Sind **ähnliche Episoden** schon einmal **aufgetreten**? Öfter? Wann zum letzten Mal?
→ Seit wann bestehen die Beschwerden überhaupt?
→ Wie lange dauern die Attacken, wenn sie auftreten?
→ Gibt es erkennbare Auslöser?
→ Wie ist der Verlauf? Nehmen die Beschwerden insgesamt zu?

Akut-rezidivierender Husten kommt beim Asthma bronchiale, bei allergischen Erkrankungen wie Heuschnupfen, aber besonders auch bei Rauchern mit erhöhter Infektanfälligkeit vor.

Anamnese bei chronischem Husten

Liegt ein **chronischer Husten** vor, müssen Sie weiter abklären. Zunächst interessiert auch hier der genaue **zeitliche Verlauf**: Wie lange besteht der Husten schon? Monate? Jahre? Sind die Beschwerden gleichbleibend? Oder nehmen sie zu?

Dann fragt man den Patienten ebenfalls nach **Begleitsymptomen**. Besonders interessiert hier die Frage:

→ Besteht Auswurf (produktiver Husten) oder ist der Husten eher trocken (unproduktiver Husten)?

Husten und Auswurf sind die Leitsymptome der chronisch-obstruktiven Lungenerkrankung (COPD).

Blutiger Auswurf (**Hämoptoe**, s. S. 56) wird bei der Exazerbation der COPD gesehen, muss aber immer auch an ein Bronchialkarzinom bzw. ein Karzinom im oberen Respirationstrakt oder an eine Infektion denken lassen. Eine weniger häufige, aber relevante Ursache eines neu aufgetretenen chronischen Hustens mit Auswurf ist die Tuberkulose.

Wenn **Auswurf** besteht, muss immer nach der **Menge und Qualität** gefragt werden. Um die Menge zu quantifizieren, kann ein Schnapsglas oder ein Wasserglas zum Abschätzen genannt werden. Bei der COPD und Tuberkulose können erstaunliche Schleimmengen von unterschiedlicher Farbe und Konsistenz abgehustet werden. **Grünlich-gelber** Auswurf spricht immer für eine bakterielle Infektion. Der Auswurf beim Lungenödem ist **klar und schaumig**. Sehr große Mengen eitrigen, übel riechenden Sputums weisen auf Bronchiektasen hin (vgl. S. 151).

Bei produktivem Husten fragen Sie auch nach der Qualität des Sputums: Farbe, Konsistenz, Menge, Blutbeimengung und ob es trüb oder klar ist.

Immer sollte auch gefragt werden, **wann der Husten auftritt**.

→ Bei der COPD tritt der Husten typischerweise morgens auf.

→ Husten beim gastroösophagealen Reflux findet oft nachts und im Liegen statt.

→ Auch die Linksherzinsuffizienz führt zu Hustenreiz im Liegen.

→ Von den Jahreszeiten abhängiger intensiver Husten wird beim allergischen Asthma bronchiale gesehen (Pollenflug).

→ Über anstrengungsinduzierten Husten wird beim Asthma bronchiale nicht allergischer, aber auch allergischer Genese berichtet.

Schließlich sollten weitere **Begleitsymptome** abgefragt werden:

→ Fieber?
→ Nachtschweiß?
→ Luftnot?
→ Schmerzen?
→ Sodbrennen?
→ Gewichtsverlust?

Fieber sollte an eine infektiöse Ursache denken lasse: infektexazerbierte COPD, Pneumonie (Abb. 2.3) oder Tuberkulose.

Auch nach **Nachtschweiß** sollte gefragt werden. Wenn der Patient nicht spontan davon berichtet, kann man fragen:

→ Müssen Sie nachts den Schlafanzug wechseln?
→ Ist das Laken nass?

Nachtschweiß als Begleitsymptom sollte an eine Tuberkulose denken lassen (Abb. 2.4).

47

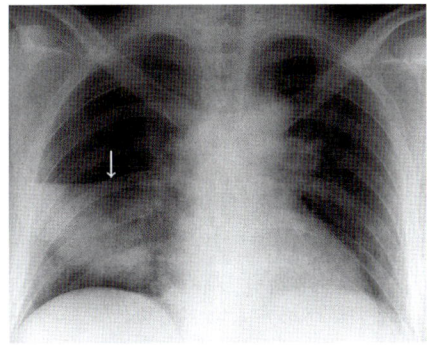

Abb. 2.3 Pneumonisches Infiltrat im Mittellappen (→) (p. a.-Aufnahme im Liegen)

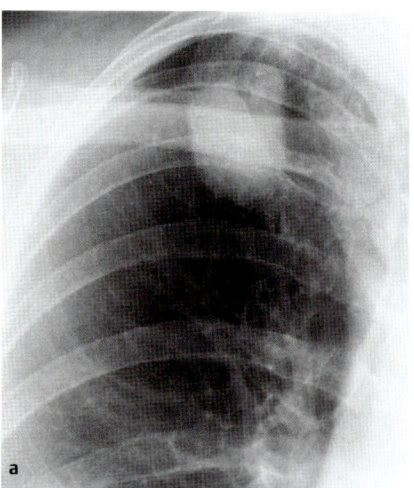

Abb. 2.4 Lymphknotentuberkulose mit Mediastinalverbreiterung

Weiterhin ist nach **Schmerzen** zu fragen: Lang andauernde Hustenattacken können zu Schmerzen im Hals und hinter dem Brustbein führen.

Besonders bei älteren Menschen können schwere Hustenattacken auch zu Rippenfrakturen mit gut lokalisierten atem- und bewegungsabhängigen Schmerzen führen. Die Begleitpleuritis bei Bronchopneumonie verursacht den typischen, atemabhängigen Pleuraschmerz.

Auch auch ein Bronchialkarzinom kann – besonders bei peripherer, pleuranaher Lage – Schmerzen auslösen.

Luftnot ist ein häufiges Begleitphänomen zahlreicher Erkrankungen, die auch zu Husten führen (COPD, Asthma bronchiale, Linksherzinsuffizienz, Lungenfibrose, Bronchialkarzinom). Wenn Luftnot besteht, sollte genau der zeitliche Verlauf erfragt werden. Der Verlauf der Luftnot (sporadisch, intermittierend, chronisch zunehmend) lässt Rückschlüsse auf die Grunderkrankung zu. Eine ausführliche Beschreibung des Leitsymptoms Dyspnoe finden Sie auf S. 27.

Auch nach Auswurf sollte gefragt werden. **Chronischer Husten ohne Auswurf** findet sich häufig bei einer Laryngitis, gastroösophagealem Reflux, Einnahme bestimmter Medikamente, Bronchialkarzinom, Lungenfibrosen oder psychogener Ursache. **Chronischer Husten mit Auswurf** sollte Sie an eine chronisch-obstruktive Bronchitis (COPD), Asthma bronchiale, Tuberkulose, eine Herzinsuffizienz, ein Bronchialkarzinom oder Bronchiektasen denken lassen.

> Bei chronischem Husten sollten Sie vor allem bei Rauchern immer an ein Bronchialkarzinom denken (Abb. 2.5). 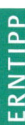 **LERNTIPP**

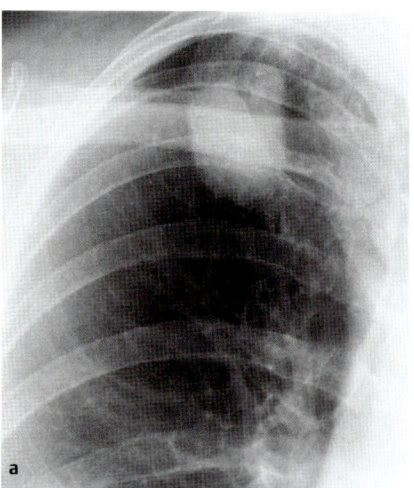
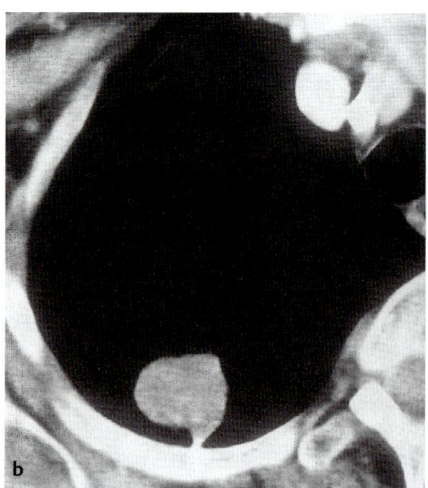

Abb. 2.5 Peripheres Bronchialkarzinom (Ausschnittvergrößerung des rechten Oberlappens): a Übersichtsaufnahme im p. a. Strahlengang, b CT (Mediastinalfenster)

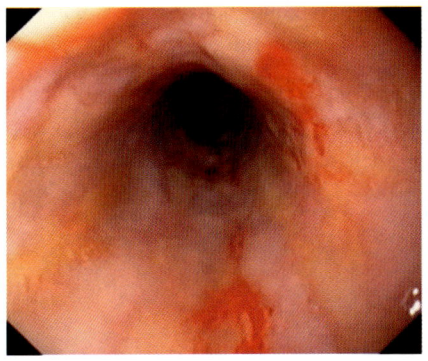

Abb. 2.6 Refluxösophagitis (Gastroskopie): streifige Läsionen im Ösophagus

Besonders bei **trockenem Reizhusten ohne erkennbare Ursache** sollte immer ein gastroösophagealer Reflux als möglicher Auslöser berücksichtigt werden (Abb. 2.6). Das typische Symptom ist **Sodbrennen**. Man sollte aber auch ausdrücklich fragen, ob Magensaft und Speisen hochgebracht werden, z. B. beim Bücken oder im Liegen. Ein **Gewichtsverlust** tritt häufig im Endstadium verschiedenster pulmonaler Erkrankungen als Folge der chronischen respiratorischen Insuffizienz auf. Auch das Bronchialkarzinom und die Tuberkulose können zu Gewichtsverlust führen.

Auslöser

Die weitaus **häufigste Ursache** von chronischem Husten ist das **Rauchen**. Daneben kommen natürlich auch diverse andere exogene Noxen in Betracht, wie z. B. Gase, Stäube, Dämpfe und verschiedenste Allergene.

Fragen Sie also nach der **beruflichen und privaten Exposition** des Patienten (z. B. Haustiere).

Auch **Medikamente** können Husten auslösen, insbesondere ACE-Hemmer und Betablocker. Hier hilft ggf. ein **Auslassversuch** weiter: Der Husten ist nach Absetzen der Medikamente reversibel.

Manche Medikamente können unter Umständen auch irreversible Parenchymerkrankungen der Lunge auslösen.

> **LERNTIPP**
>
> Im Zweifelsfall sollten Sie jedes Medikament, das der Patient zu sich nimmt, daraufhin überprüfen, ob es für den Husten verantwortlich sein kann.

Bisherige Diagnostik und bisherige Therapie

Oft hilft die Anamnese schon bei der Eingrenzung der Verdachtsdiagnose. Weitere Untersuchungen dienen dann der Diagnosesicherung und der Abschätzung des Schweregrades sowie der Komplikationen. Oft ist sicher auch eine kurzgefasste Anamneseerhebung möglich, mit direktem Zusteuern auf das Krankheitsbild. Dann hilft häufig die **Frage nach Voruntersuchungen** weiter. Fragen Sie also nach vorausgegangener Diagnostik:

→ Röntgenaufnahmen des Thorax
→ Lungenfunktionsprüfung
→ EKG, Belastungs-EKG
→ Echokardiographie
→ HNO-ärztliche Diagnostik
→ Laboruntersuchungen
→ Gastroskopie (z. B. Nachweis einer Kardiainsuffizienz).

Nach einer **bereits erfolgten Therapie** und deren Erfolg sollte der Patient natürlich ebenfalls gefragt werden.

2.5.2 Körperliche Untersuchung

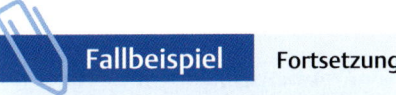

Fallbeispiel Fortsetzung

Körperlicher Untersuchungsbefund
Sigmar W. ist ein 58-jähriger Patient, der etwas älter wirkt, in gutem Allgemein- und Ernährungszustand. Es besteht keine Ruhedyspnoe. Im Bereich von Kopf und Hals erheben Sie keine pathologischen Befunde. Die Inspektion des Thorax ergibt einen angedeuteten Emphysemthorax, die Auskultation einen hypersonoren Klopfschall

49

und tief stehende Lungengrenzen. Auskultatorisch mäßig ausgeprägte bronchitische Rasselgeräusche, betont im rechten Oberfeld. Pneumonische Geräusche sind nicht sicher zu hören. Kein Nachweis einer Ergussbildung. Herzfrequenz 100/min., Blutdruck 160/90 mmHg. Herztöne rein und leise. 1/6-Systolikum mit Punctum maximum über dem Erb-Punkt. Im Bereich des Abdomens kein pathologischer Befund, auch der Extremitätenstatus ist unauffällig. Keine Lymphknotenvergrößerungen.

Differenzialdiagnostische Überlegungen

Der Auskultationsbefund unterstützt die Diagnose einer chronisch obstruktiven Lungenerkrankung. Im Hinblick auf ein Bronchialkarzinom hat die Untersuchung nicht weitergeholfen. Eine Pneumonie lässt sich aufgrund des Auskultationsbefundes nicht ausschließen.

Bereits während der Anamneseerhebung versucht man sich einen allgemeinen Eindruck zu verschaffen:
→ Wirkt der Patient krank?
→ Wie ist der Allgemeinzustand (AZ)? Wie ist der Ernährungszustand (EZ)?
→ Hat er Fieber? Luftnot?
Besteht Anhalt für eine chronische Lungenerkrankung? Bestehen begleitende Symptome wie Dyspnoe, Zyanose, Trommelschlegelfinger oder eine Kachexie.

Außerdem hat man auch vielleicht schon Gelegenheit, den **Patienten husten zu hören.** Ist der Husten trocken oder produktiv schleimig?
Als nächstes wird der **Rachen inspiziert:** Besteht eine Rötung? Sieht man Schleim? Eiter? Dies weist auf eine bakterielle Entzündung des oberen Respirationstrakts hin.
Palpatorisch werden die **Lymphknotenstationen** untersucht (s. S. 130), anschließend der Thorax.

→ Besteht ein Emphysemthorax (syn. Fassthorax = starrer Brustkorb fast ohne Atemkursion mit eingeschränkter Atembreite)?
→ Wie ist der Klopfschall? (s. S. 20)
→ Welche Atemgeräusche sind zu hören? (s. S. 22)

2.6 Weitergehende Untersuchungen

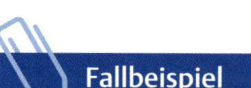

Fallbeispiel   Fortsetzung

Weitergehende Untersuchungen

Weitergehende Untersuchungen sind zur Abklärung der Differenzialdiagnose nötig. Bei Herrn W. werden eine Blutabnahme und eine Röntgen-Aufnahme des Thorax durchgeführt. Auch zu einem HNO-ärztlichen Kollegen überweisen Sie Herrn W. Folgende Laborwerte werden erhoben: Tab. 2.1.
Abb. 2.7 zeigt die Röntgen-Aufnahme des Thorax. Sie sehen eine Verschattung im rechten Oberlappen (Abb. 2.7). Der HNO-Arzt beschreibt eine leichte chronische Laryngitis, kein Nachweis eines Tumors.

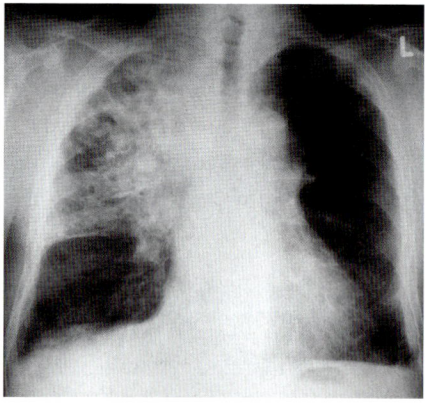

Abb. 2.7 Verschattung des rechten Oberlappens bei einer Oberlappenpneumonie

Tabelle 2.1 Fallbeispiel: Laborwerte

Parameter	Patient	Norm
Leukozyten	14.800/µl	3.800–10.500/µl
Hb	16,3 g/dl	13,5–17 g/dl (♂)
Thrombo-zyten	368 Tsd/µl	140–345 Tsd/µl
BKS nach Westergren	48/67 mm	bis 20 mm/h (♂)

BKS: Blutkörperchensenkung

Differenzialdiagnostische Überlegungen

Anamneseerhebung, körperliche Untersuchung, Leukozytose und das Röntgenbild mit der Verschattung im rechten Oberlappen lassen an der Diagnose einer Bronchopneumonie bei chronisch obstruktiver Lungenerkrankung keinen ernstzunehmenden Zweifel mehr.

Bei akutem Husten sind weitergehende Untersuchungen zunächst meist nicht nötig, es sei denn, der Patient hat ein gravierendes Krankheitsgefühl, es besteht der dringende Verdacht auf eine ernsthafte Grunderkrankung oder eine begleitenden Dyspnoe.

> **LERNTIPP**
>
> Abklärungsbedürftig ist Husten, wenn er länger als 3 Wochen besteht oder wenn andere gravierende Symptome wie schweres Krankheitsgefühl, Dyspnoe, Fieber oder Hämoptysen (s. S. 56) auftreten.

Die beiden wichtigsten Untersuchungen bei Husten sind die **Röntgenaufnahmen des Thorax in zwei Ebenen** und die **HNO-ärztliche Untersuchung**. Die weiteren Untersuchungen richten sich dann nach dem klinischen Bild.

Das EKG kann Hinweise auf eine kardiale Grunderkrankung liefern.

51

Tabelle 2.2 Weiterführende Maßnahmen (siehe auch Kapitel Dyspnoe, S. 27)

Untersuchung	achten auf
Röntgenthorax in zwei Ebenen	Infiltrate, Stauungszeichen, Herzgröße, Raumforderung, Pneumothorax
HNO-ärztliche Untersuchung (Laryngoskopie, Röntgen oder Sonographie der Nasennebenhöhlen, Abb. 2.8)	Nachweis von Entzündungen oder Tumoren
Laborwerte	Entzündungsparameter (BKS, CRP), Blutbild, Polyglobulie
EKG	Cor pulmonale, Rhythmusstörungen
Sputumdiagnostik	bei auffälligem Sputum Ausschluss bzw. Nachweis z. B. einer Tuberkulose
Bronchoskopie	zur Befundsicherung bei auffälligem Röntgenbild
Allergiediagnostik	inhalativer Provokationstest
Ösophago- und Gastroskopie, pH-Metrie	Nachweis eines gastroösophagealen Reflux

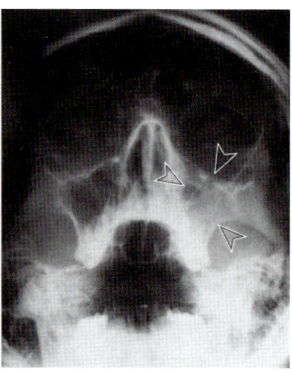

Abb. 2.8 Akute Sinusitis maxillaris: die linke Kieferhöhle ist fast vollständig verschattet

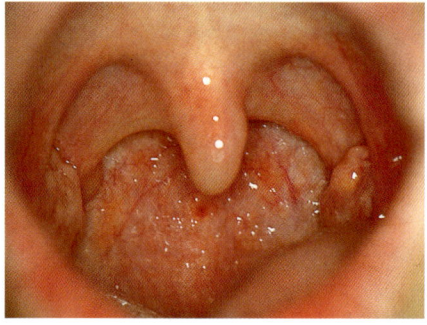

Abb. 2.9 Chronische Pharyngitis mit hyperplastischer, granulierender Schleimhaut und starker Ausprägung von Lymphfollikeln an der Rachenhinterwand

52

LERNTIPP

In der Praxis sieht man des öfteren auch Patienten mit chronischem Husten, bei denen über längere Zeit ein subjektiv quälender oder zumindest störender Husten besteht, aber sämtliche Untersuchungen unauffällig sind. Wahrscheinlich spielen bei diesen Patienten psychogene Faktoren eine Rolle.

2.7 Diagnosesicherung

 **Fallbeispiel**

Diagnosesicherung

Die Diagnose Bronchopneumonie kann zunächst als gesichert angesehen werden. Sie wird durch das Ansprechen auf eine antibiotische Therapie bestätigt. In besonderen Fällen (z. B. im Krankenhaus erworbene Pneumonie, Immunsuppression) kann ein Erregernachweis vor Therapiebeginn angestrebt werden.

In den folgenden Tabellen sind die wesentlichen richtungsweisenden Untersuchungsmethoden für verschiedene wichtige Hustenursachen aufgeführt.

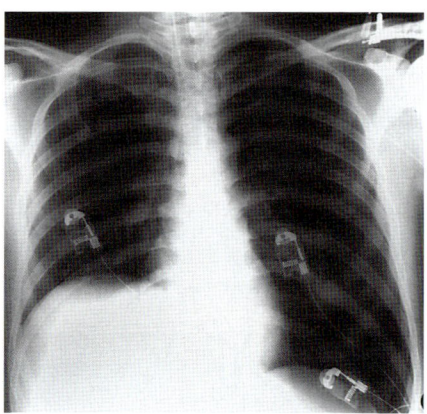

Abb. 2.10 Spannungspneumothorax links mit Tiefstand des linken Zwerchfells und leichter Verlagerung des Mediastinums nach rechts (Übersichtsaufnahme im p. a.-Strahlengang)

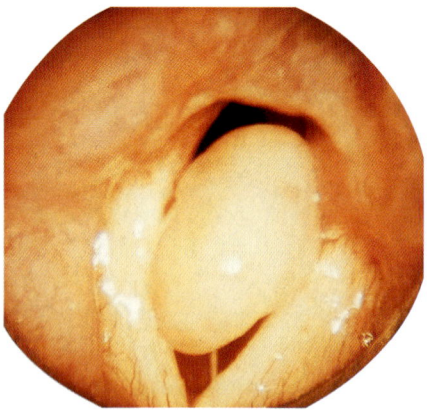

Abb. 2.11 Erdnuss in der Glottisebene bei einem 4-jährigen Jungen

Tabelle 2.3 Erkrankung des oberen Respirationstrakts

Erkrankung	wegweisende Befunde o. Symptome	Diagnose
Rhinitis	Schnupfen und Husten, Kopfschmerzen	Anamnese, körperliche Untersuchung
Sinusitis	Schnupfen und Husten, Kopfschmerzen	Anamnese, körperliche Untersuchung, Röntgen oder Sonographie der Nebenhöhlen
Pharyngitis	Halsschmerzen und Husten	Anamnese, körperliche Untersuchung (Abb. 2.**9**)
Laryngitis	Halsschmerzen, Heiserkeit	Laryngoskopie
Larynxkarzinom	Raucheranamnese und Heiserkeit	HNO-ärztliche Untersuchung, Laryngoskopie
Fremdkörper	Anamnese	Anamnese, Laryngoskopie, Bronchoskopie, Rö.-Thorax

53

Tabelle 2.4 Erkrankungen des unteren Respirationstrakts

Erkrankung	wegweisende Befunde o. Symptome	Diagnostik
akute Bronchitis	Hustenreiz, ggf. retrosternale Schmerzen, zäher, spärlicher Auswurf	Anamnese, körperlicher Untersuchungsbefund, Auskultation
chronische Bronchitis	Anamnese (meist morgendliches Abhusten von Sputum)	Anamnese, körperliche Untersuchung, Auskultation (trockene oder feuchte RG)
chronisch obstruktive Lungenerkrankung	Anamnese, Nikotinabusus, Auswurf, evtl. Dyspnoe	Röntgenthoraxaufnahme, Lungenfunktionsprüfung
Asthma bronchiale	Dyspnoe, visköses Sekret	Anamnese, Auskultation im Anfall, Lungenfunktionsprüfung
Lungenemphysem	Anamnese, körperliche Untersuchung (Fassthorax, hypersonorer Klopfschall)	Lungenfunktionsprüfung, Röntgenthoraxaufnahme
Pneumonie	Fieber (s. S. 107), Auswurf (klassische Lobärpneumonie) (atypische Pneumonien: oft nur leichtes Fieber, spärlicher Auswurf)	Röntgenthoraxaufnahme, körperlicher Untersuchungsbefund (Auskultation)

Tabelle 2.4 Fortsetzung

Erkrankung	wegweisende Befunde o. Symptome	Diagnostik
Bronchial-karzinom	Raucheranamnese → im Frühstadium keine typischen Symptome!	Röntgenthoraxaufnahme, Bronchoskopie
Pneumothorax	akut einsetzender Husten, Dyspnoe, Thoraxschmerz	Röntgenthoraxaufnahme (Abb. 2.10)
Tuberkulose	Nachtschweiß, Gewichtsverlust, subfebrile Temperaturen	Anamnese, Röntgenthoraxauf-nahme, bakteriologische Unter-suchung (Magensaft, Sputum), Tuberkulintest
Sarkoidose	Husten, Luftnot, dran denken!	Bronchoalveoläre Lavage, Röntgenthorax
exogen-allergi-sche Alveolitis	Anamnese, berufliche Exposition	Röntgenthorax, Nachweis präzipitierender Antikörper

Tabelle 2.5 Weitere Erkrankungen

Erkrankung	wegweisende Befunde o. Symptome	Diagnose
Erkrankungen des Herzens	klinischer Befund (Ödeme, Dyspnoe)	Echokardiographie, EKG, Lang-zeit-EKG, Röntgenaufnahme des Thorax
Erkrankungen des gastro-ösophagealen Überganges	Sodbrennen, vor allem nachts auftretend	Gastroskopie, 24-Stunden-pH-Metrie
Medikamenten-nebenwirkung	Anamnese	Anamnese, Auslassversuch
Psychogen	lange Anamnese	Anamnese, Ausschlussdiagnose
Fremdkörper-aspiration (Abb. 2.11)	initial anfallsartiger Husten, danach oft symptomfreies Intervall	Röntgenthoraxaufnahme, Bronchoskopie
Lungenembolie	akute Dyspnoe, ggf. Schock-symptomatik, tiefe Beinvenen-thrombose	Labor (D-Dimer), Thorax-CT, Szintigraphie, Echokardio-graphie

2.7.1 Therapieansätze
Symptomatische Therapie

Bis zum Einsetzen der Wirkung oder bei Fehlen einer kausalen Behandlungsmöglichkeit kann symptomatisch behandelt werden: Durch eine Unterdrückung des Hustenreizes, physikalische Maßnahmen (Inhalationen) und Substanzen, die das Abhusten von Sekret erleichtern (Expektoranzien: Ambroxol, N-Acetylcystein).

Kausale Therapie

Wenn möglich, wird die Ursache behandelt: Bakterielle Infekte der Luftwege, inhalative Noxen, Asthma bronchiale, Malignome, gastroösophagealer Reflux, Herzinsuffizienz. Zu den kausalen Therapien bei Erkrankungen, die mit Husten einhergehen, siehe Tab. 2.6.

Tabelle 2.6 Therapieansätze bei Husten	
Erkrankung	**Therapieansätze**
bakterielle Infekte der Luftwege und der Lunge	Antibiose, wenn Indikation gegeben
Tuberkulose	tuberkulostatische Therapie
chronisch obstruktive Lungenerkrankung (COPD)	Noxen meiden (Nikotin) Stufentherapie, eingesetzt werden: ■ β_2-Sympathomimetika ■ inhalative und orale Kortikosteroide ■ Theophyllin ■ Sekretolytika
Asthma bronchiale	ggf. Allergenkarenz Stufentherapie, eingesetzt werden: inhalative β_2-Sympathomimetika inhalative und orale Kortikosteroide Theophyllin Anticholinergika Leukotrien-Rezeptorantagonisten
Karzinome der Luftwege	je nach Histologie und Stadium: Operation, Strahlentherapie, Chemotherapie
Herzinsuffizienz	kausale Therapie der Herzinsuffizienz: Hypertonustherapie Rhythmustherapie symptomatische Therapie bei chronischer Herzinsuffizienz nach Stadien mit: ■ ACE-Hemmern (Vor- und Nachlastsenker) ■ Diuretika (Ausscheidung ↑) ■ Glykoside (positiv inotrop) ■ Betablocker bei KHK: Nitrate (Senkung Vorlast > Nachlast)
refluxbedingter Husten	Protonenpumpenhemmer
medikamentöse Nebenwirkung	Absetzen der Medikation

55

3 Hämoptoe

3.1 Begriffe

Hämoptoe (syn. Bluthusten): Abhusten größerer Mengen von Blut, das aus der Trachea, den Bronchien oder der Lunge stammt.
Hämoptyse: Aushusten oder Ausspucken blutig tingierten Sputums oder geringer Blutmengen.

3.2 Problemstellung

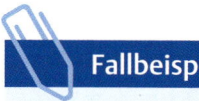

Fallbeispiel

Bericht des Patienten
Der 53-jährige Walter B. berichtet Ihnen, dass er seit 4 Tagen unter starkem Husten leidet und am Morgen dieses Tages erstmals auch Blut gehustet hat.

Differenzialdiagnostische Überlegungen
Husten und blutiger Auswurf treten häufiger bei akuten und chronischen Infektionen der oberen und unteren Luftwege sowie der Lunge selbst auf. Daneben müssen als gravierende Differenzialdiagnosen Karzinome der Luftwege berücksichtigt werden und selten auch die Lungenembolie und die Herzinsuffizienz. Noch seltener sind generalisierte Gerinnungsstörungen oder eine primäre Gefäßerkrankung die Ursache.
→ Weiter auf S. 58.

Jede Erkrankung, die mit Husten und Auswurf verbunden ist, kann zu einer Hämoptoe führen. Blutiger Auswurf muss immer ernst genommen werden: Zum einen ist er ein **Alarmsignal** im Hinblick auf das Vorliegen eines Malignoms, zum anderen kann es bei massiver Hämoptoe zu einer Verlegung der Atemwege kommen.

Abzugrenzen von der **Hämoptoe** ist die **Hämetemesis**: Hier liegt die Blutungsquelle im Bereich des Magen-Darm-Traktes. Bei der Hämatemesis ist das Blut dunkler, bzw. nach Kontakt mit der Magensäure kaffeesatzfarben und üblicherweise nicht schaumig (Abb. 3.1). Ein fulminanter Blutverlust mit hämorrhagischem Schock kann die Folge sein.

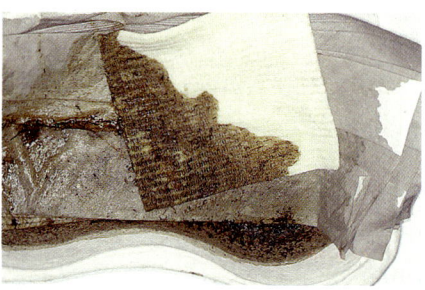

Abb. 3.1 Kaffeesatzerbrechen spricht für eine Blutungsquelle im Bereich des oberen Gastrointestinaltrakts.

3.3 Rekapitulation von Anatomie und Physiologie

Per definitonem stammt das Blut bei der Hämoptoe aus Trachea, Bronchien oder Lunge. Eine Hämoptoe kann durch
→ eine **Gewebeschädigung**
→ eine **Erkrankung der Gefäße** oder
→ eine **Gerinnungsstörung** entstehen.

Die häufigste Ursache von Gewebeschädigungen sind akute oder chronische Entzündungen im Bereich der Trachea und der Bronchien sowie das Bronchialkarzinom. Primäre Gefäßerkrankungen, die zu Hämoptoe führen, sind selten. Vaskulitiden, Kollagenosen und andere Autoimmunerkrankungen können durch Schädigung der Gefäßwand oder durch eine vermehrte Gefäßpermeabilität zu einer Hämoptoe führen (Abb. 3.2).

Gerinnungsstörungen, Thrombopenien oder Störungen der plasmatischen Gerinnung sind eine relativ seltene Ursache und treten dann meistens im Rahmen anderer Blutungskomplikationen auf.

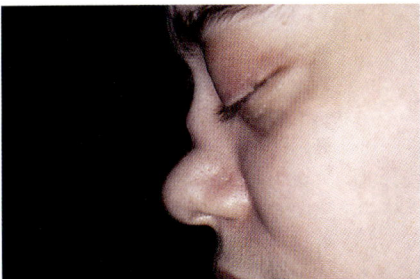

Abb. 3.2 Sattelnase bei Wegener-Granulomatose: Die Vaskulitis befällt vorwiegend kleine Gefäße und führt zu ulzerierenden Granulomen im Bereich des Respirationstraktes und der Nieren

Das Abhusten von aspiriertem Blut wird nicht als Hämoptoe, sondern gelegentlich als Pseudohämoptoe bezeichnet. Hierzu kann es bei einer Blutung im Nasopharynx sowie bei einer Blutung im oberen Gastrointestinaltrakt, bei der das Blut erbrochen und teilweise aspiriert worden ist, kommen.

3.4 Ursachen der Hämoptoe

Die Ursachen der Hämoptoe sind vielfältig (Tab. 3.1). **Häufigste** Ursache ist eine chronische oder akute Infektion von Trachea (Tracheitis) und/oder Bronchien **(Bronchitis)**. Ebenso ist die Hämoptoe ein häufiges Alarmsignal bei einem **Bronchialkarzinom**. **Seltener** ist eine Pneumonie oder eine Tuberkulose der Auslöser. Auch andere tumoröse Erkrankungen wie das Bronchialadenom kommen infrage. Vonseiten des kardiovaskulären Systems kann eine Lungenembolie oder eine Linksherzinsuffizienz auslösend sein.

Zu den seltenen Ursachen zählen Bronchiektasen und Lungenabszesse, weiterhin Vaskulitiden, wobei hier vor allem an

57

Tabelle 3.1 **Ursachen der Hämoptoe**	
Häufigkeit	**Beispiele**
häufig	Infektionen: akute und chronische Tracheitis bzw. Bronchitis
	Bronchialkarzinom
weniger häufig	Infektionen: Pneumonie, Tbc
	Bronchialadenom
	kardiovaskulär: Lungenembolie, Linksherzinsuffizienz
selten	Infektionen: Bronchiektasen Lungenabszesse
	Vaskulitiden: Morbus Wegener, Morbus Behçet, Goodpasture-Syndrom, Churg-Strauß-Syndrom, SLE (Abb. 3.3), Panarteriitis nodosa
	Fremdkörper
	Gerinnungsstörungen

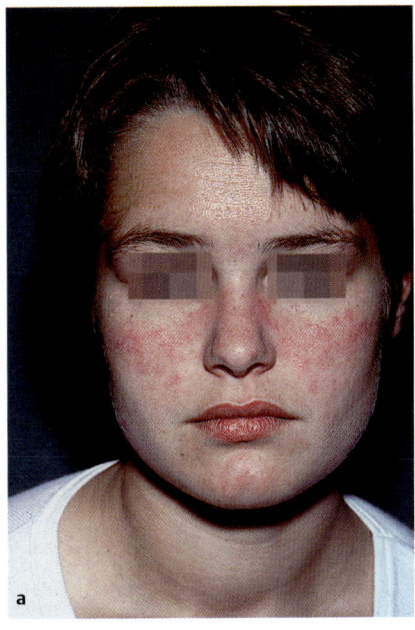

a

Abb. 3.3 Hauterscheinungen bei systemischen Lupus erythematodes (SLE): Schmetterlingsförmiges Erythem über Nase und Wangen

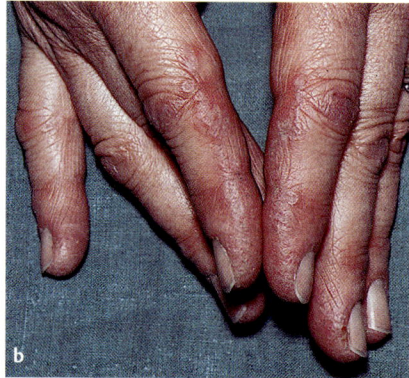

Abb. 3.3 Hauterscheinungen bei systemischen Lupus erythematodes: Plaques und streifige Rötungen mit Hyperkeratose an den seitlichen Bereichen der Finger

einen Morbus Wegener, ein Goodpasture-Syndrom oder einen Morbus Behçet gedacht werden muss. Fremdkörper und natürlich alle Formen von Gerinnungsstörungen können ebenfalls Ursache sein.

3.5 Problemlösung

3.5.1 Anamneseerhebung und erste differenzialdiagnostische Überlegungen

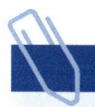

Fallbeispiel   Fortsetzung

Gezielte Anamnese
Auf Ihre Nachfrage hin berichtet Herr B. über seit Jahren immer wieder auftretenden Husten und Auswurf, dieser ist häufiger gelblich-grün. Bisher war dem Auswurf aber noch nie Blut beigemengt. Die Beschwerden sind im Frühjahr und Herbst besonders ausgeprägt. Seit einiger Zeit sind sie, wie sich der Patient ausdrückt, „fast schon chronisch".
Seit seiner Jugend raucht Herr B. 20–25 Zigaretten pro Tag. Er hat kein Fieber und keine Schmerzen. Abgesehen von dem immer häufiger auftretenden Husten fühlt er sich ganz gesund.

Differenzialdiagnostische Überlegungen

Das Spektrum wahrscheinlicher Differenzialdiagnosen hat sich durch die Angaben deutlich eingeschränkt: Bei Herrn B. liegt offenbar eine chronische Bronchitis auf dem Boden eines Nikotinabusus vor. Die wahrscheinlichsten Ursachen der Blutbeimengungen sind eine akute Exazerbation der chronisch obstruktiven Lungenerkrankung, eine Bronchopneumonie oder ein Bronchialkarzinom. → *Weiter auf S. 60.*

Zunächst müssen die beiden folgenden Fragen geklärt werden:
→ Woher kommt das Blut?
→ Wieviel Blut ist es?

Eine massive echte Hämoptoe kann – besonders bei vorgeschädigter Lunge – zur akuten respiratorischen Insuffizienz führen. Bei einer gastrointestinalen Blutung kann innerhalb kürzester Zeit eine hämorrhagische Schockreaktion das Bild dominieren.
Die **erste Frage** lautet also:
→ **Woher stammt das Blut?** Husten Sie es wirklich ab oder kommt es eher aus dem Magen?
Meistens haben die Patienten ein sehr gutes Gefühl für die Herkunft des Blutes.

Die nächsten Fragen lauten (Tab. 3.**2**):
→ Trat die Blutung nach einer Hustenepisode auf?
→ Bestehen auch sonst Husten und Auswurf?
→ War das Blut dem Sputum beigemischt? War es hell? Schaumig?

All dies würde für eine **Hämoptoe** sprechen.
Bei der Blutung aus Ösophagus oder Magen dominiert meistens das Erbrechen, das Blut ist dunkel, evtl. kaffeesatzartig und enthält häufig Nahrungsmittel.
Die zweite Frage betrifft die **Menge des Blutes**. Die Quantifizierung kann sehr schwierig sein. Von einer schweren Hämoptoe wird ab einer Menge von 200 ml

in 24 Stunden gesprochen. Bei massiver Blutung kann die Einleitung therapeutischer Maßnahmen dann im Vordergrund stehen (s. S. 64). Meistens ist jedoch Zeit für eine gründliche Anamneseerhebung und eine körperliche Untersuchung.

Tabelle 3.2 Unterscheidungshilfen Hämoptoe – Pseudohämoptoe

Hämoptoe	Pseudohämoptoe
blutig tingiertes Sputum	Blut dunkel
schaumiges, helles Blut	Übelkeit und Erbrechen
vorbestehender Husten	Oberbauchschmerzen
Thoraxschmerzen	bekannte Lebererkrankung
bekannte Lungenerkrankung	bekannte Magenerkrankung

Tabelle 3.3 Anamnese bei Hämoptoe

Anamnese	
Die ersten Fragen	Woher stammt das Blut? Trachea, Bronchien, Lunge, Nasopharynx, Ösophagus, Magen
	Wieviel ist es?
Weitere Fragen	Seit wann? Wie oft?
Begleitphänomene	Husten, Auswurf, Schmerzen, Fieber, Nachtschweiß, Gewichtsverlust
Begleiterkrankungen	Lungenerkrankung Herzerkrankung Lebererkrankung maligner Tumor Immunsuppression Medikamente (ASS, Marcumar, Kortikosteroide)

Folgende Fragen interessieren dann natürlich:

→ **Seit wann** bestehen die Beschwerden? Seit Stunden, Tagen oder eventuell schon länger?
→ Ist das schon **mehrfach** aufgetreten?
→ Bestehen auch sonst **Husten und Auswurf** (s. S. 43)? Wenn ja, wie lange schon?
→ Wie sieht der Auswurf aus? Verfärbt? Eitrig? Faulig?
→ Haben Sie **Schmerzen**? Sind diese abhängig oder unabhängig vom Husten?
→ Bestehen weitere **Begleitsymptome**? Gewichtsverlust? Fieber? Nachtschweiß?
→ Werden **Medikamente** genommen? ASS, Marcumar, Kortikosteroide?
→ Besteht eine Blutungsneigung bzw. eine Gerinnungsstörung?
→ Liegt eine bösartige Erkrankung vor?
→ Haben Sie eine Lebererkrankung?
→ Liegt eine chronische Lungen- oder Herzerkrankung vor?

In Tab. 3.3 sind die wichtigsten anamnestischen Anhaltspunkte bei Hämoptoe noch einmal zusammengefasst.

Typisch für die Hämoptoe im Rahmen einer COPD ist die lange Vorgeschichte von Husten und Auswurf. Bedenken sollte man, dass bei einem COPD-Patienten aufgrund seines meistens vorliegenden Nikotinabusus auch ein erhöhtes Karzinomrisiko besteht.

> **MERKE**
>
> **Ein Bronchialkarzinom ist die Ursache für ca. 30 % aller Hämoptoen.**

Die Hämoptoe bei plötzlich aufgetretenem Thoraxschmerz und Luftnot ist typisch für die Lungenembolie.

Blutig, eitrig, schleimiger Auswurf tritt bei schwerer Bronchitis und bei Bronchiektasen auf. Faulig riechender, blutiger Auswurf wird beim Lungenabszess gesehen. Auch die Tuberkulose kann unter Umständen mit deutlichen Hämoptoen einhergehen (Abb. 3.4). In Tab. 3.4 sind mögliche Ursachen der Hämoptoe zusammengefasst.

Tabelle 3.4 Mögliche Ursachen von Hämoptysen

klinisches Erscheinungsbild	denken an
plötzlicher Beginn, assoziiert mit Luftnot und atemabhängigen Schmerzen	Lungenembolie
meist kleinere Blutbeimengungen über längere Zeit, evtl. Gewichtsabnahme	Bronchialkarzinom
allgemeines Krankheitsgefühl, Gewichtsabnahme, erhöhte Temperatur	Tuberkulose
chronischer Husten mit reichlich Auswurf	Bronchiektasen

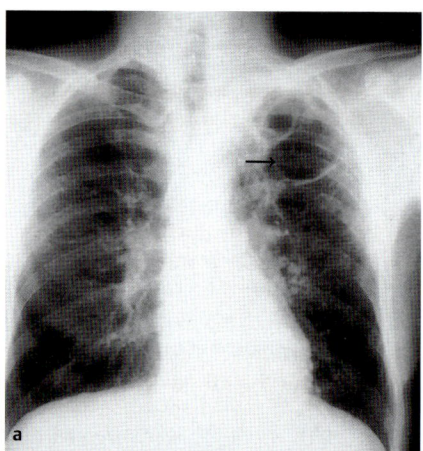

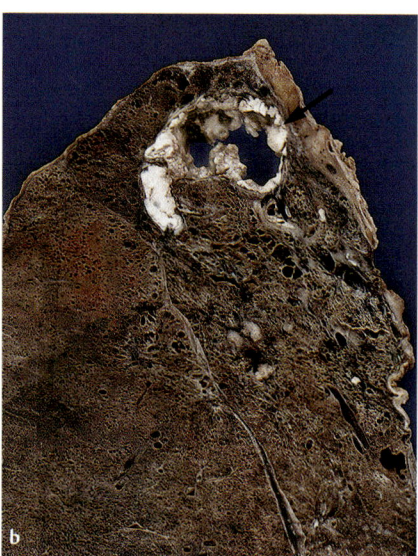

Abb. 3.4 Kavernöse Tuberkulose im linken Oberlappen

3.5.2 Körperliche Untersuchung

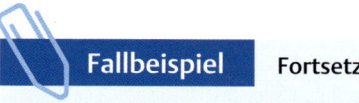

Fallbeispiel Fortsetzung

Körperlicher Untersuchungsbefund
Walter B. ist ein etwas vorgealtert wirkender Patient. Es besteht keine akute Luftnot. Bei tiefer Inspiration hustet Herr B. mehrfach produktiv. Sie sehen einen beginnenden Emphysemthorax, bei der Perkussion fallen der hypersonore Klopfschall und die tief stehenden Lungengrenzen auf, keine Klopfschalldämpfung. Auskultatorisch hören Sie ausgeprägt trockene, bronchitische Rasselgeräusche. Eine Feinbeurteilung im Hinblick auf pneumonische Nebengeräusche ist wegen der lauten Rasselgeräusche nicht möglich. Die Herztöne sind rein und leise, pathologische Geräusche bestehen hier nicht. Die Herzfrequenz liegt bei 96/min, der Blutdruck bei 165/100 mmHg.

Differenzialdiagnostische Überlegungen
Die körperliche Untersuchung unterstützt die bestehende Differenzialdiagnose der chronisch obstruktiven Lungenerkrankung. Im Hinblick auf die Hämoptoe sind Sie aber nicht weitergekommen. Der relativ schnelle Herzschlag und die etwas erhöhten Blutdruckwerte können situativ bedingt sein.

Tabelle 3.5 Körperliche Untersuchung bei Hämoptoe	
	achten auf
Allgemeiner Aspekt	Allgemeinzustand Ernährungszustand Einsatz der Atemhilfsmuskulatur Dyspnoe Atemfrequenz Atemtiefe Fieber
Inspektion	Rachen: Schleim, Rötung, Eiter (Pharyngitis) Thoraxform (Emphysemthorax) Zeichen einer Blutungsneigung (Hämatome, Petechien) Leberhautzeichen Trommelschlegelfinger, Uhrglasnägel
Palpation, Perkussion und Auskultation	trockene RG (Bronchitis) Knistern (Herzinsuffizienz, Fibrose, Pneumonie) feuchte RG (Herzinsuffizienz) Pleurareiben (Pleuritis, Pleuramesotheliom) Pleuritis

Die körperliche Untersuchung beginnt mit dem ersten Patientenkontakt. Wichtig ist, den **Grad der Gefährdung** des Patienten einzuschätzen. Hierbei sind folgende Beobachtungen hilfreich:

→ Wie ist der allgemeine Eindruck? Ist der Patient schwer krank?
→ Wie hoch ist die Atemfrequenz? Die Atemtiefe?
→ Wird die Atemhilfsmuskulatur eingesetzt?
→ Droht eine Erschöpfung? Eine Schocksymptomatik?

Meistens wird Zeit sein für eine ausführliche systematische Untersuchung.

MERKE

Wichtig ist zunächst die Klärung der folgenden Punkte:
→ Grad der Gefährdung einschätzen
→ Blutung lokalisieren
→ Blutungsursache feststellen.

Wie ist der Ernährungszustand? Hat der Patient Fieber?
Dann werden Rachen und Thorax **inspiziert**: Sieht man im Rachen Schleim, Eiter, Blut? Besteht ein Emphysemthorax?

Anschließend wird **perkutiert und auskultiert** (s. S. 20): Wie ist das Atemgeräusch? Bestehen Zusatzgeräusche? Hinweise für einen Erguss?
Natürlich erfolgt dann eine **orientierende Ganzkörperuntersuchung.** Hierbei ist besonders auf Leberhautzeichen (Palmarerythem, Spider-Nävi) sowie Zeichen einer generalisierten Blutungsneigung zu achten.

3.6 Weitergehende Diagnostik

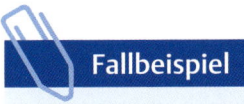

Fallbeispiel Fortsetzung

Weitergehende Untersuchungen
Sie veranlassen bei Herrn B. eine Blutabnahme, eine Thoraxröntgenaufnahme und eine Lungenfunktionsprüfung mit der Messung der Einsekundenkapazität (Tiffeneau-Test, s. S. 149). In Tab. 3.6 sind die erhobenen Laborbefunde dargestellt.
Abb. 3.5 zeigt das Thoraxröntgenbild des Patienten. Sie erkennen ein zentrales Bronchialkarzinom mit deutlich ver-

plumptem Hilus rechts. In der Lungenfunktionsprüfung besteht eine Einschränkung der exspiratorischen Einsekundenkapazität auf 65 %. Die Laborwerte (Tab. 3.6) zeigen eine Leukozytose und einen hohen Hämatokrit.

Differenzialdiagnostische Überlegungen

Die Ergebnisse der weitergehenden Untersuchungen lassen mit der reduzierten Einsekundenkapazität, dem Röntgenbefund sowie der Leukozytose und der hohe Hämatokrit jetzt praktisch keinen Zweifel mehr an der Diagnose einer chronisch obstruktiven Lungenerkrankung und eines Bronchialkarzinomes.

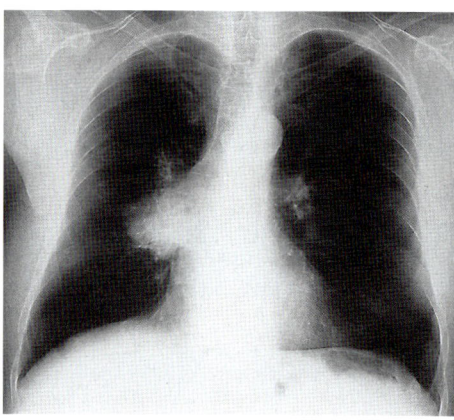

Abb. 3.5 Zentrales Bronchialkarzinom mit deutlich verplumptem Hilus rechts

Die Auswahl, Reihenfolge und Ausführlichkeit weitergehender diagnostischer Maßnahmen hängt vom klinischen Beschwerdebild ab.

Die Auswahl, Reihenfolge und Ausführlichkeit weitergehender diagnostischer Maßnahmen hängt vom klinischen Beschwerdebild ab.

Bei **massiver Blutung** ist die wichtigste Untersuchung die Blutgasanalyse oder, prompt durchzuführen, die Pulsoximetrie, um eine mögliche Ateminsuffizienz sicher beurteilen zu können.

Ansonsten wird zunächst die **Röntgenaufnahme des Thorax** in zwei Ebenen und eine HNO-ärztliche Untersuchung (einschl. Laryngoskopie) durchgeführt. Die weitere Diagnostik richtet sich dann nach dem Befund:

→ **Basislabor:** Blutbild, Quick/INR, PTT, Entzündungsparameter (BKS, CRP) Kreatinin, Urinstatus
→ Autoimmunserologie (ANA, ANCA), spezielle Gerinnungsdiagnostik
→ **EKG:** Zeichen einer akuten pulmonalen Hypertonie?
→ **Bronchoskopie:** Blutungslokalisation, endoluminale Raumforderungen, Probenentnahme
→ **CT bzw. MRT:** HR-CT zum Ausschluss interstitieller Lungenerkrankungen, Alveolitis, Vaskulitis
→ **Lungenperfusionsszintigraphie:** Ausschluss einer Lungenembolie (s. S. 72)
→ Sputumdiagnostik
→ Allergiediagnostik.

3.7 Diagnosesicherung

Fallbeispiel

Diagnosesicherung

Die chronisch-obstruktive Lungenerkrankung kann aufgrund der Anamnese, der körperlichen Untersuchung sowie der erniedrigten Einsekundenkapazität als gesichert angesehen werden. Die Diagnosesicherung des Bronchialkarzinoms erfolgt bronchoskopisch mit Probenentnahmen und histologischer Untersuchung.

Tabelle 3.6 **Fallbeispiel: Laborwerte**		
Parameter	**Patient**	**Norm**
Leukozyten	12.800/µl	4.000–10.000/µl
Hb	16,8 g/dl	14–18 g/dl (♂)
Hämatokrit	52 %	41–50 % (♂)
MCV	90 fl	85–98 fl
MCH	29 pg	27–34 pg

Tabelle 3.7 Diagnosesicherung bei Hämoptoe

Erkrankung	wegweisende Symptome/ Befunde	Diagnosesicherung
Tracheitis, Bronchitis	Auskultation, Anamnese	Ausschlussdiagnose
Pneumonie	Auskultation, Fieber	Röntgenthorax, Ausschlussdiagnose
COPD	lange Anamnese, Husten und Auswurf	Ausschlussdiagnose
Tuberkulose	Fieber, Nachtschweiß, Auswurf	Röntgenaufnahme
Bronchiektasen, Lungenabszess	viel eitriges Sputum	CT
Bronchialkarzinom	Nikotinabusus, Gewichtsverlust	Röntgenthorax, Histologie/ Zytologie durch Bronchoskopie oder CT-gesteuerte Punktion
Metastasen anderer Tumoren	Geiwchtsverlust, Hinweise auf den Primärtumor	Röntgenthorax, Histologie/ Zytologie durch Bronchoskopie oder CT-gesteuerte Punktion
Lungenembolie	Schmerzen, Dyspnoe, Schocksymptomatik, Zeichen einer tiefen Beinvenenthrombose, Immobilisierung	D-Dimere, CT, Perfusionsszintigraphie
Linksherzinsuffizienz	Dyspnoe, Auskultationsbefund, Anamnese, Sputum schaumig	Röntgenthorax, Echokardiographie
Vaskulitis	→ dran denken!	Labor, Antikörperdiagnostik, Röntgenthorax
Gerinnungsstörung	Anamnese, klinisches Bild, Haut- und Zahnfleischblutungen	Gerinnungsdiagnostik (Quick, INR, PTT, Thrombozytenzahl, Blutungszeit)
Tumoren im Bereich des Kehlkopfes	Stridor, Heiserkeit	Laryngoskopie (Abb. 3.6)

63

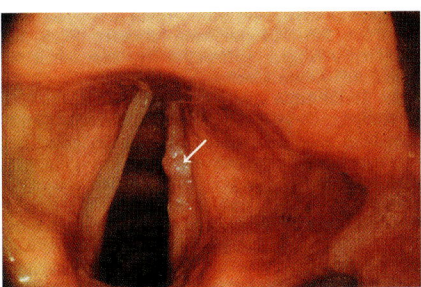

Abb. 3.6 Stimmlippenkarzinom mit unregelmäßiger und knotiger Oberfläche

Nachfolgend sind in Tab. 3.7 richtungsweisende Untersuchungsmethoden und Symptome für verschiedene wichtige Ursachen einer Hämoptoe aufgeführt.

3.7.1 Therapieansätze

Die Therapieansätze bei verschiedenen Ursachen für eine Hämoptoe sind in Tab. 3.8 zusammengefasst.

Tabelle 3.8 Therapieansätze bei Hämoptoe	
Erkrankung	**Therapieansätze**
virale Tracheobronchitis	keine kausale Therapie
bakterielle Tracheobronchitis	Antibiose bei gegebener Indikation
Pneumonie	Antibiose
Tuberkulose	tuberkulostatische Therapie
Bronchiektasen	konservativ: Bronchialtoilette (Lagerung, Klopfmassage), Antibiose Operation: bei bestehender Indikation und bei Nichtansprechen auf konservative Therapie
Lungenabszess	Antibiose, Operation
Bronchialkarzinom	je nach Histologie und Stadium: Operation, Radiatio, Chemotherapie
Lungenembolie	akut: Notfalltherapie spezifisch: Antikoagulation (Heparin, später Marcumar) Fibrinolyse (bei massiver Lungenembolie) Operation (Ultima Ratio)
Herzinsuffizienz	kausale Therapie der Herzinsuffizienz: ■ Hypertonustherapie ■ Rhythmustherapie symptomatische Therapie bei chronischer Herzinsuffizienz nach Stadien mit: ■ ACE-Hemmern (Vor- und Nachlastsenker) ■ Diuretika (Ausscheidung ↑) ■ Glykoside (positiv inotrop) ■ Betablocker bei KHK: Nitrate (Senkung Vorlast > Nachlast)
Vaskulitiden	immunsuppressive Therapie
Gerinnungsstörungen	Therapie nach Ursache: Vitamin K-Gabe, Substitution von Gerinnungsfaktoren, Behandlung möglicher Ursachen

einer Zyanose, wie der Rechts-Links-Shunt oder eine Störung der O_2-Bindung von Hämoglobin, dürften in dieser Situation eine Rarität sein.

→ *Weiter auf S. 67.*

4 Zyanose

4.1 Begriffe

Zyanose: Blauverfärbung der Haut (und u. U. der Schleimhaut) als Folge einer Vermehrung von desoxygeniertem Hämoglobin in den peripheren Kapillaren.

> **MERKE**
> Zyanose und Hypoxämie sind keine Synonyme! Bei der Hypoxämie ist der O_2-Gehalt im Blut erniedrigt.

4.2 Problemstellung

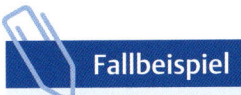

Fallbeispiel

Bericht des Patienten
Sie werden im Nachtdienst zu dem 74-jährigen Horst S. gerufen, der kaum auf Ihre Ansprache reagiert. Er habe sich, berichtet seine Familie, schon den ganzen Vormittag schwach und schlecht gefühlt, ihm sei übel gewesen. Jetzt sitzt er auf dem Sofa, die Haut ist blau verfärbt und er reagiert kaum noch.

Differenzialdiagnostische Überlegungen
Angesichts des Alters des Patienten müssen Sie in dieser Situation primär an eine kardiale Ursache mit Reduktion des Herz-Zeit-Volumens sowie eine pulmonale Ursache mit unangemessener Sauerstoffversorgung im kleinen Kreislauf denken. Andere Ursachen

Abgesehen von der Akrozyanose (Akren = Lippen, Ohren, Nase, Finger, Zehen), die vor allem an Fingern und Nagelbett bei ängstlichen, vegetativ labilen Individuen gesehen wird, ist die Zyanose immer Ausdruck einer ernst zu nehmenden Erkrankung, bei akutem Auftreten Zeichen einer unter Umständen lebensbedrohlichen Situation.

4.3 Rekapitulation von Anatomie und Physiologie

Die Farbe der Haut wird durch mehrere Faktoren beeinflusst: Pigmente, Hautdicke, Blutfülle der subpapillären Kapillaren, Blutfarbe. Die Farbe des normalen Kapillarblutes ist hellrot. Es kann jedoch seinen Farbton verändern und eine dunkelblaurote Farbe annehmen. Das Durchschimmern dieses blau-roten Farbtones wird als Zyanose bezeichnet.

Der **Farbton** hängt nicht von der Sauerstoffsättigung ab, sondern vom absoluten Gehalt an **desoxygeniertem (reduziertem, sauerstoffarmem) Hämoglobin**. Eine Zyanose wird sichtbar, wenn der Gehalt an desoxygeniertem Hämoglobin 5 g pro 100 ml übersteigt.

> **LERNTIPP**
> Da das Verhältnis von oxygeniertem zu desoxygeniertem Hb bei der Färbung keine Rolle spielt, sondern nur der absolute Gehalt, kann eine ausgeprägte Anämie eine Zyanose maskieren, da hier prozentual weniger reduziertes Hämoglobin vorliegt. Umgekehrt kann bei einer Polyglobulie eine Zyanose früher auftreten, da der kritische Wert von 5 g % an desoxygeniertem Hb sehr schnell erreicht wird.

65

Der Vermehrung von desoxygeniertem Hämoglobin in den peripheren Kapillaren können folgende Pathomechanismen zugrunde liegen:

Periphere Zyanose mit normaler O_2-Sättigung und **vermehrter Ausschöpfung von Sauerstoff in der Peripherie:** In diesem Fall sind die warmen, körpernahen Schleimhäute nicht zyanotisch sondern rosig-rot, nur die Haut ist zyanotisch verfärbt. Ursachen sind eine generalisierte Strömungsverlangsamung (Herzinsuffizienz, Polyzythämie), lokale Strömungsverlangsamung (Thrombose, Morbus Raynaud) oder selten eine arterielle Durchblutungsverminderung.

Zentrale Zyanose mit verminderter Oxygenierung des Blutes: Haut und Schleimhäute sind zyanotisch.

→ **Pulmonal bedingt** infolge von Lungenerkrankungen mit gestörter Ventilation, Diffusion oder Perfusion. Folge ist ein verminderter Gasaustausch zwischen Alveolen und Kapillaren (s. S. 27.)

→ **Kardial bedingt** bei angeborenen Herzfehlern mit Rechts-Links-Shunt durch Kontamination des arteriellen Blutes mit desoxygeniertem, venösem Blut (Abb. 4.1).

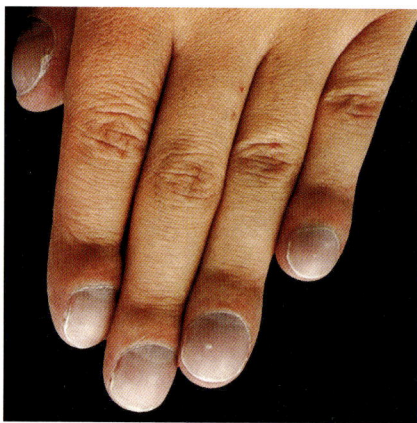

Abb. 4.1 Zyanotische Trommelschlegelfinger und Uhrglasnägel bei Ventrikelseptumdefekt mit pulmonaler Hypertonie (37-jähriger Patient)

Eine **verminderte Bindungsfähigkeit des Hämoglobines für Sauerstoff (Hämiglobinzyanose):** Ursache ist ein pathologisches Hämoglobin (Methämoglobin, synonym: Hämiglobin), in dem Eisen in dreiwertiger statt in zweiwertiger Form vorliegt. Es ist nicht zur O_2-Bindung fähig. Angeborene Methämoglobinämien mit einem deutlich erhöhten Methämoglobulinanteil sind selten. Häufiger sind erworbene Methämoglobulinämien. Auslöser sind Toxine (Nitrit, Nitrat, Nitrosegase, Chlorate) und Medikamente (Sulfonamide, Phenacetin).

4.4 Ursachen der Zyanose

Die häufigsten Ursachen einer generalisierten Zyanose beim Erwachsenen sind Herzinsuffizienz (periphere Zyanose) und respiratorische Insuffizienz (zentrale Zyanose). Weitere häufige Ursachen sind:

Periphere Zyanose:

→ **generalisiert:** Herzinsuffizienz, Vitien, Cor pulmonale

→ **lokalisiert:**
  - funktionelle Durchblutungsstörung (Akrozyanose: junge, vegetativ empfindliche Individuen)
  - Varikosis, Thrombose, postthrombotisches Syndrom
  - Morbus Raynaud
  - Kälteagglutinine.

Zentrale Zyanose:

→ **pulmonal bedingt:** Lungenemphysem, Asthma bronchiale, COPD, Lungenödem, Pneumonie, Lungenembolie, Pneumothorax, interstitielle Lungenerkrankung, Tumore, Bronchiektasen, Pleuraerguss, Pneumonie, Lungenfibrose

→ **kardial bedingt:** Angeborene Herzfehler mit Rechts-Links-Shunt, Gefäßanomalien.

Hämiglobinzyanose:

→ angeboren (selten!)

→ Medikamente (Sulfonamide, Phenacetin)

→ Toxine (Nitrit, Nitrat, Nitrosegase, Chlorate).

4.5 Problemlösung

4.5.1 Anamnese und erste differenzialdiagnostische Überlegungen

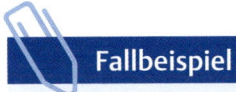

Fallbeispiel Fortsetzung

Gezielte Anamnese
Die weitere Befragung der Angehörigen liefert Ihnen folgende Informationen: Eine chronische Lungenerkrankung ist nicht bekannt. Allerdings hatte der Patient in den letzten Wochen immer wieder über Luftnot geklagt. Eine Herzerkrankung ist ebenfalls nicht bekannt. Insbesondere ist bisher keine koronare Herzkrankheit diagnostiziert worden und kein Myokardinfarkt in der Vorgeschichte aufgetreten.

Differenzialdiagnostische Überlegungen
Eine bisher unbekannte bronchopulmonale Erkrankung, die sich erstmals akut mit einer Zyanose bemerkbar macht, dürfte selten sein. Die wahrscheinlichste Ursache für den Zustand des Patienten ist ein kardiales Pumpversagen, sei es durch einen Myokardinfarkt, sei es durch eine nicht infarktbedingte Rhythmusstörung oder eine Lungenembolie. → Weiter auf S. 69.

Das Vorgehen bei einer Zyanose ist abhängig von der Dramatik des Krankheitsgeschehens. So erfordert die klinische Situation einer Lungenembolie schon aufgrund der Gesamtumstände Zyanose, Luftnot, Schocksymptomatik ein ganz anderes Vorgehen als die vegetativ bedingte Akrozyanose der jungen, schlanken, im Übrigen etwas blassen Frau, die über kalte Finger, „die immer so blau sind", klagt.
Im Folgenden wird das systematische Vorgehen bei Zyanose vorgestellt, das im klinischen Alltag meistens weniger strukturiert erfolgt. Nach der Anamneseerhebung und der körperlichen Untersuchung sollte eine klare Vorstellung über folgende Fragen bestehen:

→ Liegt eine **akute Gefährdung** vor oder nicht?
→ Ist die **Ursache** im Bereich der **Lunge** zu suchen?
→ Liegt eine **Herzinsuffizienz** vor?
→ Oder muss nach einer anderen Ursache gefahndet werden?

Eine ätiologische Abklärung erfolgt erst nach Klärung dieser Fragen.

Liegt eine akute Gefährdung vor?
Die Krankheitsbilder mit Zyanose, die den Patienten akut gefährden, sind
→ die **akute respiratorische Insuffizienz** und
→ die **akute linksventrikuläre Dekompensation**.

Bei der **akuten respiratorischen Insuffizienz** kommt es zu einer zentralen Zyanose mit einer das Krankheitsbild meist dominierenden **Dyspnoe**. Das Ausmaß der Dyspnoe und der Grad der Erschöpfung des Patienten zeigen das Ausmaß der Gefährdung an (s. S. 30).
Bei der **akuten linksventrikulären Dekompensation** auf dem Boden einer drastisch reduzierten Pumpleistung dominieren die auslösende Ursache und die drohende oder manifeste Schocksymptomatik das klinische Bild: Thoraxschmerz, Bewusstseinstrübung und Bewusstseinsverlust, Dyspnoe.

> **MERKE**
> Hinweise für eine akute Gefährdung des Patienten mit Zyanose sind Dyspnoe, Thoraxschmerz, Bewusstseinstrübung und Bewusstseinsverlust.

Bei **akuter Gefährdung** werden die Anamneseerhebung und die körperliche Untersuchung, wie sie im Folgenden vorgestellt werden, drastisch beschleunigt und reduziert und zielstrebig zu einem Ergebnis geführt. Kardiale oder pulmonale Vorerkrankung? Auskultatorisch Nachweis der respiratorischen Insuffizienz? Asysto-

67

lie? Tachykardie? Blutdruckabfall? Ziel ist die rasche Therapieeinleitung (s. S. 74). Wenn **keine akute Gefährdung** vorliegt, wird ausführlich und systematisch die Anamnese erhoben. Die erste Frage bei jedem Patienten mit Zyanose lautet dann:
→ **Besteht bei Ihnen eine Lungenerkrankung oder eine Herzerkrankung?**

Abgesehen von der akut einsetzenden Zyanose bei akuter pulmonaler oder kardialer Dekompensation ist beim zyanotischen Patienten meistens eine chronische Lungen- oder Herzerkrankung bekannt. Diese Ursachen werden abgefragt:
→ Besteht eine chronisch-obstruktive Lungenerkrankung? Eine chronische Bronchitis?
→ Besteht ein Asthma bronchiale? Oder eine andere Lungenerkrankung?
→ Wird geraucht?
→ Wie lange haben Sie die Beschwerden bzw. die Blauverfärbung?
→ Seit wann besteht Luftnot?
→ Liegt eine bösartige Erkrankung vor?
→ Besteht eine Herzschwäche, eine koronare Herzerkrankung?
→ Wurde ein Herzinfarkt durchgemacht?
→ Besteht ein Herzklappenfehler? Oder eine andere Herzerkrankung?
→ Leiden Sie an Bluthochdruck?

> **LERNTIPP**
>
> In den weitaus meisten Fällen wird man so anamnestisch Hinweise auf eine pulmonale oder kardiale Grunderkrankung finden. Die klinische Untersuchung bestätigt dann die Verdachtsdiagnose.

Begleitsymptome

Ist dem Patienten keine Lungen- oder Herzerkrankung bekannt, sollten neu aufgetretene berücksichtigt werden. Die Frage lautet dann: Liegt Luftnot vor? Wenn dem so ist, wird gezielt weitergefahndet → s. S. 27.
Außerdem ist nach Anhaltspunkten für eine Infektion zu fragen: Besteht Fieber? Nachtschweiß? Krankheitsgefühl? Schmerzen?

Die entscheidenden Hinweise liefert die körperliche Untersuchung (s. S. 69).

> **LERNTIPP**
>
> **Fragen Sie nach Begleitphänomenen: Dyspnoe, Husten, Auswurf, Leistungsminderung, Fieber, Schmerzen.**

Eine zentrale Zyanose mit Rechts-Links-Shunt bei angeborenem Herzfehler oder Gefäßanomalien wird meistens schon in der Kindheit diagnostiziert (Abb. 4.2). Die Betroffenen kennen ihr Krankheitsbild dann meistens.
Eine nicht ganz seltene Form der peripheren Zyanose ist die **Akrozyanose**, eine funktionelle Durchblutungsstörung. Charakteristisch sind kühle, blaue Akren bei sonst gesunden, aber vegetativ etwas empfindlichen jungen Individuen. Die Anamnese ist meistens länger: „Ich hatte immer schon so kalte und blaue Finger." Eine Vorgeschichte von Lungen- oder Herzerkrankung liegt nicht vor. Die Frage: „Hatten Sie mal irgendwelche gravierenden Erkrankungen?" wird mit einem klaren: „Nein, im Übrigen bin ich gesund", beantwortet.
Der Übergang zum **Raynaud-Syndrom**, das durch Vasospasmen ausgelöst wird, kann fließend sein. Typisch in beiden Fällen ist die Auslösung der Zyanose durch Kälteexposition der Hände, über die meistens

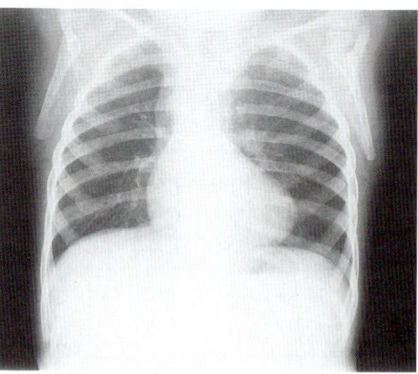

Abb. 4.2 Röntgenthorax bei Fallot-Tetralogie: Das Herz ist durch den vergrößerten rechten Ventrikel nach links verbreitert und besitzt die typische „Holzschuhform"

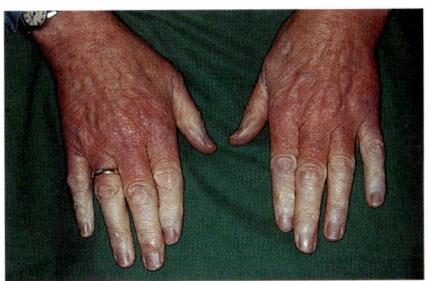

Abb. 4.3 Raynaud-Syndrom: Akute symmetrische Weißverfärbung der Finger nach Kälteexposition

spontan berichtet wird. Andernfalls sollte gezielt erfragt werden: Ist es bei Kälte besonders schlimm?

Typisch für das Raynaud-Syndrom ist das Tricolore-Phänomen (weiß-rot-blau), das aber nicht immer klassisch vorliegt:

→ 1. **Blässe** durch den Vasospasmus der Fingerarterien
→ 2. **Zyanose** durch die Strömungs-verlangsamung
→ 3. **Hautrötung** durch reaktive Vaso-dilatation.

Das Raynaud-Syndrom tritt im Rahmen von Kollagenosen und Vaskulitiden auf, bei hämatologisch-onkologischen Erkrankungen, bei pAVK sowie bei Einnahme bestimmter Medikamente (Beta-Blocker). Es kann aber auch ohne primär erkennbare Ursache auftreten.

Schließlich sollte bei unklarer Zyanose auch an die Methämoglobinämie (Hämiglobinämie) gedacht werden. Sie ist sehr selten angeboren, häufiger durch Medikamente oder Toxine verursacht. Es sollte also eine sehr genaue **Medikamentenanamnese** erhoben werden und es muss nach **Exposition gegenüber Toxinen** gefragt werden.

4.5.2 Körperliche Untersuchung

 **Fallbeispiel**   Fortsetzung

Körperlicher Untersuchungsbefund

Sie führen eine drastisch verkürzte körperliche Untersuchung durch, die Sie schon während der Anamneseerhebung begonnen haben. Der Patient ist bewusstseinsgetrübt, es besteht eine Zyanose im Gesicht und an den Händen, die übrige Haut ist wegen der Kleidung zunächst nicht einsehbar. Die Atmung ist flach. Es gelingt ihnen nicht, einen Puls an der Arteria radialis zu tasten, der Karotispuls ist schwach, flach und schnell. Die Lunge ist bei eingeschränkter Beurteilbarkeit frei. Während der Auskultation sackt der Mann in sich zusammen und rutscht vom Sofa. Der Karotispuls ist nun nicht mehr tastbar.

Differenzialdiagnostische Überlegungen

Herr S. hat offenbar einen kardiogenen Schock mit kritisch reduziertem Herz-Zeit-Volumen, erkennbar an dem fehlenden Puls, dem Bewusstseinsverlust und der Zyanose. → *Weiter auf S. 71.*

Die körperliche Untersuchung hat bereits während der Anamneseerhebung begonnen: Besteht eine bedrohliche Erkrankung mit Luftnot oder drohender respiratorischer Insuffizienz oder nicht (s. S. 30)?

Abhängig vom Schweregrad des Krankheitsbildes und von der Anamnese wird mehr oder weniger ausführlich und systematisch bei der körperlichen Untersuchung vorgegangen.

Zunächst ist zu klären:

→ Wo entsteht die Zyanose und wo besteht die Zyanose?
→ Liegt eine zentrale oder eine periphere Zyanose vor?
→ Wenn eine periphere Zyanose vorliegt: Ist sie generalisiert oder lokalisiert?

Zentrale Zyanose

Die zentrale Zyanose betrifft die **Körperperipherie** und die **zentralen Schleimhäute**, d. h. Mundschleimhäute und Zunge.

Außerdem ist durch lokale Stimulation der Zirkulation eine Unterscheidung zwischen zentraler und peripherer Zyanose möglich: Ein zyanotisches Ohrläppchen wird bei peripherer Zyanose durch Reiben rosig, bei zentraler Zyanose nicht (Lewis-Test).

> **MERKE**
>
> Klinisch ist die Differenzierung zwischen zentraler und peripherer Zyanose durch die Erhöhung der peripheren Strömungsgeschwindigkeit möglich: Bei Reiben am Ohrläppchen verschwindet die periphere Zyanose, nicht jedoch die zentrale Zyanose.

Bei zentraler Zyanose auf dem Boden einer primären Lungenerkrankung oder einer pulmonalen Stauung bei Linksherzinsuffizienz besteht meistens auch eine Dyspnoe. Im Vordergrund stehen bei der Untersuchung die Inspektion, Perkussion und Auskultation des Thorax (s. S. 20).
Bei der **Palpation** ist vor allem auf Rhythmus, Herzfrequenz, Schwirren, Blutdruck und Ödeme zu achten (Abb. 4.4). Mithilfe der **Auskultation** werden vor allem feuchte RG, Giemen, ein einseitig aufgehobenes Atemgeräusch und vitientypische Herzgeräusche ausgeschlossen oder nachgewiesen.

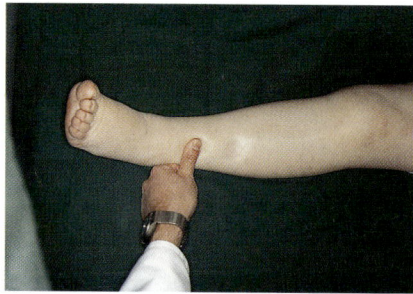

Abb. 4.4 Nachweis des prätibialen Ödems: Nach Eindrücken des Gewebes entsteht eine typische Delle

Periphere Zyanose

Die **generalisierte periphere Zyanose** sieht man bei der Rechtsherzinsuffizienz mit peripherer Stauung, und bei der Linksherzinsuffizienz mit einer peripheren Strömungsverlangsamung.

Führendes Zeichen der Rechtsherzinsuffizienz sind neben der Zyanose die **peripheren Ödeme**. Oft besteht gleichzeitig eine Linksherzinsuffizienz (Globalinsuffizienz). Die körperliche Untersuchung umfasst die Herzauskultation (Vitien), die Puls- und Blutdruckmessung (Bradykardie? Tachykardie? Arrhythmie? Hypertensive Entgleisung? Hypotonie?) sowie die Fahndung nach Stauungszeichen (Ödeme? Lebervergrößerung? Halsvenenstauung?). Die Akrozyanose bei einer funktionellen Störung des Gefäßtonus wird bei sonst unauffälligen Individuen gesehen.

Die **lokalisierte Zyanose** bei der Phlebothrombose ist begleitet von einer einseitigen Umfangsvermehrung der betroffenen Extremität und Schmerzen.

Tabelle 4.1 Körperliche Untersuchung bei Zyanose	
Achten auf	**Beurteilung**
Allgemeiner Eindruck	Lebensbedrohlich krank? Dyspnoe?
Art der Zyanose	Periphere Zyanose? Zentrale Zyanose? Generalisierte Zyanose? Umschriebene Zyanose?
Anhalt für Lungenerkrankung	Inspektion Perkussion Auskultation
Anhalt für Herzerkrankung	Puls (Frequenz, Rhythmus) Blutdruck Auskultation Ödeme? feuchte RG?
Anhalt für Thrombose?	Ödem, livide Verfärbung, Schmerz, einseitig
Varikosis?	postthrombotisches Syndrom? (Abb. 4.5)

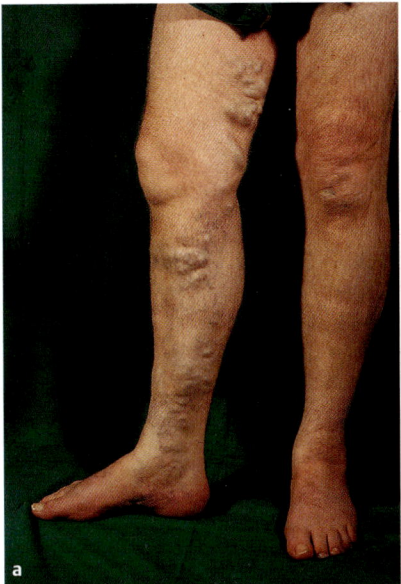

4.6 Weitergehende Diagnostik

 Fallbeispiel Fortsetzung

Weitergehende Untersuchungen

Es gelingt Ihnen, Atmung und Zirkulation durch eine Herz-Lungen-Wiederbelebung zunächst sicherzustellen (s. S. 170). Dann kommt der Sanitäter mit einem EKG-Gerät und Sie sehen das in Abb. **4.6** dargestellte Bild.

Differenzialdiagnostische Überlegungen

Sie diagnostizieren ein Kammerflimmern, dessen wahrscheinlichste Ursache ein Myokardinfarkt ist.

Die **Akutdiagnostik** der Zyanose wird durch folgende Untersuchungen ergänzt:
→ **Röntgenthorax in 2 Ebenen:** Lungenödem, überblähte Lungen, Pneumonie, Atelektase, Pneumothorax, Beurteilung der Herzgröße, Nachweis einer Lungenstauung

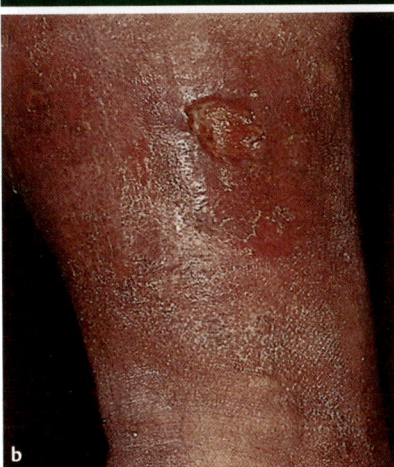

Abb. 4.5 Varikosis und ihre Komplikationen: a Stammvarikosis der V. saphena magna. b Ulcus cruris und Stauungsdermatose des rechten Unterschenkels als Folge einer chronisch-venösen Insuffizienz

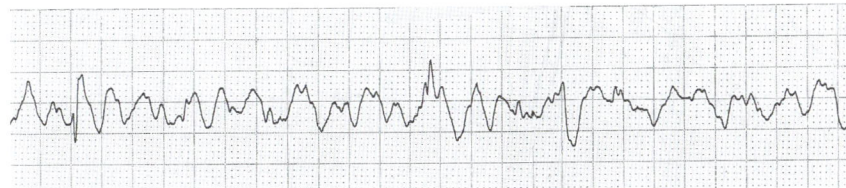

Abb. 4.6 Kammerflimmern im EKG

Tabelle 4.2 **Weitergehende Diagnostik**		
Untersuchung	**Parameter**	**Interpretation**
Röntgenthorax	intrathorakale Organe	Lungenödem, überblähte Lungen, Pneumonie, Atelektase, Pneumothorax, Beurteilung der Herzgröße, Nachweis einer Lungenstauung
EKG	Herzaktion	Beurteilung von Frequenz, Lagetyp, Rechtsherz-/Linksherzbelastungszeichen, Infarktzeichen, Rhythmusstörungen
Laborwerte	Blutbild CK, CK-MB, Troponin, LDH	Anämie, Polyglobulie Myokardischämie
Blutgasanalyse		
ggf. Echokardiographie, Farbdoppler		

→ **EKG:** Beurteilung von Frequenz, Lagetyp, Rechtsherz-/Linksherzbelastungszeichen, Infarktzeichen, Rhythmusstörungen
→ **Laborwerte:** Blutbild, Quick/INR, PTT, Elektrolyte, Kreatinin, CK, CK-MB, GOT, GPT, LDH
→ **Blutgasanalyse.**

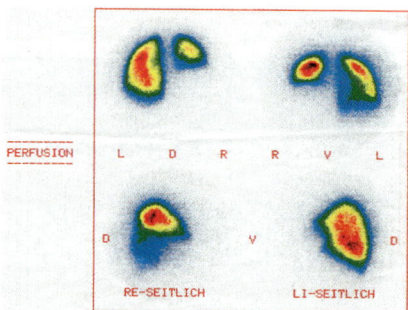

Abb. 4.7 Perfusionsszintigraphie bei Lungenembolie in der rechten Mittellappenarterie und Unterlappenarterie: Perfusionsausfall des rechten Lungenmittel- und Lungenunterfeldes (30-jährige Patientin) (D = dorsal, V = ventral)

Die weitere Diganostik richtet sich dann nach der vermuteten Ursache (z. B. Echokardiographie, Farbdoppler).

4.7 Diagnosesicherung

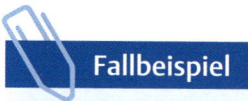

Diagnosesicherung
Die Diagnosesicherung erfolgt durch die Bestimmung von Troponin und CK sowie dem EKG-Verlauf nach Stabilisierung. Goldstandard für die Diagnose der koronaren Herzkrankheit ist die Koronarangiographie, die gleichzeitig die Möglichkeit zu einer Intervention bietet.

Nachfolgend sind in Tab. 4.3 richtungsweisende Untersuchungsmethoden und Symptome für verschiedene wichtige Ursachen einer Zyanose aufgeführt.

Tabelle 4.3 Diagnosesicherung bei Zyanose

Erkrankung	wegweisende Symptome/ Befunde	Diagnosesicherung
periphere Zyanose (generalisiert/lokalisiert)		
Herzinsuffizienz	Ödeme, Dyspnoe, Arrhythmien	Echokardiographie
Phlebothrombose	einseitig, Ödem der betroffenen Extremität, Schmerzen	klinisches Bild, Farbdoppler, Phlebographie
Raynaud-Syndrom	Trikolore-Phänomen, Auslösung durch Kälte	klinisches Bild, Kapillarmikroskopie
Akrozyanose	kälteinduziert	klinisches Bild
Zentrale Zyanose, pulmonal bedingt		
Lungenembolie	akute Dyspnoe, Tachykardie, Schmerz, Schocksymptomatik	Lungenperfusionsszintigraphie (Abb. 4.7), Pulmonalisangiographie, BGA, Echokardiographie
Pneumothorax	plötzliche Zyanose, Dyspnoe, einseitige Thoraxschmerzen	klinischer Befund, Röntgenthorax
Asthma bronchiale, COPD, Lungenemphysem	Anamnese, Auskultation, Perkussion	Lungenfunktionsprüfung, Röntgenthorax
Pneumonie	Fieber, Schüttelfrost, Husten, Auswurf, RGs	Röntgenthorax
Lungenödem	massive Dyspnoe, schaumiger Auswurf, feuchte RGs	Auskultation, Röntgenthorax
Zentrale Zyanose, kardial bedingt		
kongenitale Herzfehler mit Rechts-Links-Shunt	Auskultation	Echokardiographie, Herzkatheter
Hämiglobinzyanose	Anamnese	spektroskopische Methämoglobinbestimmung, Medikamentenanamnese, Ausschluss anderer Ursachen

4.7.1 Therapieansätze

Die Therapieansätze bei verschiedenen Ursachen für eine Zyanose sind in Tab. 4.4 aufgeführt.

Tabelle 4.4 Therapieansätze bei Zyanose	
Erkrankung	**Therapieansätze**
Herzinsuffizienz	kausale Therapie der Herzinsuffizienz: ■ Hypertonustherapie ■ Rhythmustherapie symptomatische Therapie bei chronischer Herzinsuffizienz nach Stadien mit: ■ ACE-Hemmern (Vor- und Nachlastsenker) ■ Diuretika (Ausscheidung ↑) ■ Glykoside (positiv inotrop) ■ Betablocker bei KHK: Nitrate (Senkung Vorlast > Nachlast)
Phlebothrombose	Allgemeinmaßnahmen: Heparin, Fibrinolytika Prophylaxe: Heparin, Marcumar; ASS
Raynaud-Syndrom	symptomatisch: Wärme (Handschuhe) Nifedipin (Kalziumantagonist) Nitroglyzerinsalbe lokal bei sekundärem Raynaud-Syndrom wenn möglich: kausale Therapie
chronisch obstruktive Lungenerkrankung (COPD)	Noxen meiden (Nikotin) Stufentherapie, eingesetzt werden: β_2-Sympathomimetika inhalative und orale Kortikosteroide Theophyllin Sekretolytika
Lungenemphysem	Noxen meiden, Behandlung bronchopulmonaler Infekte, Influenza- und Pneumokokkenimpfung broncholytische Behandlung wie COPD, Atemgymnastik
Pneumothorax	Saugdrainage
Lungenödem	Sofortmaßnahmen: sitzende Lagerung, Sedierung, O_2 kardial bedingt: Vorlastsenkung mit Nitraten, Schleifendiuretika (Furosemid) kausale Therapie
Herzfehler mit Rechts-Links-Shunt	Operation
Hämiglobinzyanose	Methylenblau, Ascorbinsäure

5 Atemabhängiger Thoraxschmerz

5.1 Begriffe

Thoraxschmerz: Schmerzen im Bereich des Brustkorbes.

Atemabhängiger Thoraxschmerz: Thoraxschmerz, der auftritt oder aggraviert wird durch die Atemexkursionen.

Vom atemabhängigen Thoraxschmerz abzugrenzen ist die **Angina pectoris** (syn. Stenokardie): Enge- oder Schmerzgefühl in der Brust, im Sprachgebrauch auf dem Boden einer koronaren Herzerkrankung. Die Angina pectoris ist typischerweise ein nicht atemabhängiger Schmerz.

5.2 Problemstellung

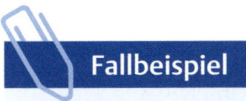

Fallbeispiel

Bericht des Patienten

Ein 68-jähriger Mann kommt zu Ihnen und klagt über starke Schmerzen im Bereich des linken Thorax, besonders beim Atmen.

Differenzialdiagnostische Überlegungen

Wichtigste Differenzialdiagnose ist der kardiale Thoraxschmerz. Allerdings spricht die Atemabhängigkeit eher dagegen und für eine Ursache im Bereich der Atemmechanik: knöcherner Thorax, Muskeln, Nerven, Pleura.

➜ *Weiter auf S. 77.*

Das Leitsymptom Thoraxschmerz stellt in der Inneren Medizin sicherlich eine der größten Herausforderungen dar. Zum einen ist der Thoraxschmerz Symptom einiger gravierender, akut lebensbedrohlicher Krankheitsbilder (Myokardinfarkt, Lungenembolie, Aortendissektion), zum anderen ist die Liste möglicher Ursachen außergewöhnlich lang und vielfältig. Sie reicht von den erwähnten kardiovaskulären Erkrankungen über zahlreiche pulmonale Ursachen zu Erkrankungen des Ösophagus, des Brustkorbes, der Wirbelsäule, des Abdomens, der Haut, der Gelenke und der Nerven, bis hin zu den nicht einmal seltenen psychischen Alterationen. Eine erschöpfende Darstellung des Phänomens ist im Rahmen dieser Einführung zum Thema nicht möglich.

An dieser Stelle sollen, mit einer gewissen Willkürlichkeit, solche Thoraxschmerzen vorgestellt werden, die eine mehr oder weniger deutliche Atemabhängigkeit zeigen. Bei ihnen besteht noch am ehesten eine Zuordnung zum respiratorischen System und zu pulmonalen und pleuralen Erkrankungen, im Gegensatz zu Thoraxschmerzen, die mit Atemnot kombiniert sind. Diese können zwar auch bei pleuropulmonalen Erkrankungen gesehen werden, ebenso jedoch bei rein kardialen Erkrankungen, wie klassischerweise beim Myokardinfarkt.

Die weitaus wichtigste diagnostische Maßnahme beim Thoraxschmerz ist die Anamneseerhebung. Sie gibt die weiteren diagnostischen Schritte vor. Außerdem gelingt es bei guter klinischer Erfahrung in deutlich mehr als der Hälfte der Fälle die Diagnose allein aufgrund der anamnestischen Angaben zu stellen.

5.3 Rekapitulation von Anatomie und Physiologie

Schmerzen im Bereich des Thorax können entstehen durch Affektionen im Bereich der Haut, der Mamma, des knöchernen Brustkorbes mit Muskeln, Bändern und Nerven, der Pleura, der Lunge und der Luftwege sowie des Mediastinalinhaltes (Ösophagus, Herz, große Gefäße). Außer-

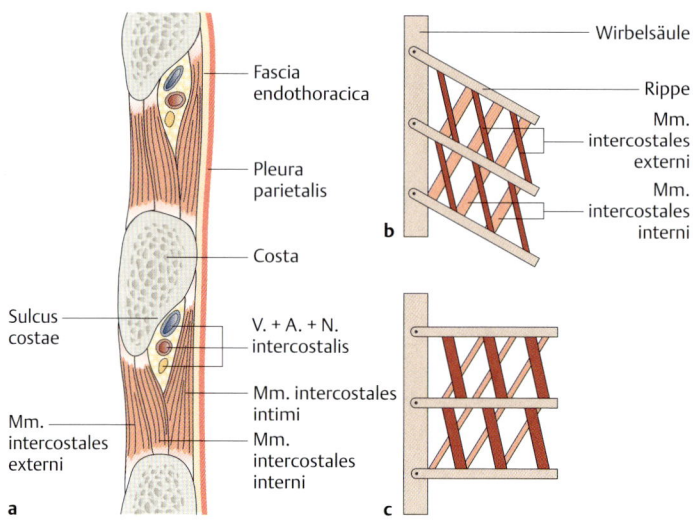

Abb. 5.1 Interkostalmuskeln und Gefäß-Nerven-Straße: a Querschnitt durch zwei Zwischenrippenräume. b Rippensenkung (Exspiration). c Rippenhebung (Inspiration)

dem können extrathorakale, thoraxnahe Organe (Gallenblase, Magen, Kolon) und psychogene Ursachen zu Thoraxschmerzen führen.

Bei der Interpretation des atemabhängigen Thoraxschmerzes müssen in erster Linie **atemabhängige Bewegungen der Thoraxorgane** als Ursache berücksichtigt werden. Die Inspiration erfolgt über eine Anspannung der Mm. scaleni und der Mm. intercostales externes mit Hebung des Brustkorbes sowie einer Abflachung des Zwerchfells. Dieser Vergrößerung des Brustkorbes folgt die Lunge nach (Abb. 5.1).

Die Voraussetzungen hierfür schaffen die beiden Blätter der Pleura: Die Pleura parietalis liegt dem Thorax an, die Pleura visceralis der Lunge. Zwischen diesen beiden Schichten befindet sich im Pleuraspalt eine seröse Flüssigkeitsschicht, die ein Gleiten der beiden Pleurablätter bei gleichzeitiger Adhäsion ermöglicht.

5.4 Ursachen atemabhängiger Thoraxschmerzen

Die Ursachen atemabhängiger Thoraxschmerzen sind am häufigsten im Bereich von **Bewegungsapparat** und **Pleura** lokalisiert sowie in der **Trachea** oder den **Bronchien**.

Prozesse im Lungenparenychm bereiten meistens erst dann Schmerzen, wenn sie die Pleura erreichen.

Auch die Lungenembolie kann atemabhängige Schmerzen verursachen.

Nachfolgend sind häufige Ursachen aufgeführt.

Bewegungsapparat:
→ Wirbelsäulenerkrankungen
→ Myalgien
→ Interkostalneuralgie
→ Rippenfraktur

Pleura:
→ Pleuritis sicca
→ Pneumonie mit Pleurabeteiligung
→ Pleuramesotheliom
→ Bronchialkarzinom mit Pleurainfiltration
→ Pleuraerguss
→ Pneumothorax

Luftwege:
→ Tracheitis
→ Bronchitis.

5.5 Problemlösung

5.5.1 Anamnese und erste differenzialdiagnostische Überlegungen

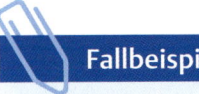

Fallbeispiel Fortsetzung

Gezielte Anamnese

Die Schmerzen werden deutlich verstärkt beim Luftholen gespürt, sind aber ständig vorhanden. Sie sind lokalisiert im Bereich des gesamten oberen und vorderen Thorax, der Patient legt bei der Beschreibung die Handfläche auf. Die Beschwerden hatten vor über 4 Wochen begonnen und seitdem ständig zugenommen. Es besteht jetzt auch etwas Luftnot und ein unangenehmer Hustenreiz. Vor über 20 Jahren hat er aufgehört zu Rauchen. Jetzt ist der Appetit mäßig gut, er hat wohl etwas Gewicht verloren. Keine Übelkeit, kein Erbrechen, keine Stuhlauffälligkeiten. Kein Fieber, kein Nachtschweiß.

Differenzialdiagnostische Überlegungen

Der progrediente Verlauf, das Lebensalter und das Fehlen von Infektionszeichen muss an einen malignen Pleuraprozess denken lassen: Ein pleuranahes Bronchialkarzinom oder ein Pleuramesotheliom. Differenzialdiagnostisch ist ein knöcherner Prozess zu berücksichtigen und auch eine Infektionskrankheit ist noch nicht definitiv ausgeschlossen. Eine kardiale Ursache erscheint angesichts dieser Vorgeschichte eher unwahrscheinlich.

→ *Weiter auf S. 81.*

Thoraxschmerz allgemein

Wenn ein Patient mit Thoraxschmerzen zum Arzt kommt, ist immer zuerst die Frage zu klären: **Liegt eine akut lebensbedrohliche Situation vor?**

Die weitaus häufigste Ursache der akut lebensbedrohlichen Situation ist

→ der Myokardinfarkt, gefolgt von
→ der Lungenembolie und
→ der Aortendissektion (Abb. 5.2).

Hinweise auf mögliche Ursachen bei Thoraxschmerzen ergeben sich zudem aus den Begleitumständen, die neben den Schmerzen im Vordergrund stehen.

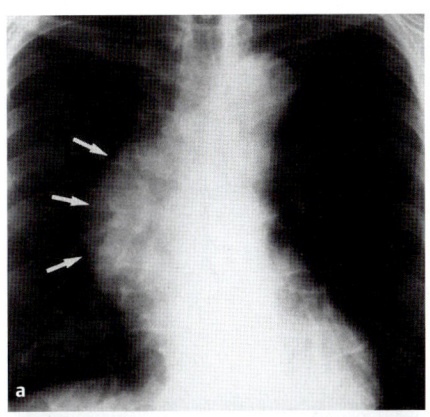

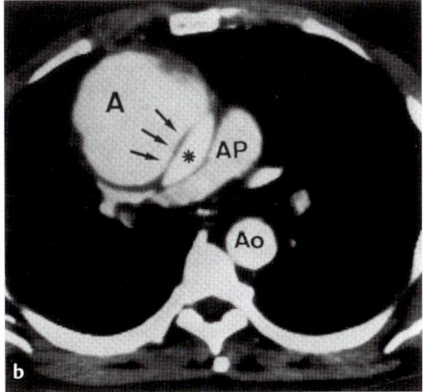

Abb. 5.2 Aneurysma dissecans der Aorta ascendens bei einem 57-jährigen Patienten. a Die Thoraxübersichtsaufnahme zeigt die deutlich erweiterte Aorta ascendens. b Die Diagnose wird mithilfe der CT gestellt. Das Aneurysma (A) und die Dissektionsmemebran können so nach Kontrastmittelgabe dargestellt werden. AP = A. pulmonalis, Ao = Aorta descendens, * = wahres Lumen der Aorta ascendens

Tabelle 5.1 **Thoraxschmerzen mit lebensbedrohlicher Ursache**	
Vermutete Ursache	**Anamnestische Hinweise**
Myokardinfarkt	älterer Patient anamnestisch koronare Herzkrankheit anamnestisch Angina pectoris Belastungsabhängigkeit Vernichtungsgefühl Beklemmungsgefühl Schmerzausstrahlung
Lungenembolie	auslösende Ursachen: Immobilisation, Operation, Entbindung Thrombose und/oder Lungenembolie in der Vergangenheit Vernichtungsgefühl Luftnot, Husten, Beklemmungsgefühl
Aortendissektion	älterer Patient Schmerzen häufig wandernd, von zerreißendem oder schneidendem Charakter oft mit Ausstrahlung in Rücken und Abdomen bekannte arterielle Verschlusskrankheit (AVK) daran denken!

Tabelle 5.2 **Begleitende Symptome**	
Begleitsymptom	**Häufige Ursachen**
Atemabhängigkeit	Bewegungsapparat, Pleura, Luftwege
Belastungsabhängigkeit	Myokardinfarkt, Angina pectoris
Bewegungsabhängigkeit	Bewegungsapparat
Dyspnoe (s. S. 27)	kardiale Ursachen: Myokardinfarkt, KHK, Perikarditis, Myokarditis pulmonale Ursachen: Pneumonie, Pleuritis, Pneumo- thorax, Malignom Lungenembolie
Vernichtungsgefühl	Myokardinfarkt Lungenembolie Aortendissektion
abdominelle Symptomatik	Ulkus ventriculi Gallenkolik (Abb. 5.3) Pankreatitis Luft in der linken Kolonflexur → **Hinweis:** Auch der Hinterwandinfarkt kann Übelkeit und Oberbauchschmerzen verursachen

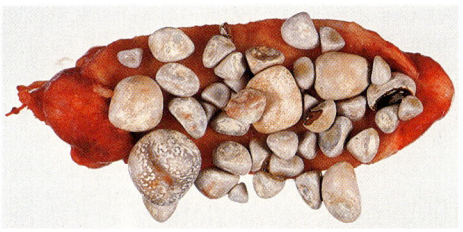

Abb. 5.3 Operationspräparat einer Gallenblase mit zahlreichen Gallensteinen

Trotzdem sollten der Myokardinfarkt, die Lungenembolie und die Aortendissektion immer berücksichtigt und in der Anamnese erfragt werden. In Tab. 5.1 sind typische Symptome und Hinweise, die an eine dieser Ursachen denken lassen müssen, aufgeführt.

Anschließend versucht man, das Symptom Thoraxschmerz durch Fragen nach zusätzlichen Beschwerden einzugrenzen. Im Folgenden geht es dann nur um den atemabhängigen Thoraxschmerz. Dies hilft dabei, die Diagnose weiter einzugrenzen (Tab. 5.2):

→ Atemabhängigkeit
→ Belastungsabhängigkeit
→ Bewegungsabhängigkeit
→ Dyspnoe
→ Vernichtungsgefühl
→ abdominelle Symptomatik.

Fragen bei atemabhängigem Thoraxschmerz

Ziel von Anamneseerhebung und körperlicher Untersuchung ist es herauszufinden, ob ein abwartendes Verhalten mit symptomatischer Therapie möglich ist oder ob eine intensivierte Diagnostik durchgeführt werden sollte. Die ersten Fragen lauten:

→ **Wo** haben Sie Schmerzen?
→ **Seit wann** haben Sie Schmerzen?
→ Welche **Begleitsymptome** bestehen?

Lokalisation

Thoraxschmerzen können **diffus** („hier, überall", wobei mit der Hand zur Brust gefasst wird), aber auch **lokalisiert** („hier so", wobei mit der Hand gezeigt wird) oder **punktuell** empfunden werden. Die Schmerzen können **einseitig** oder **beidseitig** auftreten und sie können **wandern**. Sie können eher **oberflächlich** oder **in der Tiefe** gespürt werden.

Zeitlicher Verlauf

Als Nächstes interessiert der zeitliche Verlauf:

→ **Seit wann** haben Sie Schmerzen?
→ Treten die Beschwerden **rezidivierend** auf, d. h. kommen und gehen sie?
→ **Nehmen** die Schmerzen an Intensität **zu**?
→ Hatten Sie schon einmal **ähnliche Beschwerden** in der Vergangenheit?

Begleitphänomene

Die weitere kausale Zuordnung des atemabhängigen Schmerzes zu den Strukturen des Bewegungsapparates, der Pleura, der Luftwege oder Lunge erfolgt über die Erfragung von **Begleitphänomenen**. Bestehen:

→ Fieber, Husten, Auswurf? (s. S. 107, 43)
→ Luftnot (s. S. 27)?
→ Krankheitsgefühl?

Der **kurzzeitig** bestehende, unter Umständen im Rahmen eines banalen Infektes aufgetretene, **gut lokalisierte Schmerz** beim jungen Menschen sollte an eine schmerzhafte Interkostalneuralgie oder an Myalgien denken lassen.

Bei **Luftnot, Fieber, Krankheitsgefühl,** mit oder ohne Husten, muss die Pneumonie mit begleitender Pleuritis in Erwägung gezogen werden.

Starker Husten und Schmerzen hinter dem oberen Brustbein sind typisch für die Tracheobronchitis. Bei starkem Husten kann es auch zu Schmerzen im Bereich der lateralen Rippen kommen und – besonders bei Osteoporose – zu Rippenfrakturen (Abb. 5.4).

Bei **längerer Anamnese und intermittierend auftretenden Schmerzen**, besonders auch im Bewegungsapparat, müssen von der Wirbelsäule ausgehende Thoraxschmerzen berücksichtigt werden.

Besteht eine **chronische Lungenerkrankung**, besonders bei zusätzlichen Risikofaktoren wie Nikotinabusus oder Asbestexposition, ist an Neoplasien (Bronchialkarzinom, Pleuramesotheliom) zu denken.

Vorausgegangene Untersuchungen, Vorerkrankungen, Behandlungen

Schließlich wird immer nach der bereits durchgeführten Diagnostik gefragt werden sowie nach bereits bekannten Diagnosen und Behandlungen. Es ist erstaunlich, wie oft von Patienten relevante Erkrankungen spontan nicht erwähnt werden, insbesondere die chronisch-obstruktive Lungenerkrankung.

Tabelle 5.3 **Vorausgegangene Untersuchungen, Vorerkrankungen, Behandlungen**	
Fragen nach	
bisheriger Diagnostik	Röntgenthorax orthopädische Untersuchung
Vorerkrankungen	bronchopulmonale Erkrankungen (COPD, Pneumonie) Pneumothorax kardiale Erkrankungen abdominelle Erkrankungen (Ulkus ventriculi, Ulcis duodeni, Gallenblasenerkrankungen, Pankreatitis)
Behandlungsversuchen	Schmerzmittel hustenstillende Medikamente

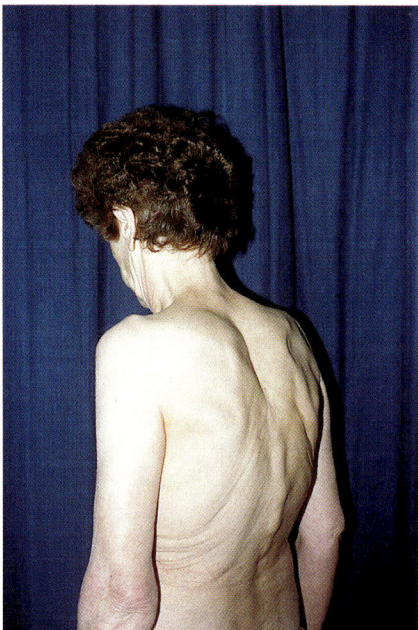

Abb. 5.4 Rückenansicht einer Patientin mit postmenopausaler Osteoporose: Durch Verkürzung des Oberkörpers infolge von Wirbelbrüchen „schwingen" Hautfalten wie die Äste einer Tanne (Tannebaumphänomen). Die Dornfortsätze (untere BWS) zeichnen sich verstärkt ab

5.5.2 Körperliche Untersuchung

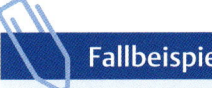

Fallbeispiel Fortsetzung

Körperlicher Untersuchungsbefund

Sie sehen einen Patienten in einem reduzierten Allgemein- und Ernährungszustand, der eine Schonhaltung eingenommen hat und schmerzgeplagt wirkt. Es besteht keine Tachypnoe und keine Dyspnoe. Perkutorisch stellen Sie eine Dämpfung über der gesamten linken Lunge fest. Auskultatorisch fällt hier ein abgeschwächtes Atemgeräusch auf und es bestehen knarrende, atemsynchrone Nebengeräusche.

Differenzialdiagnostische Überlegungen

Der körperliche Untersuchungsbefund untermauert die Annahme eines malignen Pleuraprozesses: Entweder ein Karzinom oder ein Pleuramesotheliom.

Die körperliche Untersuchung beginnt mit der **Inspektion:** Bestehen Dyspnoe, Tachypnoe, Schonhaltung?

Außerdem ist natürlich auf den Allgemeinzustand des Patienten zu achten: Bestehen Anhaltspunkte für eine Schocksymptomatik wie Kaltschweißigkeit, Tachykardie oder niedriger Blutdruck? Hat der Patient eine Zyanose (s. S. 65)?

Dann erfolgt die Beurteilung der Thoraxform (s. S. 18).

Typisch bei atemabhängigen Thoraxschmerzen ist der **Stopp bei tiefer Inspiration.**

Bei der weiteren Untersuchung wird zunächst nach dem **Punctum maximum** des Schmerzes gefragt und hier gezielt entlang der Rippen getastet.

Besteht Anhalt für eine Fraktur? Typisch für eine Rippenfraktur, sei sie traumatisch oder im Rahmen einer Hustenattacke, sind der gut lokalisierte Hauptschmerzpunkt

und die Schmerzhaftigkeit an der Bruchstelle bei Kompression des Thorax von vorne, durch Druck auf das Sternum, oder von seitlich mit beiden Händen.

Dann erfolgt die **Perkussion:** Gibt es Hinweise auf einen Erguss oder ein Infiltrat (Dämpfung)? Anhaltspunkte für einen Pneumothorax (hypersonorer Klopfschall)? Anschließend wird **auskultiert.** Pleurareiben ist verdächtig auf eine Pleuritis, trockene RG und Knistern für eine Pneumonie (Abb. 5.5). Ein abgeschwächtes Atemgeräusch sowie Seitendifferenzen sollten an einen Erguss oder Pneumothorax denken lassen (Tab. 5.4).

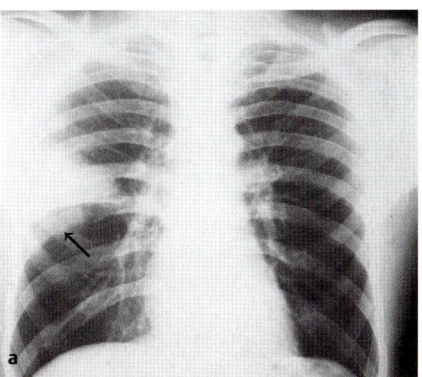

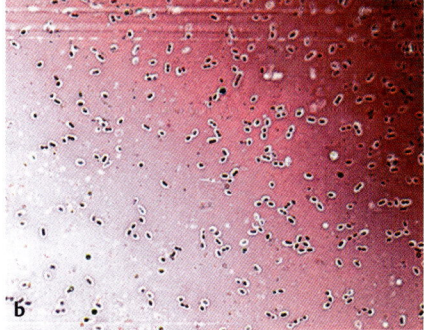

Abb. 5.5 Pneumokken sind die klassischen Erreger der Lobärpneumonie. a Lobärpneumonie re. in der Thoraxübersichtsaufnahme (→). b Gramfärbung der Pneumokokken aus Kultur: typische Diplolanzettform und Kapselbildung

Tabelle 5.4 Körperliche Untersuchung bei atemabhängigen Thoraxschmerzen

Inspektion	Perkussion/Palpation	Auskultation
Allgemeinzustand, erkennbar schmerzgeplagt	Schmerzpunkt abtasten (→ Fraktur)	Pleurareiben (→ Pleuritis)
Dyspnoe	Rippen einzeln abtasten (→ Fraktur)	Atemgeräusch ↓ (→ Erguss, Pneumothorax)
Tachypnoe	Dämpfung (→ Erguss, Pneumonie)	Seitendifferenz (→ Erguss, Pneumonie, Pneumothorax)
Stoppen bei Inspiration	hypersonorer Klopfschall (→ Pneumothorax)	trockene RG (→ Pneumonie)
Zyanose	paravertebraler Druckschmerz	Knistern (→ Pneumonie)

5.6 Weitergehende Diagnostik

Fallbeispiel   Fortsetzung

Weitergehende Untersuchungen
Abb. 5.6 zeigt die Röntgenaufnahme des Thorax des Patienten.

Differenzialdiagnostische Überlegungen
Das Thoraxbild spricht für das Vorliegen eines Pleuramesothelioms.
→ Weiter auf S. 84.

Die weitergehende Diagnostik richtet sich nach der Verdachtsdiagnose: Bei Verdacht auf eine Neuralgie oder Myalgie, z. B. im Rahmen eines Infektes, wird zunächst zugewartet. Bei Verdacht auf eine Rippenfraktur wird der knöcherne Thorax geröntgt, möglichst mit Markierung des Schmerzpunktes. Bei Verdacht auf pleurale oder pulmonale Prozesse erfolgt die Röntgenaufnahme des Thorax in 2 Ebenen. Bei Verdacht auf Lungenembolie wird eine CT- oder MR-Angiographie oder eine Pulmonalisangiographie durchgeführt (Abb. 5.7).

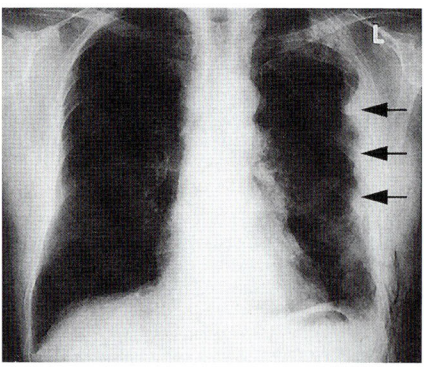

Abb. 5.6 Pleuramesotheliom in der Thoraxübersichtsaufnahme: Zu sehen ist die deutliche linksseitige pleurale Wandverdickung

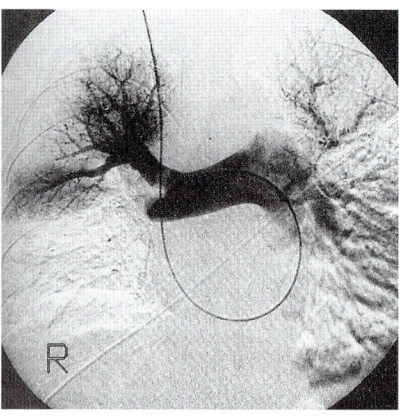

Abb. 5.7 Lungenembolie: Die Pulmonalisangiographie in DSA-Technik zeigt einen Gefäßabbruch der rechten Unterlappenarterie und einen Thrombus in der rechten Oberlappenarterie

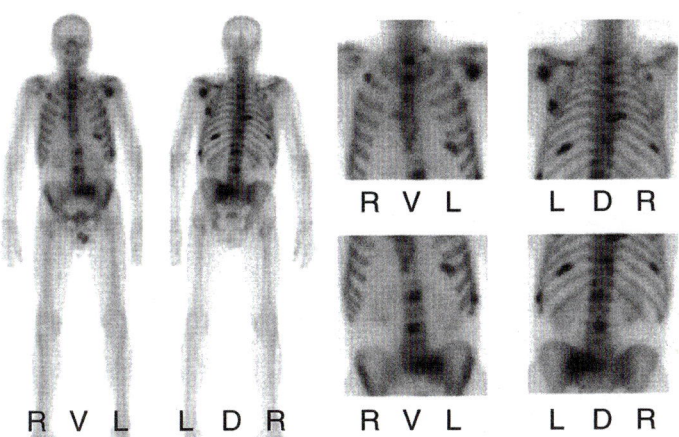

Abb. 5.8 Knochenmetastasen eines Mammakarzinoms in der Ganzkörperskelettszintigraphie: die tief-schwarzen Bezirke entsprechen einem gesteigerten Knochenstoffwechsel bei einer 64-jährigen Patientin mit multiplen, stammbetonten osteoblastischen Metastasen (D = dorsal, V = ventral)

Tabelle 5.5 **Diagnosesicherung**		
Erkrankung	**Hinweis gebende Symptome und Befunde**	**Diagnosesicherung**
Pneumothorax	junger Patient, Dyspnoe, asymmetrische Thorax-bewegungen, Perkussion	Röntgenthorax
Pleuritis sicca	Auskultation	Röntgenthorax
Pleuraerguss	bei großem Erguss Dyspnoe, Perkussion	Röntgenthorax
Pleuramesotheliom	Asbestexposition, progredienter Verlauf	Röntgenthorax, Histologie
Bronchialkarzinom mit Pleurainfiltration	Nikotinabusus, progredienter Verlauf	Röntgenthorax, Histologie
Lungenembolie	Anamnese, Schock-symptomatik, Dyspnoe	Echokardiographie, Szintigraphie, CT
Pneumonie	Auskultation, Fieber, Husten	Röntgenthorax
Wirbelsäulenerkrankung	Bewegungsschmerz	klinischer Befund
Myalgie	fieberhafter Infekt	klinischer Befund
Interkostalneuralgie	fieberhafter Infekt	klinischer Befund
Rippenfraktur	Trauma, starker Husten, Befund, Osteoporose	Röntgenaufnahme des knöchernen Thorax

Ursachen vonseiten der Wirbelsäule können mithilfe einer orthopädischen Untersuchung eingegrenzt werden.

Eine Skelettszintigraphie erfolgt bei Verdacht auf Knochenmetastasen (Abb. 5.**8**).

MERKE

Wegen der erheblichen Bedeutung des Phänomens Thoraxschmerz wird man im Zweifelsfall in der Auswahl der diagnostischen Maßnahmen großzügig sein: EKG, Bestimmung von Troponin, CK und CK-MB. Außerdem wird eine sonographische und laborchemische Abklärung möglicher abdomineller Ursachen durchgeführt.

5.7 Diagnosesicherung

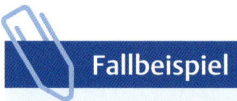

Fallbeispiel

Diagnosesicherung
Die Diagnosesicherung erfolgt durch Thorakoskopie und Probenentnahme.

In Tab. 5.**5** sind die wesentlichen richtungsweisenden Untersuchungsmethoden für verschiedene wichtige bzw. häufige Hustenursachen aufgeführt.

5.7.1 Therapieansätze
Tab. 5.**6** zeigt die wesentlichen Therapieansätze bei Husten unterschiedlicher Genese.

Tabelle 5.6 Therapieansätze bei Erkrankungen, die mit Schmerzen einhergehen	
Erkrankung	**Therapie**
Pneumothorax	Saugdrainage
Pleuritis sicca	Antiphlogistika, ggf. antibiotische Behandlung
Pleuraerguss	Pleurapunktion Behandlung der Grundkrankheit (Malignom, Infekt)
Lungenembolie	Schockbehandlung, Lyse
Pneumonie	antibiotische Behandlung
Pleuramesotheliom	Chemotherapie, palliative Therapie
Bronchialkarzinom	Operation, Chemotherapie, Radiatio
Wirbelsäulenerkrankung	krankengymnastische Behandlung, analgetische Therapie
Myalgie	nichtsteroidale Antirheumatika (NSAR)
Rippenfraktur	NSAR

Schilddrüsenvergrößerungen, Lymphknotenvergrößerungen, entzündliche Prozesse im Pharynx- und Larynxbereich und natürlich Tumore. Die häufigste Ursache im klinischen Alltag ist allerdings nicht organisch bedingt: das psychogen bedingte Globusgefühl.
→ *Weiter auf S. 87.*

6 Globusgefühl

6.1 Begriffe

Globusgefühl: Kloßartiges Druckgefühl im Hals, Engegefühl, Eindruck eines Schluckhindernisses. Im engeren Sinne versteht man darunter ein funktionelles Beschwerdebild, das auch als „Globus hystericus" bezeichnet wird.

Vom Globusgefühl abzugrenzen sind die **Dysphagie** (Passagebehinderung fester oder flüssiger Speisen beim Schlucken) und die **Odynophagie** (schmerzhaftes Schlucken ohne Passagehindernis).

6.2 Problemstellung

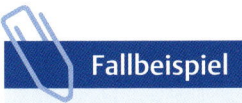

Fallbeispiel

Bericht der Patientin
Die 32-jährige Kordula F. stellt sich in Ihrer Praxis vor. Sie klagt über ein immer wieder auftretendes Engegefühl im Hals. Sie fasst sich dabei mit der Hand an den Hals, streicht von oben nach unten und drückt mit Daumen und vier Fingern etwas oberhalb des Kehlkopfes. „An dieser Stelle. Manchmal ist das richtig unangenehm", beschreibt sie das Gefühl.

Differenzialdiagnostische Überlegungen
Bei einem Globus- oder Engegefühl im Halsbereich kommen organische oder funktionelle Ursachen in Betracht. Mögliche Ursachen für eine organische Obstruktion im Halsbereich sind

Globusgefühl kann in Ruhe und beim Schlucken auftreten. Häufig liegt ein psychosomatisches Beschwerdebild zugrunde. Das Kloß- und Engegefühl ist dann oft verbunden mit Angst sowie anderen funktionellen Beschwerden. Von Bedeutung ist die Abgrenzung von den weniger häufigen organischen Krankheiten, die zu ähnlichen Beschwerden führen.

> **Beim Globusgefühl im engeren Sinne ist objektiv keine Schluckbehinderung nachweisbar.**
>
> MERKE

6.3 Rekapitulation von Anatomie und Physiologie

Der Hals ist der Ort des Körpers mit der größten Dichte lebenswichtiger Leitungsbahnen auf engstem Raum: Luftwege, Speiseröhre, Rückenmark, Hirnnerven, periphere Nerven, Gefäße verlaufen hier (Abb. 6.1). Es ist die Dichte der Leitungsbahnen und ihre lebenswichtige Bedeutung, die, wenn sie dem Patienten bewusst wird, Probleme bzw. ein „Organgefühl" verursacht.

Unter normalen Bedingungen wird keine der Leitungsbahnen bewusst wahrgenommen. Luftwege und Ösophagus können jedoch in den Bereich der bewussten Wahrnehmung gelangen. Üblicherweise atmen wir permanent unbewusst und schlucken unseren Speichel. Zwischen Atmen und Schlucken findet ein ständiger Wechsel statt, der ebenfalls nicht bewusst wahrgenommen wird. Dieser harmonische Ablauf erfordert jedoch einen aufwendigen mechanischen, muskulären und nervalen Apparat.

85

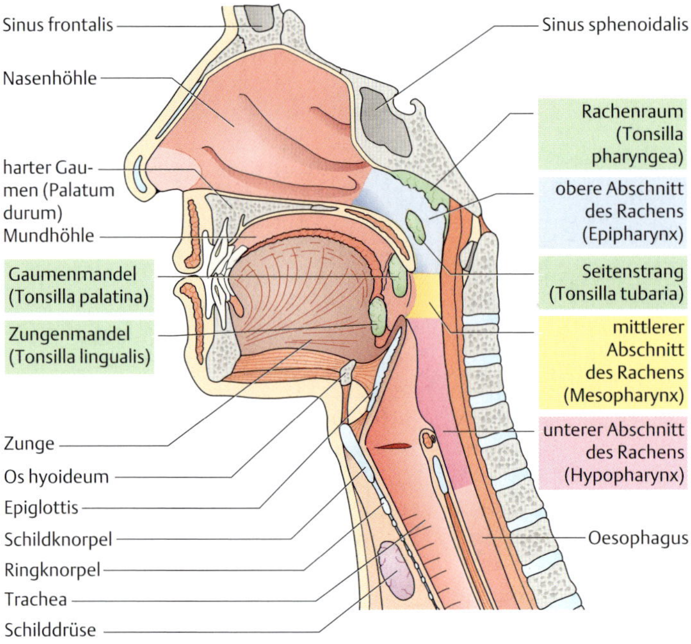

Sinus frontalis

Nasenhöhle

harter Gaumen (Palatum durum)

Mundhöhle

Gaumenmandel (Tonsilla palatina)

Zungenmandel (Tonsilla lingualis)

Zunge

Os hyoideum

Epiglottis

Schildknorpel

Ringknorpel

Trachea

Schilddrüse

Sinus sphenoidalis

Rachenraum (Tonsilla pharyngea)

obere Abschnitt des Rachens (Epipharynx)

Seitenstrang (Tonsilla tubaria)

mittlerer Abschnitt des Rachens (Mesopharynx)

unterer Abschnitt des Rachens (Hypopharynx)

Oesophagus

Abb. 6.1 Sagittalschnitt durch den Rachen

Jedes Bewusstwerden der eigenen Atmung und des eigenen Schluckens kann zu einer Störung des sonst reibungslosen Vorganges führen. Ursachen für ein Bewusstwerden dieser Funktion sind organisch oder seelisch bedingt, oft zunächst organisch, dann seelisch, d. h. das Kloßgefühl hält z. B. nach dem Infekt weiter an.

Jede Kompression des Halses wird ab einem gewissen Grad als unangenehm empfunden: zu enger Kragen, zu enge Krawatte, zu enge Halskette, Kompression durch eine Struma, Lymphknoten, Tumore, Divertikel, Entzündungen (Abb. 6.2).

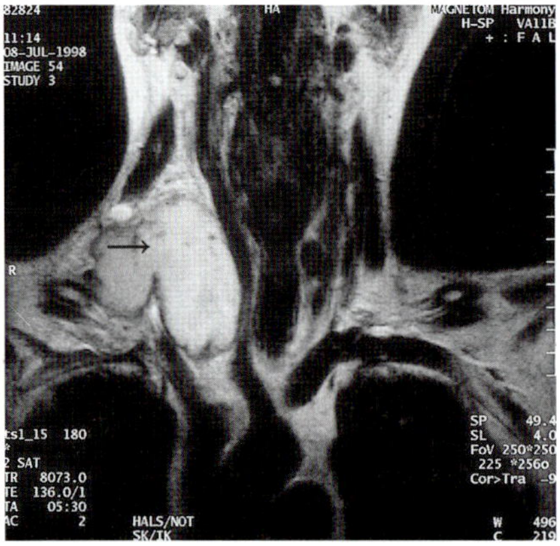

Das Bewusstwerden der eigenen Luftröhre und des eigenen Schluckens kann zu einem Gefühl der Störbarkeit und Verletzbarkeit und damit zu einem anhaltenden Globusgefühl führen.

Begleitende Beschwerden, die man beim Globus hystericus häufig findet, sind das Luftschlucken und anschließende Aufstoßen (Aerophagie), das Gefühl der vermehrten oder verminderten Schleimbildung, Schluckstörungen, Atemstörungen wie die Hyperventilationstetanie und auch das Globusgefühl.

Abb. 6.2 Abszess in den tiefen Halsweichteilen (MRT)

> **LERNTIPP**
> Ein Globusgefühl kann Ausdruck einer rein funktionellen Störung sein, aber auch Folge einer morphologischen Veränderung im Bereich des Rachens, des Kehlkopfes, der Trachea, des Ösophagus oder der Schilddrüse.

6.4 Ursachen des Globusgefühls

Krankheitsbilder, die zu einem Globusgefühl führen können sind u. a.:

→ psychogen (Globus hystericus, häufigste Ursache!)
→ Tonsillitis
→ Pharyngitis
→ Seitenstrangangina
→ Pharynxkarzinom
→ Larynxkarzinom
→ Schilddrüsenerkrankungen: Struma, Thyreoiditis, Schilddrüsenknoten, Schilddrüsenkarzinom
→ Lymphknoten
→ Fremdkörper
→ Erkrankungen des Ösophagus: hoch sitzendes Ösophaguskarzinom, Achalasie, Zenker-Divertikel
→ HWS-Exostosen

6.5 Problemlösung

6.5.1 Anamnese und erste differenzialdiagnostische Überlegungen

Fallbeispiel Fortsetzung

Gezielte Anamnese

Sie fragen nun gezielt nach. Die Patientin berichtet, dass das Gefühl seit mehreren Monaten immer wieder auftritt. Zwischendurch besteht auch völliges Wohlbefinden. Die Beschwerden sind im Verlauf nicht schlimmer geworden. Eine Schluckstörung besteht nicht, Essen und Trinken sind völlig ungestört. Vorerkrankungen sind nicht bekannt. Halsschmerzen, Husten oder Auswurf bestehen nicht. Die Patientin raucht nicht.

Differenzialdiagnostische Überlegungen

Das differenzialdiagnostische Spektrum hat sich stark eingeschränkt. Der über Monate bestehende rezidivierende Ver-

lauf ohne Progression und der ungestörte Schluckakt sprechen gegen einen organischen entzündlichen oder tumorösen Prozess und für eine funktionelle Ursache. → *Weiter auf S. 89.*

Beim typischen Globusgefühl berichtet der Patient üblicherweise über ein Kloß- und Engegefühl im oberen Hals- und Kehlkopfbereich. Primäres Ziel von Anamneseerhebung und körperlicher Untersuchung ist es, zu differenzieren, ob eine psychische oder organische Ursache vorliegt. Sekundäres Ziel ist es, die psychogene Natur zu verifizieren bzw. die organische Ursache zu spezifizieren.

Zunächst einmal fragt man, **wo das Globusgefühl besteht.**

Das typische Globusgefühl wird mit einem **Griff zum Kehlkopf** lokalisiert: „Hier drinnen, als ob da etwas sitzt."

Beschwerden, die im Kieferwinkel bestehen, müssen an veränderte Lymphknoten und entzündliche Prozesse im Hals denken lassen. Beschwerden im Jugulum oder im Bereich des oberen Sternums sind verdächtig auf einen hoch sitzenden Ösophagusprozess (Zenker-Divertikel [Abb. 6.3], Ösophaguskarzinom).

> **Das Globusgefühl ohne organisches Korrelat wird meistens in der Mitte gespürt. Ein einseitiges Fremdkörper- oder Organgefühl spricht stark für eine organische Ursache.**
>
> LERNTIPP

Die nächste Frage lautet:
→ **Wann** treten die Beschwerden auf? In Ruhe, beim Essen, beim Trinken?

Typischerweise tritt das Globusgefühl in Ruhe auf, während Essen und Trinken ohne Beschwerden möglich sind. Bei organischen Ursachen ist es umgekehrt.

Dann interessiert der zeitliche Verlauf:
→ **Wie lange** haben Sie diese Beschwerden schon?
→ **Wie oft** treten sie auf? Ständig? Sporadisch?

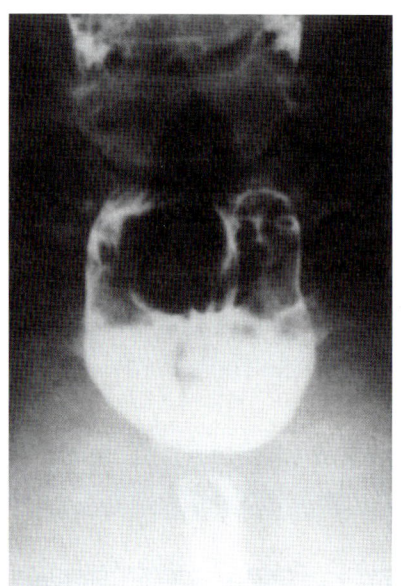

Abb. 6.3 Zenker-Divertikel in der Röntgen-kontrastdarstellung

→ Nehmen die Beschwerden an Häufigkeit und Dauer zu?
→ Gibt es auch völlig beschwerdefreie Phasen? Wie lange dauern diese?

> **MERKE**
> → **Länger bestehende Beschwerden, die kommen und gehen und unterbrochen werden von beschwerdefreien Phasen ohne Tendenz zur Progression, sprechen für ein psychogenes Globusgefühl.**
> → **Neu aufgetretene, anhaltende, progrediente Beschwerden sprechen für eine organische Ursache.**

Wenn man einen ersten Eindruck hat, ob die Beschwerden psychogener oder organischer Natur sind, sollte man das Krankheitsbild näher eingrenzen. Man kann dann direkt fragen:
Sind Ihnen selbst **Auslöser** aufgefallen?
Können Sie sich vorstellen, dass **seelische Faktoren** eine Rolle spielen?
Spielt **Stress** eine Rolle? Haben Sie Stress? Haben Sie Probleme im privaten oder beruflichen Bereich?

Besteht eine psychische Erkrankung? Hatten Sie mal eine Psychotherapie? Besteht Anhalt für andere **funktionelle Beschwerden**? Oberbauchbeschwerden? Eine Reizdarmsymptomatik? Eine Hyperventilationstetanie in der Vorgeschichte? Palpitationen? Eine Essstörung?
Nicht selten ist die Anamnese bei diesen Fragen positiv.
Bei Verdacht auf eine **organische Ursache** sollte man nach **Begleitphänomenen** fragen:
→ Haben Sie **Schmerzen**? Haben Sie einen **Gewichtsverlust** bemerkt?
→ Besteht auch eine **Schluckstörung?** Verschlucken Sie sich?

Tabelle 6.1 **Anamnestische Hinweise**	
psychogene Ursache	**organische Ursache**
junge Menschen	ältere Menschen
Beschwerden treten vorwiegend in Ruhe auf, häufig Besserung beim Schlucken	Beschwerden beim Schlucken aggraviert
Schlucken ungestört	Beschwerden vor allem beim Schlucken (Dysphagie)
anamnestisch lange Dauer der Beschwerden	Beschwerden sind neu aufgetreten
intermittierend	konstant bzw. zunehmend
nicht progredient	progredient
Halsmitte	seitlich
Vorgeschichte anderer psychischer Störungen	Risikofaktoren (Nikotinabusus, Alkoholabusus, Schilddrüsenerkrankung)
seelische Belastungen, Stress	Begleitphänomene (Schmerzen, Gewichtsverlust, Schluckstörung)

→ Bringen Sie Essen hoch?

→ Haben Sie einen **unangenehmen Geschmack** im Mund? Mundgeruch?

→ Bestehen **Ekelgefühle**, z.B. vor bestimmten Speisen?

→ Leiden Sie unter Aufstoßen? Haben Sie erbrochen?

→ Ferner: Haben Sie Herzbeschwerden? Atemnot?

Außerdem sind **Risikofaktoren** abzuklären:

→ Rauchen Sie? (V.a. Larynx- oder Bronchialkarzinom)

→ Besteht ein Alkoholabusus? (V.a. Ösophaguskarzinom)

→ Leiden Sie an einer Schilddrüsenerkrankung?

Auch ist der Patient zu fragen, ob bereits **Untersuchungen** stattgefunden haben. Hier interessiert besonders:

→ psychologische Beratung

→ HNO-ärztliche Untersuchung

→ Schilddrüsendiagnostik (v.a. Sonographie).

6.5.2 Körperliche Untersuchung

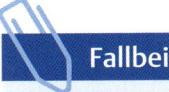

Fallbeispiel Fortsetzung

Körperlicher Untersuchungsbefund
Bei der körperlichen Untersuchung von Frau F. ist der Aspekt von Hals und Rachen unauffällig. Es besteht weder eine Struma noch eine Pharyngitis. Palpatorisch tasten Sie submandibulär einzelne kleine, nicht vergrößerte Lymphknoten, eine Schilddrüsenvergrößerung besteht auch palpatorisch nicht.

Differenzialdiagnostische Überlegungen
Die körperliche Untersuchung und die Anamnese sprechen für eine funktionelle Ursache. Allerdings lässt sich mit letzter Sicherheit ein tief sitzender Prozess im HNO-Bereich nicht ausschließen, ebenso wenig wie eine Thyreoidi-

tis mit Kapselspannungsschmerz. Auch ein Zenker-Divertikel ist nach wie vor differenzialdiagnostisch in Erwägung zu ziehen, allerdings wäre die Patientin hierfür relativ jung und meistens werden die Beschwerden beim Schlucken aggraviert.

Die körperliche Untersuchung muss immer erfolgen (Tab. 6.2).

Zunächst die **Inspektion** des Halses von außen: Sind äußerlich Asymmetrien zu erkennen? Besteht eine Struma (Abb. 6.4)? Dann die Inspektion des Rachens: Besteht eine Entzündung? Ist Eiter zu sehen? Ein Tumor?

Dann erfolgt die **Palpation**. Man fahndet nach vergrößerten Lymphknoten (s.S. 128), Schwellungen, einer Struma oder umschriebenen Schilddrüsenveränderungen. Außerdem wird die Trachea getastet und auf zentrale Lage untersucht.

Tabelle 6.2 **Körperliche Untersuchung bei Globusgefühl**	
Untersuchung	**achten auf**
Inspektion	
▪ Hals (äußerlich, Abb. 6.5)	▪ Struma, Asymmetrien
▪ Rachen und Kehlkopf	▪ Entzündungen (z.B.Tonsillitis), Eiter, Tumor
Palpation	
▪ allgemein	▪ Lymphknoten, Tumor
▪ Kehlkopf	▪ Lymphknoten
▪ Schilddrüse	▪ diffuse Vergrößerung, umschriebene Vergrößerung
Auskultation	inspiratorischer Stridor (bei Verdrängung oder Verlegung der oberen Atemwege, typisch bei Struma mit Trachealeinengung

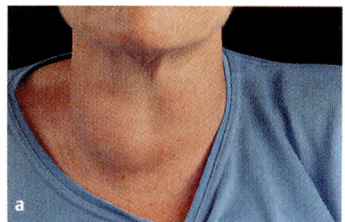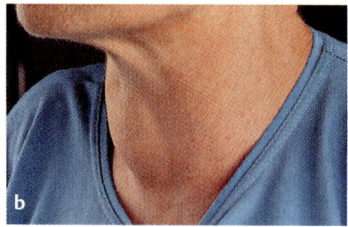

Abb. 6.4 Schilddrüsenvergrößerung. Struma nodosa von vorne und von der Seite

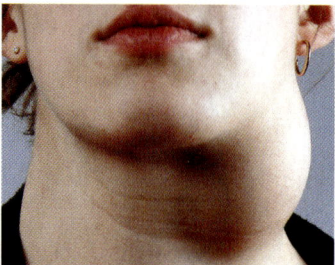

Abb. 6.5 Laterale Halszyste

breischluck zeigt einen regelrechten Schluckakt, ein Zenker-Divertikel oder eine motorische Schluckstörung liegen nicht vor.

Differenzialdiagnostische Überlegungen

Durch die weiteren Untersuchungen können Sie eine organische Ursache der Beschwerden als fast ausgeschlossen ansehen.

Schließlich wird **auskultiert:** Besteht ein Stridor? Dies ist verdächtig auf eine Verdrängung oder Verlegung der oberen Atemwege.

Übrigens: Vor jeder körperlichen Untersuchung sollte man sich, für die Patienten erkennbar, die Hände waschen. Das gilt ganz besonders, wenn man im Gesicht und Halsbereich abtastet.

6.6 Weitergehende Diagnostik

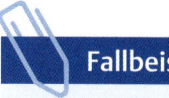
Fallbeispiel **Fortsetzung**

Weitergehende Untersuchungen

Es folgt eine Reihe weiterer Untersuchungen: die HNO-ärztliche Untersuchung, die Sonographie der Schilddrüse und der Halsweichteile sind unauffällig. Bei der Laboruntersuchung liegen die Schilddrüsenwerte im Normbereich, Schilddrüsenantikörper sind nicht nachweisbar. Der Ösophagus-

Das Ausmaß der weitergehenden Untersuchungen hängt vom Beschwerdebild ab. Allerdings sollte man sich bei der Planung der Diagnostik Folgendes vor Augen halten: Zum einen ist das psychogen bedingte Globusgefühl ein häufiges Symptom. Das koinzidente Auftreten mit einer zusätzlichen, neu aufgetretenen organischen Erkrankung ist allerdings möglich – auch seelisch labile Menschen können ein Kehlkopfkarzinom bekommen.

Zum anderen sollte man sich davor hüten dem Patienten zu sagen: „Sie haben nichts, da brauchen wir gar nicht weiter zu untersuchen." Denn natürlich leidet der der Patient unter seinen Beschwerden und sucht deswegen ärztlichen Rat – also hat er etwas und ein Recht darauf, dass seine Beschwerden ernst genommen werden.

Die beiden wichtigsten Zusatzuntersuchungen sind die **HNO-ärztliche Untersuchung** und die **Schilddrüsensonographie.** Bei einem Fremdkörper- oder Organgefühl während des Schluckens ist der **Breischluck** unter der Durchleuchtung die aussagekräftigste Methode (Tab. 6.3).

Tabelle 6.3 Weiterführende Untersuchungen bei Globusgefühl		
Untersuchung	**Parameter**	**Ausschluss/Nachweis von**
HNO-ärztliche Untersuchung	Laryngoskopie	Entzündung, Neoplasie
Sonographie	Schilddrüse, Lymphknoten	Struma, Thyreoiditis, Lymphome
Röntgenthorax	Trachea, Schilddrüse	retrosternale Struma, Verengung der Trachea
Röntgen mit wasserlöslichen Kontrastmitteln	Ösophagus	Zenker-Divertikel, Ösophaguskarzinom
Endoskopie	Ösophagus, Magen, Duodenum	Refluxkrankheit, Hiatushernie, Kardiainsuffizienz, Ösophaguskarzinom

6.7 Diagnosesicherung

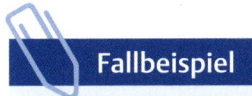 **Fallbeispiel**

Diagnosesicherung
Die Diagnose eines psychogenen Globusgefühls ist durch den Ausschluss einer organischen Ursache gesichert.

In Tab. 6.4 sind die wesentlichen richtungsweisenden Untersuchungsmethoden für verschiedene wichtige bzw. häufige Ursachen des Globusgefühls aufgeführt.

Tabelle 6.4 Diagnosesicherung bei Globusgefühl		
Erkrankung	**wegweisende Befunde o. Symptome**	**Diagnostik**
Globus hystericus	Ausschlussdiagnose!	
Infektion	Halsschmerzen, Fieber	körperliche Untersuchung, HNO-ärztliche Untersuchung
Zenker-Divertikel	Schluckstörungen	Röntgen mit wasserlöslichen Kontrastmitteln
Ösophaguskarzinom	Dysphagie	Endoskopie, Röntgen mit wasserlöslichen Kontrastmitteln
Struma, umschriebene Schilddrüsenveränderungen	Inspektion daran denken!	Sonographie
Thyreoiditis	daran denken!	Schilddrüsen-Antikörper, Sonographie

6.7.1 Therapieansätze

In Tab. 6.5 sind die Therapieansätze bei Erkrankungen, die mit einem Globusgefühl einhergehen können, aufgeführt.

Tabelle 6.5 Therapie bei Globusgefühl	
Ursache	**Therapieansatz**
Globus hystericus	Aufklärung, Stressabbau, autogenes Training, Psychotherapie
Schilddrüsenerkrankungen	
■ Struma	Gabe von Jod, Thyroxin, Operation
■ umschriebener Knoten (Abb. 6.6)	Operation
■ Schilddrüsenkarzinom	Operation, Radiojodtherapie
■ Thyreoiditis	bei bakterieller Genese Antibiotika, Thyroxin-Substitution bei Hypothyreose
bakterielle Entzündung bzw. entzündlich vergrößerte Lymphknoten	Antibiotika
Karzinome im HNO-Bereich	Operation, Radiochemotherapie
Lymphome	Chemotherapie, Radiatio
Lymphknotenmetastasen	wenn möglich: Therapie der zugrunde liegenden Erkrankung
Zenker-Divertikel	Operation

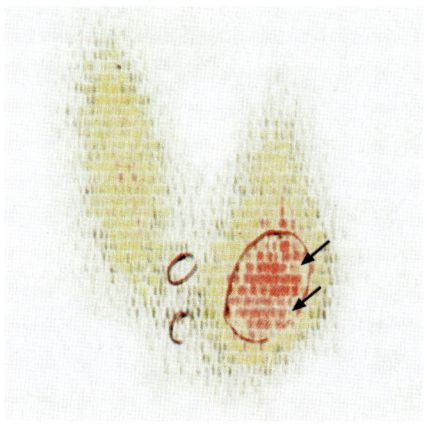

Abb. 6.6 Autonomes Adenom (Pfeile) mit supprimierter Darstellung des restlichen Drüsengewebes in der Schilddrüsenszintigraphie. Die Suppressions-Szintigraphie dient der Identifizierung autonomer Bezirke

7 Schnarchen und schlafbezogene Atmungsstörungen

7.1 Begriffe

Schnarchen: Atemgeräusch, das beim Schlafen auftritt.

→ **Schlafapnoe:** Atempause während des Schlafens mit einer Dauer > 10 sec.

In der Schlafmedizin werden zwei Arten von **schlafbezogenen Atmungsstörungen** (syn. SBAS) unterschieden:

→ **obstruktive Schlafapnoe:** partielle oder komplette Obstruktion der Atemwege mit vermehrter Atemarbeit (häufigste Form!)

→ **zentrale Schlafapnoe:** Störung des zentralen Atemantriebes

7.2 Problemstellung

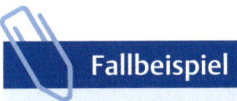

Fallbeispiel

Bericht des Patienten

Zu Ihnen kommt ein 63-jähriger Mann und klagt über ständige Müdigkeit. Schon bald nach dem Aufstehen und vor allem tagsüber leidet er an einer bleiernen Müdigkeit. Er kann morgens beim Zeitung lesen schon wieder einschlafen.

Differenzialdiagnostische Überlegungen

Tagesmüdigkeit muss an eine ganze Reihe möglicher Ursachen denken lassen. Die einfachste ist natürlich der ungenügende Schlaf, sei es durch zu spätes ins Bett gehen oder zu frühes Aufstehen, sei es durch einen gestörten Nachtschlaf. Auch das Schlafapnoe-Syndrom, eine Störung des normalen Schlafzyklus, die der Betreffende unter Umständen selbst nicht spürt, muss berücksichtigt werden. Daneben kann jede Anämie zu einer Müdigkeit führen, auch eine orthostatische Dysregulation mit Hypotonie. → *Weiter auf S. 95.*

Schnarchen ist in den meisten Fällen ein harmloses Phänomen. Es kann jedoch von der Partnerin oder dem Partner als lästig, störend oder stark belastend empfunden werden. Außerdem kann es Teil einer komplexen Schlafstörung sein: dem obstruktiven Schlafapnoe-Syndrom. Dann kann Schnarchen durch Symptome wie Tagesmüdigkeit, Depression, Unfallhäufung eine große Bedeutung für das soziale und berufliche Leben haben. Zudem ist das obstruktive Schlafapnoe-Syndrom ein Risikofaktor für kardiovaskuläre Ereignisse wie Schlaganfall oder Herzinfarkt.

Schnarchen als Folge einer anderen gravierenden Erkrankung im oberen Respirationstrakt ist sehr selten.

> **LERNTIPP**
>
> Die Bedeutung der Diagnostik beim Schnarchen besteht vor allem in der Identifizierung von Patienten mit schlafbezogenen Atmungsstörungen, insbesondere dem obstruktiven Schlafapnoe-Syndrom.

7.3 Rekapitulation von Anatomie und Physiologie

Während des Schlafes kommt es beim Gesunden zu einer mehr oder weniger ausgeprägten Obstruktion und Widerstandserhöhung im Bereich der Atemwege. Ursache ist eine **Erschlaffung** und ein **Zurücksinken** des **Zungengrundes** und des **Gaumensegels** mit Verkleinerung der Rachenhöhle sowie ein Absinken des Unterkiefers nach unten und hinten.

93

Das Schnarchen entsteht dann durch das **Flattern des Gaumensegels**.

Begünstigt wird Schnarchen zusätzlich durch eine Behinderung der Nasenatmung (Nasenpolypen, Hyperplasie der Rachentonsillen) aber auch – selten – durch einen Pharynxtumor.

Beim **obstruktiven Schlafapnoesyndrom** kommt es zur weit gehenden oder kompletten Obstruktion der Atemwege mit **Hypopnoe** oder **Apnoe**. Es folgen massive Atemanstrengungen mit dann einsetzender, zentralnervöser Weckreaktion („arousal") und erneuter Atmung und erneutem Schnarchen. Die Störung des Tiefschlafes durch die Weckreaktion bedingt die **Beschwerden am Tage**: Müdigkeit, Konzentrationsstörungen, Kreislaufregulationsstörungen.

Das **relativ seltene, nicht obstruktive Schlafapnoesyndrom** ist charakterisiert durch nächtliche Atempausen ohne Aktivierung der Atemmuskulatur. Es ist Folge eines verminderten Atemantriebes, bedingt durch eine verminderte Stimulierbarkeit der Chemorezeptoren, z.B. im Alter.

7.4 Ursachen von Schnarchen und Tagesmüdigkeit

Die **häufigste Ursache von Schnarchen** ist die partielle Obstruktion der Atemwege im Schlaf, ohne daraus folgendes Schlafapnoe-Syndrom. Man sieht es bei völlig gesunden Individuen, es ist also kein obligat pathologischer Befund.

Nicht selten jedoch bestehen Erkrankungen, die das Schnarchen begünstigen: Behinderung der Nasenatmung bei Hyperplasie der Rachentonsillen, adenoiden Vegetationen (Abb. 7.1), bei Nasenpolypen, bei einer Septumdeviation. Selten kann Schnarchen auch als Folge eines Pharynxtumors auftreten (Tab. 7.1).

Die weitaus häufigste **Ursache von Tagesmüdigkeit** ist ein zu kurzer oder durch äußere Umstände (Lärm, Stress, Schicht-

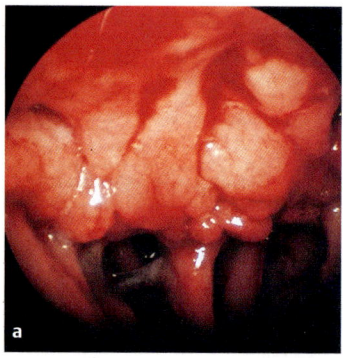

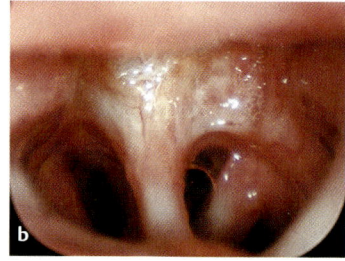

Abb. 7.1 Adenoide Vegetationen im Nasopharynx vor (a) und nach (b) Operation behindern die Nasenatmung erheblich

Tabelle 7.1 **Ursachen von Schnarchen**
Ursachen
■ primäres habituelles Schnarchen
■ Schnarchen im Rahmen eines obstruktiven Schlafapnoe-Syndroms
■ Schnarchen bei Behinderung der Nasenatmung: Hyperplasie der Rachentonsillen, adenoide Vegetationen, Nasenpolypen, Septumdeviation.
■ Pharynxtumoren

Tabelle 7.2 **Ursachen von Tagesmüdigkeit**
Ursachen
■ zu kurzer Schlaf
■ durch äußere Faktoren gestörter Schlaf
■ Hypotonie
■ Anämie
■ Hypothyreose
■ Narkolepsie

94

arbeit) gestörter Schlaf. Bei jungen Menschen sollte Tagesmüdigkeit an eine orthostatische Dysregulation denken lassen mit Hypotonie, Leistungsminderung, Schwäche, Müdigkeit. Jede Anämie verursacht, ab einem gewissen Grad, ebenfalls Schwäche, Antriebsarmut, Müdigkeit. Zu den sehr seltenen Ursachen eines imperativen Schlafdranges gehört die Narkolepsie mit ihren typischen Symptomen imperative Schlafattacken, Kataplexien, Pseudohalluzinationen, Schlaflähmung (Tab. 7.2).

7.5 Problemlösung

7.5.1 Anamnese und erste differenzialdiagnostische Überlegungen

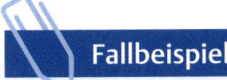

Fallbeispiel   Fortsetzung

Gezielte Anamnese
Die Beschwerden bestehen schon seit ein bis zwei Jahren, haben aber in den letzten Monaten zugenommen. Der Nachtschlaf sei eigentlich ausreichend der Patient geht früh ins Bett und kann auch durchschlafen. Nach gezielter Anfrage bei der Ehefrau berichtet diese, dass ihr Mann ziemlich stark schnarche, gelegentlich habe er auch recht lange Atempausen, was sie beunruhigt. Ansonsten ist der Mann immer gesund gewesen, allerdings besteht ein Hypertonus mit stark schwankenden Werten.

Differenzialdiagnostische Überlegungen
Das Schnarchen und die Atempausen müssen bei einem Mann in diesem Alter an ein obstruktives Schlafapnoe-Syndrom denken lassen. Ein niedriger Blutdruck scheidet als Ursache für die Müdigkeit eher aus. Die Anämie muss weiterhin differenzialdiagnostisch berücksichtigt werden. → *Weiter auf S. 96.*

Zunächst ist es wichtig, bei Patienten, die schnarchen und über Allgemeinbeschwerden klagen überhaupt an ein obstruktives Schlafapnoe-Syndrom zu denken.

Mit der Anamneseerhebung soll dann geklärt werden, ob äußere Umstände die Tagesmüdigkeit erklären können, und ob sich positive Anhaltspunkte für das Vorliegen eines obstruktiven Schlafapnoe-Syndroms finden lassen.

Die Anamnese sollte möglichst **in Gegenwart der Partnerin oder des Partners** erhoben werden, da diese zum einen über das Schnarchen und die Atempausen besser Auskunft geben können, zum anderen eine mögliche Wesensveränderung besser erkennen.

Da Schnarchen häufig ist ($> 50\%$ aller Männer über 50 Jahre schnarchen) und häufig äußere Umstände den erholsamen Schlaf stören können, ist das koinzidente Auftreten von Schnarchen und Tagesmüdigkeit häufiger als der kausale Zusammenhang.

Mit den ersten Fragen muss also geklärt werden:
→ **Wieviel** Nachtschlaf ist möglich?
→ Bestehen erkennbare **Einschlaf- oder Durchschlafstörungen?**
→ Wird der Schlaf durch **äußere Einflüsse** gestört? Lärm? Schichtdienst?

> **LERNTIPP**
>
> Das obstruktive Schlafapnoe-Syndrom ist charakterisiert durch die Tagesmüdigkeit bei scheinbar ausreichendem, ungestörtem Schlaf.

Wenn einmal der Verdacht auf ein Schlafapnoe-Syndrom besteht, sollte dieses gezielt erfragt werden. Fast regelhaft lässt sich zum einen fremdanamnestisch das **starke und unregelmäßige Schnarchen**, unterbrochen durch längere Atempausen, eruieren. Zum anderen lassen sich die Folgen eines ungenügend erholsamen Schlafes oft sehr eindrücklich erfragen: imperativer Schlafdrang, u. U. während eines Gesprächs, Sekundenschlaf beim Autofahren, Einschlafen während des Zeitung lesens. Oft besteht eine intellektuelle Leistungsminderung, Depressionen, Gedächtnisstörungen, die als altersbedingt fehlgedeutet werden. Nicht selten lässt sich auch ein schlecht einstellbarer Hypertonus erfragen. Schließlich wird nach möglichen **Auslösern und Risikofaktoren** gefahndet:

→ Nikotin
→ Alkohol
→ Einnahme von Schlaf- oder Beruhigungsmitteln
→ Behinderung der Nasenatmung (Rhinitis, Polypen)
→ Übergewicht
→ Familienanamnese (familiäre Häufung).

Zusätzliche Risikofaktoren sind:
→ männliches Geschlecht
→ Schlafen in Rückenlage
→ hohes Alter.

7.5.2 Körperliche Untersuchung

Fallbeispiel   Fortsetzung

Körperlicher Untersuchungsbefund
Bei der körperlichen Untersuchung sehen Sie einen 63-jährigen Mann in gutem Allgemeinzustand und adipösem Ernährungszustand. Größe 172 cm, Gewicht 92 kg. Im Bereich von Kopf und Hals ist kein pathologischer Befund zu erheben. Über den Lungen sonorer Klopfschall und vesikuläres Atemgeräusch, keine Rasselgeräusche. Herzaktionen regelmäßig, 82/min RR 178/102 mmHg. Herztöne rein und leise, keine pathologischen Geräusche auskultierbar. Das Abdomen ist weich, es bestehen kein Druckschmerz, keine Ab-

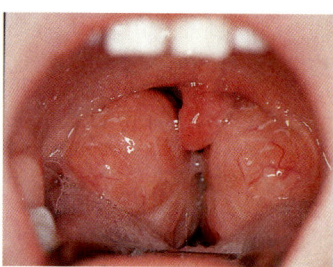

Abb. 7.2 Atembehinderung durch Tonsillenhyperplasie bei einem Kind

wehrspannung und keine Resistenzen. Die der Palpation zugänglichen Lymphknotenstationen sind unauffällig, die orientierende neurologische Untersuchung ebenfalls.

Differenzialdiagnostische Überlegungen
Die körperliche Untersuchung hat nicht wesentlich weitergeholfen. Der bekannte Hypertonus wurde bestätigt.

Die körperliche Untersuchung hilft meist nicht viel weiter. In jedem Fall wird der Rachen inspiziert und der Blutdruck gemessen, denn das Schlafapnoe-Syndrom kann Ursache eines Hypertonus sein, da durch das Arousal die Katecholaminausschüttung angeregt wird.
Bei der Untersuchung von Mund, Rachen und Nase ist vor allem auf folgende Befunde zu achten:
→ Rachen: Uvula lang, groß (häufig beim habituellen Schnarchen)
→ Weicher Gaumen, tief, flach (häufig beim habituellen Schnarchen)
→ Hoher Gaumen, näseln (Hyperplasie der Rachentonsillen, Abb. 7.**2**)
→ Nase: große Nasenmuscheln, Schnupfen, nasale Sprache (Rhinitis), Nasenseptumdeviation (Behinderung der Nasenatmung?)

7.6 Weitergehende Untersuchungen

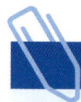

Fallbeispiel   Fortsetzung

Die Laborwerte sind unauffällig. Sie veranlassen eine Polysomnographie (s. S. 152), diese zeigt folgendes Bild: Abb. 7.**3**.
Assoziiert mit den Apnoephasen sind Abfälle der pulsoximetrische gemessenen arteriellen O_2-Sättigung (SpO_2) und Variationen der Herzfrequenz (EKG). Weckreaktionen zeigen sich durch Schnarchgeräusche, heftige Thorax-

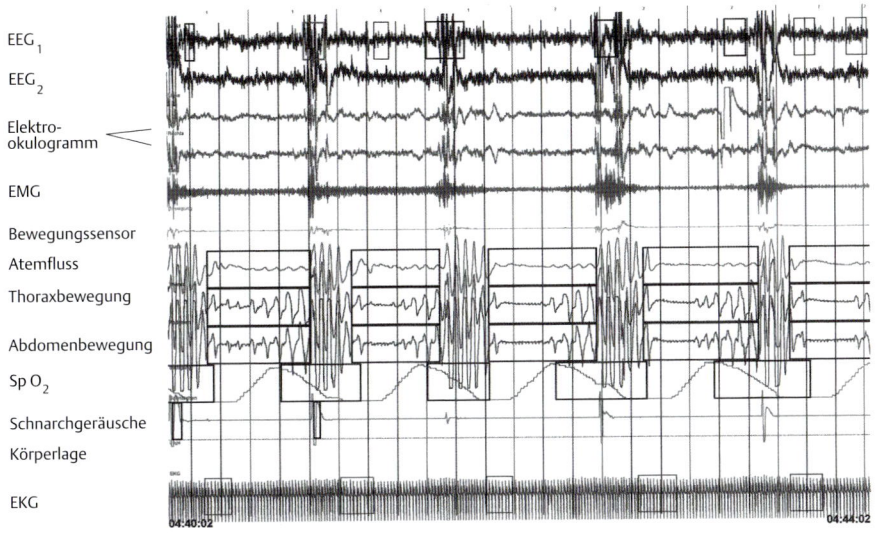

EEG₁
EEG₂
Elektro-okulogramm
EMG
Bewegungssensor
Atemfluss
Thoraxbewegung
Abdomenbewegung
SpO₂
Schnarchgeräusche
Körperlage
EKG

Abb. 7.3 Polysomnographie bei ausgeprägtem obstruktivem Schlafapnoesyndrom

97

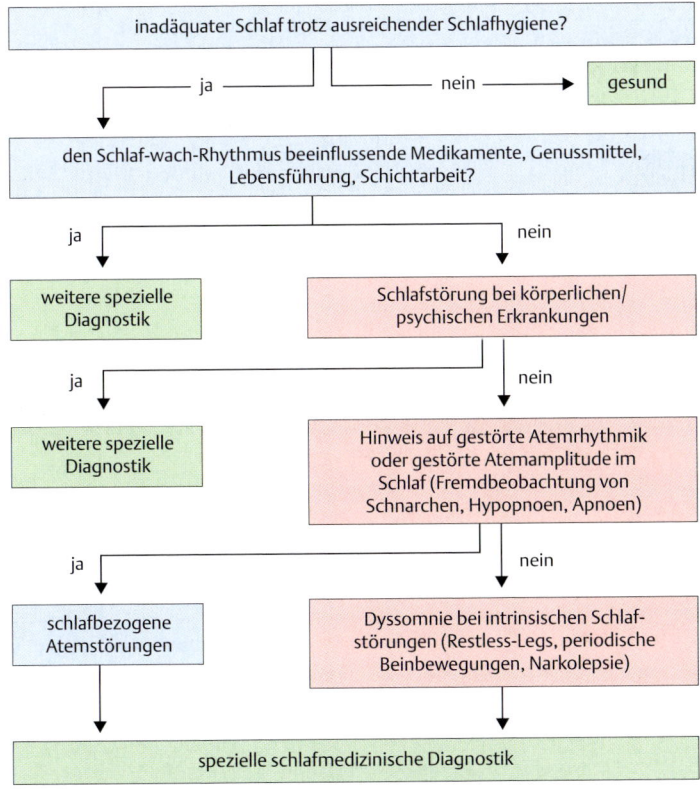

Abb. 7.4 Differenzialdiagnostik des nicht erholsamen Schlafes

und Abdominalbewegungen sowie einen vertieften Atemfluss und vermehrte EEG-, EMG- und EOG-Aktivität an.

Wegen der Bedeutung einer frühzeitigen Diagnose sollte die Indikation zum zunächst **ambulanten Schlafmonitoring** großzügig gestellt werden. Das weitere Vorgehen erfolgt dann je nach Befund
→ ambulantes Schlafmonitoring: Messung von Sauerstoffsättigung, Schnarchgeräuschen, Herzfrequenz, Atemexkursionen, nasalem Fluss
→ Polysomnographie im Schlaflabor (zusätzlich: Elektromyogramm, Elektrookulogramm, Elektroenzephalogramm)
→ HNO-ärztliche Untersuchung
→ kardiologische Diagnostik (Langzeit-EKG, Langzeit-Blutdruckmessung).

In Abb. 7.4 ist die Differenzialdiagnostik des nicht erholsamen Schlafes zusammenfassend dargestellt.

7.7 Diagnosesicherung

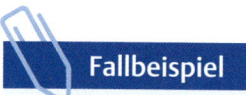

Fallbeispiel

Diagnosesicherung
Das obstruktive Schlafapnoe-Syndrom kann jetzt als gesichert angesehen werden.

In Tabelle 7.3 sind die wesentlichen richtungsweisenden Untersuchungsmethoden für verschiedene wichtige bzw. häufige Ursachen aufgeführt.

7.7.1 Therapeutische Möglichkeiten bei Schnarchen und obstruktivem Schlafapnoe-Syndrom

Schnarchen allein erfordert meistens keine spezielle Therapie. Wenn es sehr lästig ist, kann ein chirurgischer Behandlungsversuch in Erwägung gezogen werden: Uvulo-Palato-Pharyngoplastik.

Das obstruktive Schlafapnoe-Syndrom stellt eine Behandlungsindikation dar. Folgende Möglichkeiten stehen zur Verfügung:

1. Beseitigung von Risikofaktoren: Verzicht auf Schlafmittel, Beruhigungsmittel, Alkohol, Nikotin. Bei Adipositas: Gewichtsreduktion.

2. Gebiss-Schiene, die ein Zurückziehen des Unterkiefers verhindern soll.

3. nCPAP-Behandlung (nasal continous positive airway pressure): Kontinuierliche nächtliche Überdruckbeatmung über eine Nasenmaske. → **Therapie der Wahl!**

4. Chirurgische Maßnahmen: Chirurgische Korrektur einer Nasenseptumdeviation, Tonsillektomie, Uvulo-Palato-Pharyngoplastik.

Tabelle 7.3 **Diagnosesicherung**		
Erkrankung	**wegweisende Befunde o. Symptome**	**Diagnostik**
obstruktives Schlafapnoe-Syndrom	Schnarchen mit nächtlichen Atempausen, Tagesmüdigkeit	(Fremd-) Anamnese, Polysomnographie
obstruktives Schnarchen ohne Schlafapnoe	nächtliches Schnarchen ohne Atempausen	Polysomnographie: Nachweis von Schnarchgeräuschen ohne O_2-Entsättigung
Narkolepsie	imperative Schlafattacken, Kataplexien, Pseudohalluzinationen, Schlaflähmung	typische Befunde im Schlaflabor

8 Halsschmerzen

8.1 Begriffe

Halsschmerzen: Schmerzen im Bereich des Pharynx, Larynx oder der Halsweichteile.

8.2 Problemstellung

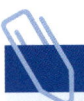

Fallbeispiel

Bericht des Patienten

Zu Ihnen kommt ein 17-jähriger Patient und klagt über starke Halsschmerzen, die seit dem Vortag bestehen. Er kann außerdem schlecht schlucken und fühlt sich krank. Seit heute morgen besteht Fieber.

Differenzialdiagnostische Überlegungen

Bei Halsschmerzen muss man zunächst an eine infektiöse Ursache denken. In den weitaus meisten Fällen liegt eine banale, nicht behandlungsbedürftige virale Infektion vor, nicht selten aber auch eine behandlungsbedürftige, unter Umständen komplikationsträchtige bakterielle Infektion. Bei jungen Menschen muss immer auch eine Ebstein-Barr-Virus-Infektion, berücksichtigt werden. → Weiter auf S. 100.

Patienten mit Halsschmerzen sind in der täglichen Praxis sehr häufig. Meist ist die Ursache eine Pharyngitis, ausgelöst durch einen banalen, selbst limitierten Virusinfekt, der keiner oder allenfalls einer symptomatischen Behandlung bedarf (> 80 %). Trotzdem werden sehr viele Patienten antibiotisch behandelt, also oft falsch und überflüssig (nach Schätzungen mehr als 80 %).

Auch wenn Halsschmerzen meist also Ausdruck einer eher harmlosen Erkrankung sind, sollte nicht vergessen werden, dass Streptokokkeninfekte der oberen Luftwege in der Vergangenheit Ursache gravierender kardialer, nephrologischer und rheumatologischer Komplikationen waren und es – wenn auch in geringerem Umfang – heute immer noch sind. Und: Virale Infekte können mit einer systemischen Beteiligung einhergehen (EBV, CMV). Und schließlich: Halsschmerzen können selten Ausdruck einer gravierenden, primär nicht im Hals lokalisierten Erkrankung sein: Angina pectoris, Myokardinfarkt, Leukämie.

> **LERNTIPP**
>
> Ziel bei Patienten mit Halsschmerzen ist es also, solche zu identifizieren, die einer weitergehenden Diagnostik und Therapie bedürfen.

8.3 Rekapitulation von Anatomie und Physiologie

Als Pharynx (Schlund) wird der Hohlraum bezeichnet, der unmittelbar vor der Wirbelsäule gelegen von der Schädelbasis bis in die Höhe des Ringknorpels zieht und hier in die Speiseröhre übergeht (s. Abb. S. 86).

Die Pars nasalis (Nasopharynx, Epipharynx) beginnt hinter der Nasenmuschel und zieht bis zum weichen Gaumen. An ihrer Hinterwand liegt die Rachenmandel (Tonsilla pharyngea), seitlich mündet rechts und links die Eustach-Röhre.

Die Pars oralis (Oropharynx, Mesopharynx) reicht vom Gaumen bis zum Kehlkopfeingang. Seitlich liegen die Gaumenmandeln (Tonsillae palatinae), am Zungengrund das lymphatische Gewebe der Tonsilla lingualis.

Die Pars laryngea (Laryngopharynx, Hypopharynx) ist der Bereich hinter dem Kehlkopf. Sie beginnt am Oberrand der Epiglottis und geht hinter dem Ringknorpel in die Speiseröhre über.

Prozesse im Nasopharynx können, besonders im Kindesalter, zur Behinderung der Nasenatmung führen. Der Nasopharynx ist einer direkten Untersuchung nicht zugänglich.

Der Oropharynx ist der direkten Einsicht zugänglich. Erkrankungen in diesem Bereich sind häufig mit schmerzhaften Schluckstörungen verbunden.

Der Hypopharynx ist einer direkten Untersuchung nicht zugänglich. Neben dem Schmerz sowie einem Organgefühl und einer Dysphagie dominieren bei Erkrankungen in diesem Bereich Hustenreiz und Heiserkeit.

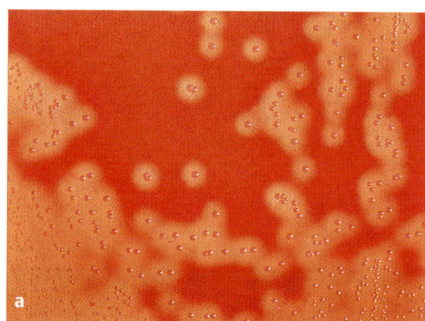
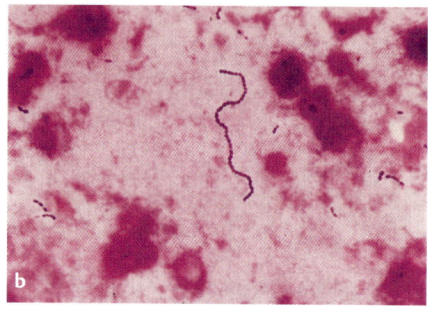

Abb. 8.2 Streptococcus pyogenes auf Blutagar (a) und im gramgefärbten Eiterpräparat (b)

8.4 Ursachen für Halsschmerzen

Die häufigste Ursache von Halsschmerzen sind unspezifische **Virusinfekte** der oberen Atemwege. Weniger häufig sind Ebstein-Barr-Viren (Abb. 8.1) oder Zytomegalieviren die Ursache.

Aber auch **bakterielle Infektionen** können Auslöser sein. Häufig ist eine Infektion mit Streptokokken (Abb. 8.2) oder Hämophilus influenzae, weniger häufig sind Staphylokokken nachweisbar. Selten ist die Diphterie der Auslöser.

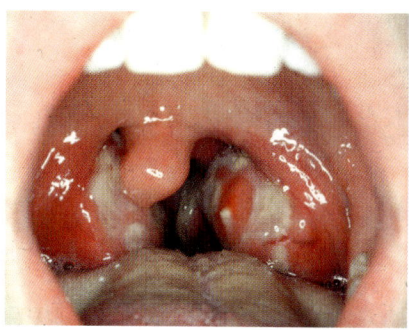

Abb. 8.1 Infektiöse Mononukleose (EBV-Infektion): mit Fibrinbelägen bedeckte Tonsillen

Pilzinfektionen (v. a. Candida albicans) sind selten und treten bevorzugt bei kompromittierter Immunität auf.

Angina pectoris bzw. Myokardinfarkt sind weniger häufig für Schmerzen im Hals verantwortlich, man sollte aber daran denken, vor allem wenn Infektionszeichen fehlen.

Weitere eher **seltene Ursachen** sind Pharynxtumore, Larynxtumore, eine Thyreoiditis, ein Aortenaneurysma, Leukämien und Lymphome.

Außerdem können mechanische und chemische Noxen zu Entzündungen und Schmerzen führen: langes Reden, Schreien, Singen, Dämpfe, Stäube u. a.

8.5 Problemlösung

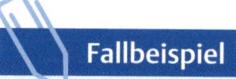

Fallbeispiel   Fortsetzung

Gezielte Anamnese
Bis vor zwei Tagen bestand völliges Wohlbefinden. Gestern dann relativ

plötzlicher Beginn mit Krankheitsgefühl und Schmerzen. Die Schmerzen sind überwiegend links lokalisiert, aber auch rechts. Der Patient zeigt dabei an beide Kieferwinkel.

Differenzialdiagnostische Überlegungen
Der plötzliche Beginn und das Krankheitsgefühl müssen an eine bakterielle Ursache denken lassen. Halsschmerzen i. R. viraler Erkältungskrankheiten sind meistens nicht mit einem ausgeprägtem Krankheitsgefühl verbunden.

→ Weiter auf S. 103.

8.5.1 Anamnese und erste differenzialdiagnostische Überlegungen
Ziel der Anamnese und der körperlichen Untersuchung ist es, zunächst eine **infektiöse** von einer **nicht infektiösen Ursache** der Halsschmerzen abzugrenzen. Wenn, was in den meisten Fällen zutreffen wird, eine infektiöse Ursache vorliegt, sollte es allein aufgrund des klinischen Bildes möglich sein, zwischen viraler und bakterieller Infektion zu unterscheiden. Denn die bakterielle, insbesondere die durch Streptokokken bedingte Pharyngitis, erfordert eine antibiotische Therapie, bevor das Ergebnis weitergehender Untersuchungen vorliegt. Bei viraler Ursache sollte nach Folgen einer möglicherweise vorliegenden Ebstein-Barr-Virus-Infektion mit Manifestation an inneren Organen gefahndet werden. Bei vermuteter nicht infektiöser Ursache sollte eine Verdachtsdiagnose gestellt werden.

> **MERKE**
> Ziel von Anamneseerhebung und körperlicher Untersuchung ist die Klärung folgender Fragen:
> → Ursache infektiös – nicht infektiös?
> → Erreger bakteriell – viral?
> → V. a. virale Genese: andere Organe beteiligt?
> → V. a. nicht infektiöse Genese: Ursachenabklärung.

Die ersten Fragen betreffen den **zeitlichen Verlauf:**
→ Wie lange haben Sie schon Halsschmerzen? Die Vorgeschichte bakterieller und viraler Infekte ist kurz: Stunden bis Tage.
→ Hatten Sie schon einmal solche Beschwerden? Oder einen Streptokokkeninfekt? Wurden Sie wegen ähnlicher Beschwerden schon einmal antibiotisch behandelt?

Danach fragen Sie den Patienten ob er **Fieber** hat. Falls ja: Wie hoch ist es (s. S. 107)? Alle infektiösen Ursachen einer Pharyngitis können zu Fieber führen. Deutliches Fieber, d. h. über 38,5°C oder noch höher (39–40°C), muss an eine Streptokokkeninfektion denken lassen.
Der dritte Komplex von Fragen betrifft zusätzliche **Begleitphänomene:**
Bestehen Schluckbeschwerden, Krankheitsgefühl, Inappetenz? Besteht Heiserkeit? Diese Beschwerden sind typisch für die Streptokokkenangina. Dem gegenüber haben virale Infekte häufig einen blanderen Verlauf und zeigen die Symptome einer Erkältung oder eines grippalen Infektes: Husten, Schnupfen, Heiserkeit (Tab. 8.1).
Bei bakterieller Infektion sollte zudem nach **besonderen Risikofaktoren** gefragt werden:
→ Besteht eine Einschränkung der Immunität?
→ Hat der Patient einen Herzklappenfehler oder eine künstliche Herzklappe?
→ Bestand schon einmal ein rheumatisches Fieber?

> **MERKE**
> In diesen Fällen käme einer raschen aggressiven Therapie große Bedeutung zu.

Die o. g. Fragen erlauben, zusammen mit der nachfolgenden körperlichen Untersuchung, meistens die Verdachtsdiagnose einer bakteriellen oder viralen Entzündung.

Tabelle 8.1 **Anamnestische Hinweise bei Halsschmerzen**	
Streptokokkeninfektion	**Virale Infektion**
starke Halsschmerzen, Schluckstörungen	eher geringe Halsschmerzen
Fieber > 38,5°C	subfebrile bis febrile Temperaturen
Krankheitsgefühl, Inappetenz	geringes Krankheitsgefühl
vorausgegangene Streptokokken-infektionen	keine Anamnese von Streptokokken-infektionen
Fehlen von Schnupfen, Husten, Heiserkeit	grippale Beschwerden: Husten, Schnupfen, Heiserkeit

Tabelle 8.2 **Nicht infektiöse Ursachen von Halsschmerzen**	
Beispiele	
■ Angina pectoris	■ Thyreoiditis
■ Myokardinfarkt	■ eingeblutete Schilddrüsenzyste
■ Aortenaneurysma	■ Schilddrüsenkarzinom
■ Lymphom	■ Pharynxkarzinom
■ Leukämie	■ Larynxkarzinom

Selten einmal bestehen **Halsschmerzen ohne Infektionszeichen**. Dann müssen seltenere, atypische Ursachen berücksichtigt werden. Die sicherlich in dieser Situation wichtigste Differenzialdiagnose ist die **Angina pectoris** oder der **Myokardinfarkt**. Der kardiale Schmerz kann im Bereich der Schultern, der Zähne und eben auch des Halses empfunden werden.

LERNTIPP

Diagnostisch entscheidend ist es, überhaupt an eine kardiale Ursache als Auslöser von Halsschmerzen zu denken.

Dann erfolgt die **systematische Abklärung**: Passt die Situation? Passen die Risikofaktoren, die Vorgeschichte, die Begleitumstände?

Eine eher seltene Ursache von Halsschmerzen ohne Infektionszeichen ist die **Thyreoiditis**. Der Schmerz wird meistens symmetrisch beschrieben und strahlt in die Kieferwinkel und die Ohren aus.
Es können zusätzlich Zeichen einer Über- oder Unterfunktion der Schilddrüse bestehen, aber auch eine Euthyreose ist möglich.
Karzinome im Halsbereich haben meist eine längere Vorgeschichte mit progredientem Verlauf. Häufig sind die Patienten Raucher.
In Tabelle 8.2 sind verschiedene nicht infektiöse Ursachen von Halsschmerzen aufgeführt.
Fragen Sie auch nach Vorerkrankungen, Medikamenteneinnahme, bereits stattgefundener Diagnostik (z.B. ob der Patient tonsillektomiert ist).

8.5.2 Körperliche Untersuchung

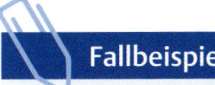

Fallbeispiel   Fortsetzung

Körperlicher Untersuchungsbefund
Bei der körperlichen Untersuchung sehen Sie folgendes Bild der Mundhöhle: eitrige Beläge an den Tonsillen. Außerdem tasten Sie schmerzhaft vergrößerte Lymphknoten in beiden Kieferwinkeln.

Differenzialdiagnostische Überlegungen
Es liegt eine eitrige, bakterielle Tonsillitis vor. → *Weiter auf S. 105.*

Zunächst werden **Mundhöhle und Rachen** untersucht. Diese Untersuchung ist in den meisten Fällen von Halsschmerzen entscheidend für die Diagnose. Vor allem auf die Tonsilla palatina ist zu achten: Sind die Tonsillen vergrößert? Zerklüftet? Besteht eine entzündliche Rötung? Ein schleimiger Belag? Bestehen eitrige Beläge? Besteht ein Enanthem? Sieht man Candida-Beläge (weißlich, abwischbar)? Erkennt man einen Tumor?
Dann werden die **Lymphknotenregionen** des Kopfes und des Halses palpiert (vgl. S. 130): Bestehen Lymphknotenvergrößerungen? Wie groß sind die Lymphknoten? Wie ist die Konsistenz? Ist die Palpation der Lymphknoten schmerzhaft?
Außerdem wird auf Schwellungen im Bereich der Halsweichteile geachtet.

Tabelle 8.3 Körperliche Untersuchung bei Halsschmerzen

- Untersuchung der Mundhöhle und des Rachens
- Untersuchung der Lymphknoten
- Untersuchung der Halsweichteile
- Untersuchung der Schilddrüse
- Untersuchung von Herz und Lunge

LERNTIPP

Achten Sie bei der Untersuchung der Lymphknoten auf (Abb. 8.3):
→ Lokalisation
→ Größe
→ Zahl
→ Konsistenz
→ Verschieblichkeit
→ Schmerz.

Generell gilt:
→ Weiche, verschiebliche, schmerzhafte Lymphknoten sprechen eher für eine entzündliche Erkrankung.
→ Derbe, nicht verschiebliche, indolente Lymphknoten sprechen eher für eine maligne Erkrankung.
(→ Weitere Informationen zum Leitsymptom „Lymphknotenvergrößerung" finden Sie auf S. 128 ff.)

Bei bakterieller Pharyngitis und Tonsillitis sollte außerdem das Herz auskultiert werden: Besteht Anhalt für einen Herzklappenfehler? In diesem Fall würde man Kontrollen (Temperatur, Racheninspektion, Herzauskultation) unter antibiotischer Therapie engmaschig durchführen.

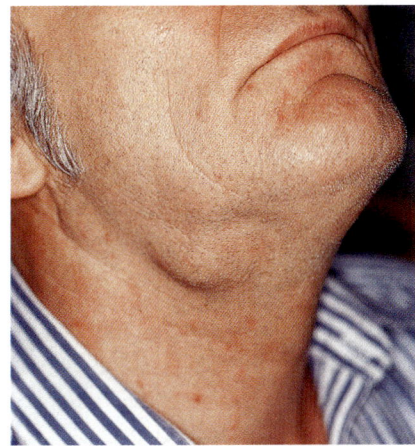

Abb. 8.3 Zervikale Lymphknotenschwellung

8.6 Weitergehende Untersuchungen

Die Diagnose sollte möglichst ohne weitere Untersuchungen gestellt und die Therapie eingeleitet werden. Bei Verdacht auf eine Streptokokkeninfektion sollte ein **Rachenabstrich** genommen werden, die Therapie wird vor Erhalt des Ergebnisses begonnen. Bei Verdacht auf einen Ebstein-Barr-Virus-Infekt (EBV) sollte die Diagnose serologisch bestätigt werden, außerdem muss laborchemisch und sonographisch nach einer Milz- und Leberbeteiligung gefahndet werden.

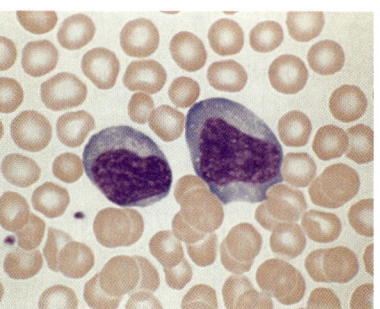

Abb. 8.4 Blutbild bei infektiöser Mononukleose: Im Blutausstrich sind zwei stimulierte, morphologisch veränderte Lymphozyten zu sehen („Pfeiffer-Zellen")

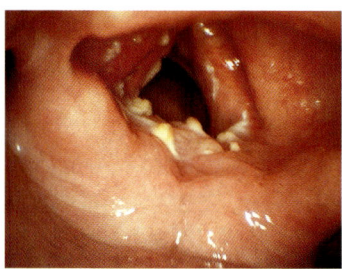

Abb. 8.5 Akute virale Laryngitis mit fibrinösen Belägen

Tabelle 8.4 **Weitergehende Diagnostik bei Halsschmerzen**		
Untersuchung	**Parameter**	**Interpretation**
Laborwerte	Blutbild (Abb. 8.4)	Entzündung
	Differenzialblutbild	Entzündung
	BKS, CRP	Entzündung
	GOT, GPT	Leberbeteiligung bei EBV-Infektion
Mikrobiologie	Rachenabstrich	Erregernachweis
Serologie	EBV, CMV	Erregernachweis
Abdomensonographie	Milzgröße bei Verdacht auf EBV-Infektion	Splenomegalie
Sonographie der Halsweichteile inkl. Schilddrüse	Lymphknoten, Weichteile	Lymphadenitis, Abszess, Thyreoiditis
Schilddrüsenantikörper	TAK, TRAK, TPO-AK	Thyreoiditis
Laryngoskopie	Schleimhaut	Entzündung (Abb. 8.5), Tumor

8.7 Diagnosesicherung

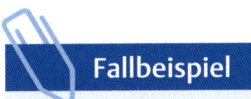

Fallbeispiel

Diagnosesicherung
Die Diagnose kann als gesichert angesehen werden, der Erregernachweis erfolgt kulturell (Rachenabstrich). Es wird vor Eingang des Ergebnisses eine prompte antibakterielle Therapie mit Penicillin eingeleitet.

In Tab. 8.5 sind Erkrankungen, bei denen Halschmerzen auftreten, mit ihren wegweisenden Symptomen und Befunden aufgeführt.

Therapieansätze bei Erkrankungen mit Halsschmerzen

Im Vordergrund steht die **kausale Therapie**: Gabe von Antibiotika, Operation bei Malignomen sowie die kausale Therapie bei selteneren Ursachen von Halsschmerzen, wie z. B. die Behandlung einer Angina pectoris.

Tabelle 8.5 Diagnosesicherung

Erkrankung	wegweisende Symptome	Diagnosesicherung und Befunde
Streptokokken-Angina	eitrige Beläge	Abstrich, Kultur
Candida-Infektion	weißliche, abwischbare Beläge	Abstrich
EBV-Infektion, CMV-Infektion	klinisches Bild: fieberhafte Angina tonsillaris, Lymphknotenschwellungen	Serologie
Lymphom (Abb. 8.6)	vergrößerte Lymphknoten, häufig schmerzlos, zu Paketen verbacken	Palpation, Zytologie, Histologie
Pharynxkarzinom	progredientes Beschwerdebild	Histologie
Thyreoiditis	daran denken! ggf. Symptome der Hypothyreose	Sonographie, TSH, Schilddrüsenantikörper
Angina pectoris, Myokardinfarkt	Thoraxschmerz, Schocksymptomatik	EKG, CK, CK-MB, Troponin
Seitenstrangangina	eitrige Beläge	Abstrich, kultureller Erregernachweis
Diphterie (Rarität)	bekannte Epidemie klinisches Bild: Angina mit fest haftenden weißlichen Belägen, die beim Abstreifen bluten, süßlicher Geruch	kultureller Erregernachweis, Nachweis des Diphtherietoxins
Scharlach (Abb. 8.7)	Fieber, Exanthem, Enanthem, Himbeerzunge	ASL-Titer, kultureller Erregernachweis
banale virale Pharyngitis acuta	Rötung, fehlender Eiter	klinisches Bild
Peritonsillarabszess	Tastbefund, kloßige Sprache, starke Schmerzen	HNO-ärztliche Untersuchung

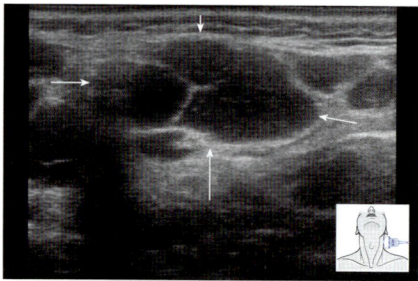

Abb. 8.6 Sonographie linke Halsseite: Konglomerat echoarmer Lymphknoten (Pfeile), die wie Bienenwaben aneinander liegen. Dieses Bild ist typisch bei malignen Lymphomen

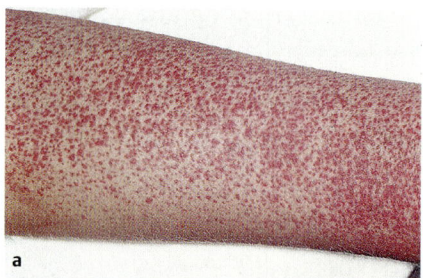

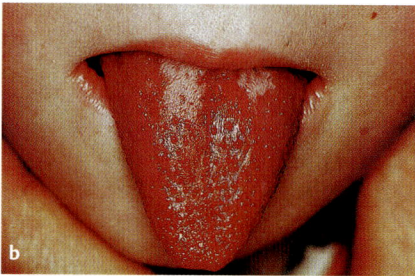

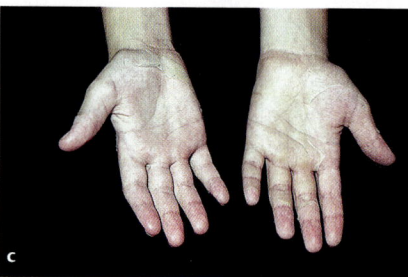

Abb. 8.7 Befunde bei Scharlach: a Scharlachexanthem: Kleine bis stecknadelkopfgroße, nicht konfluierende, dicht stehende Fleckchen, die erst blassrosa sind und sich dann im Verlauf hochrot verfärben. Sie überragen das Hautniveau leicht und fühlen sich samtartig an. b Himbeerzunge durch stärkeres Hervortreten der hochroten, geschwollenen Papillen. c Groblamelläre Schuppung nach Scharlach

Halsschmerzen im Rahmen banaler viraler Infekte werden überhaupt nicht oder symptomatisch behandelt: Paracetamol, Adstringenzien, Inhalationen, Lutschbonbons.

Tabelle 8.6 Therapie bei Halsschmerzen

Ursache	Therapie
Streptokokkenangina	Penicillin
Seitenstrangangina	Penicillin
Peritonsillarabszess	Abszesstonsillektomie unter antibiotischer Behandlung (Penicillin, Erythromycin, Cefalosporin)
bakterielle, nicht streptokokken bedingte Angina	Penicillin, Erythromycin, Cefalosporin
Scharlach	Penicillin
Candida-Infektion	Amphotericin lokal, Nystatin lokal
EBV, CMV-Infektion	symptomatisch
Malignom	Operation, Chemotherapie, Radiatio
Thyreoiditis	bei bakterieller Ursache Antibiotika, ansonsten kausal keine Therapie möglich Thyroxin-Substitution bei Hypothyreose
Angina pectoris	antianginöse Therapie, Revaskularisierung

9 Fieber

9.1 Begriffe

Fieber: Erhöhung der Körpertemperatur, bedingt durch eine Sollwerterhöhung des zentralen Thermoregulationszentrums (Normalwerte s. Tab. 9.1).

Fieber unklarer Ursache (FUO = fever of unkown origin): Temperaturerhöhung über 38,5 °C rektal, mehrfach gemessen, über einen Zeitraum von 3 Wochen, bei dem trotz intensiver ambulanter und stationärer Abklärung keine Ursache gefunden werden kann.

Hyperthermie: Überwärmung des Körpers, die nicht bedingt ist durch eine Sollwertverstellung, sondern durch ein Versagen der peripheren temperaturregulierenden Mechanismen.

Hypothermie: Temperatur < 35,6 °C rektal.

Die rektale Messung ist am zuverlässigsten, die am Ohr am unzuverlässigsten.

Tabelle 9.1 Körpertemperatur	
Ort der Messung	**°C**
normale Temperatur	
■ axillär	34,7–37,3
■ oral	35,5–37,5
■ rektal	36,5–38,0
■ aurikulär	35,8–38,0
subfebrile Temperatur	38,1–38,5 (rektal)
Fieber	> 38,5 (rektal)

Die Messung sollte möglichst mit einem Quecksilberthermometer erfolgen.

MERKE

Die Definitionen sind uneinheitlich: Im klinischen Gebrauch wird meistens die o. g. Definition von subfebrilen (38,1–38,5 °C) und febrilen (> 38,5 °C) Temperaturen benutzt. Allerdings sprechen manche Autoren schon ab 38,0 °C von Fieber.

9.2 Problemstellung

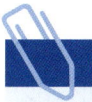

Fallbeispiel

Bericht des Patienten

Ein 48-jähriger Patient klagt über Fieberschübe. Zunächst waren die Temperaturen mäßig erhöht, zwischen 38,5 und 39 °C, jetzt steigt die Temperatur immer wieder über 39 °C. Außerdem sind Nachtschweiß, Krankheitsgefühl und Gliederschmerzen aufgetreten.

Differenzialdiagnostische Überlegungen

Bei rezidivierendem Fieber muss eine sehr große Zahl von Differenzialdiagnosen berücksichtigt werden. Im Vordergrund stehen infektiöse Erkrankungen, daneben nicht erregerbedingte entzündliche Erkrankungen sowie maligne Tumoren. ➔ *Weiter auf S. 110.*

Fieber ist im klinischen Alltag sehr häufig und kann durch eine große Zahl möglicher Ursachen ausgelöst werden. Meist handelt es sich um banale, selbst limitierte oder auch nur kurz behandlungsbedürftige infektiöse Erkrankungen, oft der oberen Luftwege, und erfordert keine intensivierte Diagnostik, sondern nur eine symptomatische oder empirische kausale Therapie.

Allerdings kann Fieber auch im Rahmen gravierender, zum Teil zwingend behandlungsbedürftiger Erkrankungen auftreten.

Ein besonderes Phänomen ist das Fieber unklarer Ursache (s. S. 120).

9.3 Rekapitulation von Anatomie und Physiologie

9.3.1 Körpertemperatur und Regulation

Die Körpertemperatur wird innerhalb sehr enger Grenzen konstant gehalten und liegt bei etwa 37 °C. Im **Hypothalamus** befindet sich das Steuerzentrum der Thermoregulation. Hier und in der Haut registrieren **Thermorezeptoren** die aktuelle Temperatur.

Das Thermoregulationszentrum gibt einen Sollwert vor. Wenn der Istwert vom Soll-

wert abweicht, erfolgt eine Korrektur durch

→ vermehrte Wärmeabgabe oder
→ vermehrte Wärmeproduktion.

Die **Erwärmung des Körpers unter normalen Bedingungen** erfolgt überwiegend durch Verbrennung im Rahmen des Grund- und Arbeitsumsatzes: Atmung, Zirkulation, Gehirn, Skelettmuskulatur, Leber, Abdominalorgane.

Zu einem geringen Teil gelangt Wärme auch von außen in den Körper: Sonneneinstrahlung, warme Speisen.

Die entstehende Körperwärme wird nach außen abgegeben. Die Wärmeabgabe erfolgt durch Wärmestrahlung (60 %), Wasserverdampfung über Haut und Lunge (perspiratio insensibilis 25 %) und durch Wärmeleitung (15 %).

Die Wärmeabgabe kann gesteigert werden durch eine **periphere Vasodilatation** mit **Vermehrung der Hautdurchblutung** und durch eine **vermehrte Schweißbildung.**

Bei Abfall der Körpertemperatur unter den Sollwert kommt es zu einer Vasokonstriktion mit Verminderung der Hautdurchblutung und zu einer vermehrten Wärmeproduktion. Diese erfolgt durch willkürliche und unwillkürliche Muskelkontraktionen (Zittern).

Physiologische Faktoren, die einen Einfluss auf die Körpertemperatur haben, sind körperliche Arbeit, Verdauung, die Umgebungstemperatur, der Menstruationszyklus, die Gravidität und die Tageszeit (Abb. 9.1).

9.3.2 Hyperthermie und Fieber

> Als Fieber bezeichnet man eine Erhöhung der Körpertemperatur auf dem Boden einer Sollwertverstellung im Thermoregulationszentrum.
>
> **MERKE**

Ursache dieser Sollwertverstellung können endogene und exogene Pyrogene sowie direkte Einwirkungen auf die Thermoregulation sein.

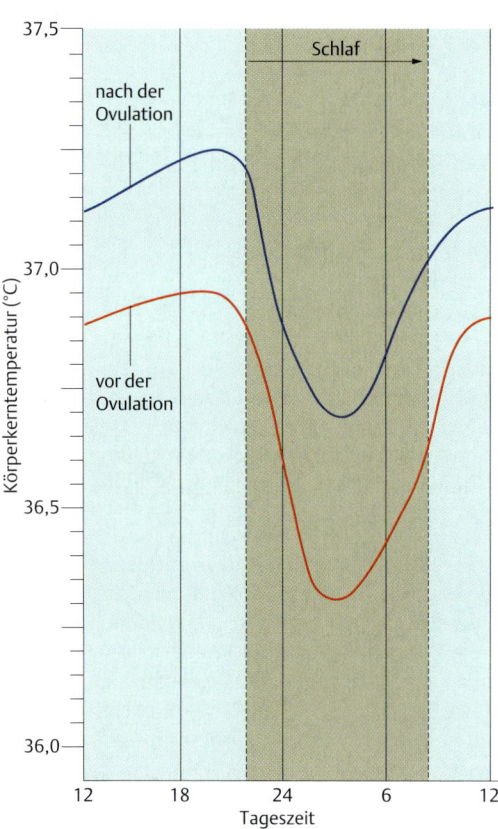

Abb. 9.1 Zirkadianer Verlauf der Körperkerntemperatur mit Minimum während der Schlafphase

Zu den **endogenen Pyrogenen** gehören Zytokine, die bei unterschiedlichsten entzündlichen Prozessen freigesetzt werden, Tumorzellen und Substanzen aus zerstörten Körperzellen, wie sie bei Infarkten und Hämatomen freigesetzt werden.

Exogene Pyrogene sind Bestandteile von Bakterien, Viren und Pilzen, die zum einen direkt auf den Hypothalamus einwirken, zum anderen zusätzlich die Freisetzung endogener Pyrogene bewirken.

Direkt auf das **Thermoregulationszentrum** einwirken können Hirntumore (Abb. 9.2) und intrazerebrale Blutungen.

Im **Fieberanstieg** besteht eine Sollwerterhöhung gegenüber dem Istwert. Über eine Aktivierung des autonomen Nervensystems kommt es zu einer Vasokonstriktion, zu einer vermehrten Wärmeproduktion durch Muskelkontraktionen (Frösteln, Schüttelfrost) und zu einer Reduktion der Schweißproduktion.

Im **Fieberabfall** ist es umgekehrt: Es besteht eine Istwert-Erhöhung gegenüber dem Sollwert. Folglich kommt es zu einer Vasodilatation und einer vermehrten Schweißsekretion.

9.4 Ursachen von Fieber

Fieber ist zum einen als Leit- oder Begleitsymptom zahlreicher Erkrankungen von diagnostischer Bedeutung, zum anderen kann es, unabhängig von seiner Genese, Ursache gravierender Komplikationen sein und damit selbst Krankheitsbedeutung bekommen (Tab. 9.2).

> **Eine der gravierendsten Komplikationen von Fieber ist die Exsikkose. Besonders gefährdet sind Säuglinge und alte Menschen.**
>
> MERKE

Zu den häufigsten Ursachen für Fieber gehören die **Infektionskrankheiten**: bakterielle und virale Infektionen, aber auch parasitäre und Pilzinfektionen.

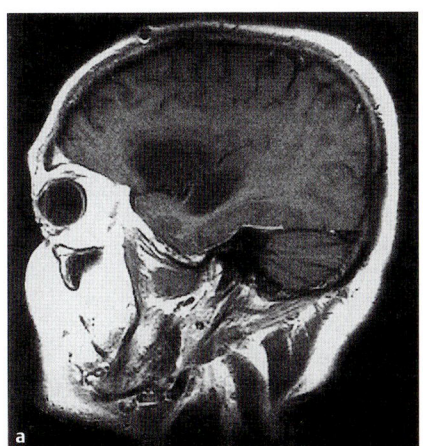
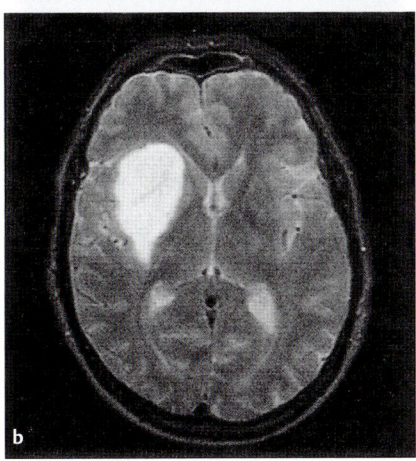

Abb. 9.2 Astrozytom Grad II, MRT eines 58-jährigen Patienten: a Große, glatt begrenzte hypointense Läsion frontal bis temporal in der T1-Wichtung sagittal; b Der Tumor stellt sich in der T2-Wichtung (axial) hyperintens und bis in die Stammganglienebene reichend dar

Tabelle 9.2 Fieber: Häufige Ursachen und Folgen	
Ursachen	**Folgen und Komplikationen**
■ Infektionskrankheiten ■ maligne Tumoren ■ Nicht erregerbedingte Entzündungen (Autoimmunerkrankungen, Kollagenosen, Vaskulitiden)	■ Exsikkose ■ Tachykardie, kardiale Komplikationen ■ Krampfanfälle (besonders gefährdet: Kinder) ■ Delir ■ Krankheitsgefühl

Maligne Erkrankungen, vor allem Lymphome und Leukämien, gehen ebenfalls nicht selten mit Fieber einher.

Zu den nicht erregerbedingten **chronisch entzündlichen Erkrankungen,** die Fieber auslösen, gehören Erkrankungen des rheumatischen Formenkreises, Kollagenosen, Vaskulitiden und chronisch entzündliche Darmerkrankungen (Morbus Crohn, Colitis ulcerosa).

Weitere Ursachen sind Allergien, **endokrine Erkrankungen** (Thyreotoxikose, Phäochromozytom, Hyperparathyreoidismus) und **neurologische Erkrankungen** (Hirntumore, intrazerebrale Blutung, Apoplex).

Auch **Medikamente** können auf dem Boden immunologischer Reaktionen Fieber verursachen (z. B. Antibiotika).

9.5 Problemlösung

9.5.1 Anamnese und erste differenzialdiagnostische Überlegungen

| Fallbeispiel | Fortsetzung |

Gezielte Anamneseerhebung

Die Beschwerden bestehen seit 2–3 Wochen. Zunächst bestand noch Wohlbefinden, abgesehen von den besonders abendlichen Temperaturerhöhungen. Der Patient führte die Beschwerden zunächst auf einen grippalen Infekt zurück, obwohl er, wie er sagt, „eigentlich keine Grippe habe". Seit einigen Tagen geht es ihm nun deutlich schlechter. Er fühlt sich schlapp, krank, das Fieber schwankt, ist aber insgesamt deutlich höher, meistens über 39 °C. Außerdem besteht seit einigen Tagen Nachtschweiß. Er hat keine Halsschmerzen, keinen Husten, keinen Auswurf, keine eigentliche Luftnot, lediglich eine insgesamt eingeschränkte Belastbarkeit. Keine Schmerzen, keine Übelkeit, kein Erbrechen. Der Stuhlgang ist regelmäßig, kein Durchfall.

Auch im Bereich des Urogenitalsystems sind keine Auffälligkeiten zu erfragen, keine Dysurie, keine Flankenschmerzen. Es bestehen zwar allgemeine Gliederschmerzen, jedoch keine umschriebenen Schmerzen im Bereich von Gelenken. Keine Tropenaufenthalte in der Vergangenheit, die letzte Reise hatte nach Österreich geführt.

Ansonsten, so berichtet der Patient, sei er nie krank gewesen. Aber er habe als 17-Jähriger einen Fahrradunfall mit Milzruptur gehabt und die Milz habe entfernt werden müssen.

Keine regelmäßige Medikamenteneinnahme.

Differenzialdiagnostische Überlegungen

Auffällig ist der jetzt schon etwas längere Fieberverlauf mit dem deutlichen allgemeinen Krankheitsgefühl bei Fehlen von Symptomen, die auf ein bestimmtes Organsystem hindeuten. In dieser Situation müssen chronische bakterielle und virale Infekte berücksichtigt werden, die Tuberkulose, die Osteomyelitis, die Endokarditis, die HIV-Infektion, die Hepatitis, daneben aber auch Karzinome und insbesondere hämatologische Systemerkrankungen. Schließlich muss auch noch das große Spektrum rheumatischer Erkrankungen in Erwägung gezogen werden.

Beachtet werden sollte auch der Zustand nach Splenektomie, der zu bakteriellen Infekten, insbesondere Streptokokkeninfekten prädisponiert.

➜ *Weiter auf S. 121.*

Die Anamneseerhebung muss folgende Fragen klären:
➜ Wie ist der **zeitliche Verlauf**?
➜ Welche **zusätzlichen Symptome** dominieren das Krankheitsbild?
➜ Welche relevanten **Vor- und Begleiterkrankungen** bestehen?
➜ Gibt es **besondere Umstände**, die mit dem Fieber verbunden sind?

Im Zusammenhang mit Fieber treten meist ein oder mehrere zusätzliche Leitsymptome auf, was die Differenzialdiagnose erleichtert.

Zeitlicher Verlauf

Im Hinblick auf den zeitlichen Verlauf ist zunächst zu fragen:

→ **Wie lange** besteht das Fieber schon?
→ Ist es **ständig** vorhanden oder kommt und geht es?

Oft sind die Angaben des Patienten nicht sehr präzise. Man sollte aber versuchen herauszubekommen, ob ein **typischer Fieberverlauf** vorliegt (Abb. 9.3):

→ **Kontinuierliches Fieber:** Anhaltendes Fieber mit geringer Schwankung ($< 1\,°C$).
→ **Remittierendes und intermittierendes Fieber:** Die meisten Autoren verwenden den Begriff für Situationen, in denen die Körpertemperatur anhaltend im febrilen Bereich erhöht ist und über Tage mehr oder weniger starke Tem-

peraturschwankungen auftreten: Beim remittierenden Fieber schwankt die Temperatur um $1-2\,°C$, beim intermittierenden Fieber um mehr als $2\,°C$.

→ **Rekurrierendes Fieber** (engl. relapsing fever): Kurze Fieberphasen von wenigen Tagen Dauer, unterbrochen von afebrilen Phasen von ebenfalls wenigen Tagen Dauer.
→ **Undulierendes Fieber:** Erhöhung der Körpertemperatur bis zum febrilen Bereich, die in wellenförmigen Bewegungen über mehrere Tage langsam ansteigt und dann wieder langsam abfällt.
→ **Septisches Fieber:** intermittierendes hohes Fieber mit sehr starken Schwankungen, Schüttelfrost, Schwitzen.

Eine Besonderheit ist das familiäre Mittelmeerfieber. Hierbei handelt es sich um eine erbliche Erkrankung mit periodischen Fieberschüben. Über Jahre kommt es zu plötzlichen Fieberschüben von 12–72 Stunden Dauer. Neben dem Fieber bestehen Abdominalschmerzen, Arthralgien, Myalgien.
In Tab. 9.3 sind mögliche Ursachen für die verschiedenen Fiebertypen aufgeführt.

111

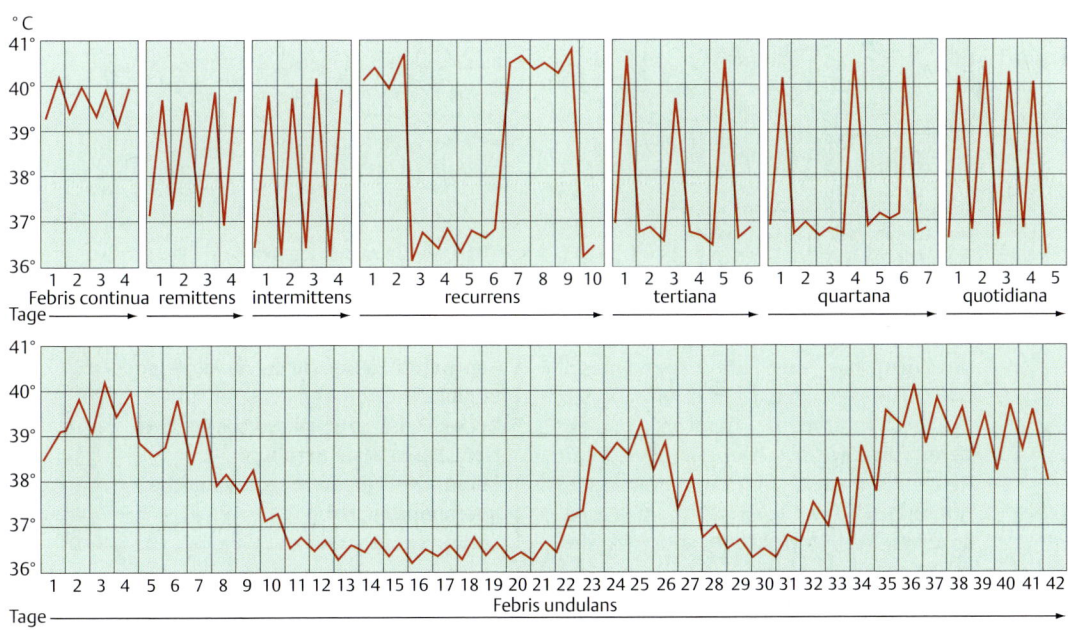

Abb. 9.3 Fiebertypen

Tabelle 9.3 Fiebertypen und mögliche Ursachen	
Fiebertyp	**Mögliche Ursachen**
kontinuierliches Fieber	■ Typhus ■ Pneumokokkenpneumonie
remittierendes Fieber	■ Tuberkulose ■ Bronchopneumonie ■ Sinusitis ■ virale Erkrankungen
intermittierendes Fieber	■ Sepsis ■ Abszess ■ Pyelonephritis ■ Malaria tropica (unregelmäßiger Fieberrhythmus) (Abb. 9.4)
rekurrierendes Fieber	■ Malaria quartana (2 Tage kein Fieber) ■ Malaria tertiana (1 Tag kein Fieber) ■ Cholangitis ■ Rückfallfieber
undulierendes Fieber	■ Non-Hodgkin-Lymphom ■ Brucellose

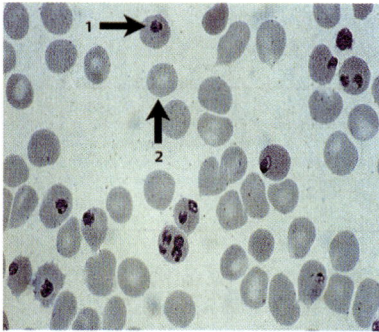

Abb. 9.4 Malaria: Mit Plasmodium falciparum (Merozoiten) infizierte Erythrozyten (1), (2 = Erythrozyt)

Tabelle 9.4 Allgemeine Beschwerden bei Fieber
Begleitsymptome
■ Krankheitsgefühl
■ Schwitzen
■ Nachtschweiß
■ Muskel- und Gliederschmerzen, Kopfschmerzen

Begleitsymptome

Die wichtigste Frage, um Fieber klinisch weiter einzugrenzen, ist die nach begleitenden Symptomen. Zunächst interessieren Allgemeinbeschwerden, die oft mit Fieber verbunden sind, dann sollte man systematisch die **Organsysteme** abfragen. Bestehen **Begleitsymptome** vonseiten des
➜ Respirationstraktes
➜ Gastrointestinaltraktes
➜ Urogenitalsystems
➜ ZNS
➜ kardiovaskulären Systems
➜ Bewegungsapparates?

> **MERKE**
>
> **Septisches Fieber ist durch folgende Begleitsymptome gekennzeichnet: hohes Fieber, Tachykardie, Hypotension, Bewusstseinstrübung.**
> **Selten tritt Fieber ohne zusätzliche Beschwerden auf.**

Bei Fieber ist außerdem immer nach **allgemeinen Beschwerden** zu fragen (Tab. 9.4): Besteht Krankheitsgefühl?

112

Nachtschweiß? Muskel- oder Gelenk-schmerzen? Kopfschmerzen?

Zu den häufigsten Fieberursachen im klinischen Alltag gehören Infektionen der oberen und unteren Luftwege. Symptome vonseiten des respiratorischen Systems werden systematisch abgefragt:

→ Schnupfen
→ Husten (s. S. 43)
→ Auswurf (s. S. 43)

→ Halsschmerzen (s. S. 99)
→ Luftnot (s. S. 27)
→ Thoraxschmerzen (s. S. 75).

Danach wird nach Symptomen vonseiten des Gastrointestinaltrakts, Urogenitalsystems, kardiovaskulären Systems, zentralen Nervensystems sowie von Bewegungsapparat und Haut gefragt (Tab. 9.5).

113

Tabelle 9.5 Begleitsymptome vonseiten der Organsysteme

Organsystem	Begleitsymptome
Gastrointestinaltrakt	Bauchschmerzen Inappetenz Übelkeit Erbrechen Durchfall Ikterus Gewichtsverlust
Urogenitalsystem	Dysurie Pollakisurie Hämaturie Nierenschmerzen
kardiovaskuläres System	retrosternale Schmerzen Tachykardie Rhythmusstörungen
ZNS	Kopfschmerzen Nackenschmerzen Bewusstseinsstörungen neurologische Ausfälle Krampfanfälle
Bewegungsapparat	Gelenkschmerzen Gelenkschwellungen Muskelschmerzen
Haut	Exantheme Petechien Purpura Bläschen Pusteln Erytheme Urtikaria Ulzera Hautinfektionen
septisches Beschwerdebild	Tachykardie Hypotension Bewusstseinstrübung schweres Krankheitsgefühl

Vor- und Begleiterkrankungen

Der dritte Komplex von Fragen betrifft **Vor- und Begleiterkrankungen**. Zum einen prädisponieren manche Vorerkrankungen zu fieberhaften Komplikationen, zum anderen bedingen manche Vorerkrankungen ein erhöhtes Risiko bei fieberhaften Erkrankungen (Tab. 9.**6**).

> **LERNTIPP**
>
> Mit diesen Informationen – zeitlicher Verlauf, Begleitsymptome, Vorerkrankungen und Kenntnisse der sonstigen Umstände – wird es in den meisten Fällen möglich sein, zumindest eine Verdachtsdiagnose zu stellen.

Besondere Umstände

Schließlich müssen **besondere Umstände** berücksichtigt werden, die das Spektrum erregerbedingter fieberhafter Erkrankungen erweitern:

→ Reisen
→ Kontake zu Erkrankten
→ Zeckenstiche
→ Insektenstiche
→ Haustiere
→ Hobbys
→ Beruf.

9.5.2 Fieber und respiratorisches System

Häufigste Ursache akut auftretender fieberhafter Erkrankungen sind bakterielle und virale Infektionen der oberen und unteren Atemwege mit den entsprechenden Symptomen: **Halsschmerzen, Husten, Auswurf, Thoraxschmerzen.**

Bei chronisch febrilen und subfebrilen Zuständen und Husten muss auch an die Tuberkulose (Abb. 9.**5**) und an die Sarkoidose gedacht werden (s. S. 159). Typischerweise tritt bei der Tuberkulose zusätzlich Nachtschweiß auf.

Tabelle 9.6 **Fieber, Vorerkrankungen und Risiken**	
Vorerkrankungen ...	**Beispiele**
... die zu fieberhaften Erkrankungen prädisponieren	hämatologische Erkrankungen Herzklappenfehler pulmonale Vorerkrankungen Diabetes mellitus Gallensteine Aszites Leberzirrhose HIV-Infektion (iatrogene) Immunsuppression Alkoholabusus Bettlägerigkeit Fremdmaterial: Metall, künstliche Gelenke, Schrittmacher, Katheter, Gefäßprothesen Medikamenteneinnahme (drug fever) Operationen
... die zu erhöhten Risiken bei Fieber führen	hohes Alter Herzinsuffizienz pulmonale Insuffizienz Anfallsleiden Multimorbidität Zustand nach Splenektomie

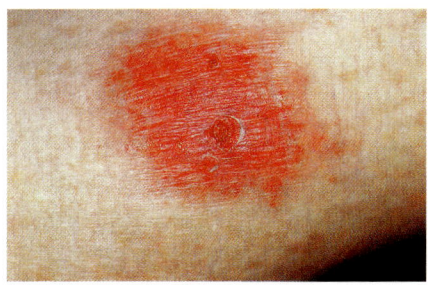

Abb. 9.5 Hochpositiver Tuberkulinhauttest mit großflächiger Induration und zentraler Nekrose

Differenzialdiagnostisch ist bei Fieber und Symptomen vonseiten des respiratorischen Systems vor allem zu denken an:

→ Bakterielle und virale Infekte der Luftwege: Pharyngitis, Tonsillitis, Laryngitis, Otitis media, Bronchitis, Pneumonie, Sinusitis
→ Tuberkulose
→ Sarkoidose
→ Lungenembolie.

9.5.3 Fieber und Gastrointestinaltrakt

Fieberhafte Erkrankungen der abdominellen Organe gehen meist mit einer abdominellen Symptomatik einher: **Schmerzen, Durchfall, Ikterus.**

Schmerzen und Durchfall müssen an das große Spektrum erregerbedingter und nicht erregerbedingter entzündlicher Darmerkrankungen denken lassen.

Lokalisierte Schmerzen und Fieber sind häufig bei der Appendizitis (Abb. 9.6)

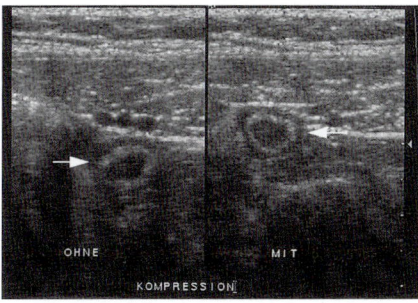

Abb. 9.6 Sonographischer Nachweis einer akuten Appendizitis: runde, kokardenformige, flüssigkeitsgefüllte Struktur durch Wandödem und Dilatation des Lumens

und der Divertikulitis sowie bei intraabdominellen Abszessen vorhanden.

Fieber, Ikterus und rechtsseitige Oberbauchschmerzen treten bei der Cholangitis auf.

Fieber und Ikterus werden sowohl bei den verschiedenen Hepatitisformen gesehen, als auch bei der Hämolyse. Immer sollte auch eine sorgfältige **Medikamentenanamnese** bei Fieber und Ikterus erfolgen.

Differenzialdiagnostisch ist bei **Fieber und Bauchschmerz** vor allem zu denken an:

→ akute Erkrankungen: Appendizitis, Divertikulitis (Abb. 9.7), Peritonitis, Pankreatitis, chronisch entzündliche Darmerkrankung. Abszess
→ subakute/chronische Erkrankungen: chronisch entzündliche Darmerkrankung, Hepatitis.

Fieber und Ikterus kommen vor bei:

→ Cholangitis
→ Hepatitis (alle viralen Hepatitiden einschl. CMV-, EBV-Infektion)
→ Sepsis
→ Einnahme bestimmter Medikamente.

Bei **Fieber und Durchfall** sind vor allem bakterielle und virale Infektion in Betracht zu ziehen: E. coli, Shigellen, Salmonellen, Campylobacter, Clostridium difficile, Yersinien, Rota-Viren, Norwalk-Viren, CMV.

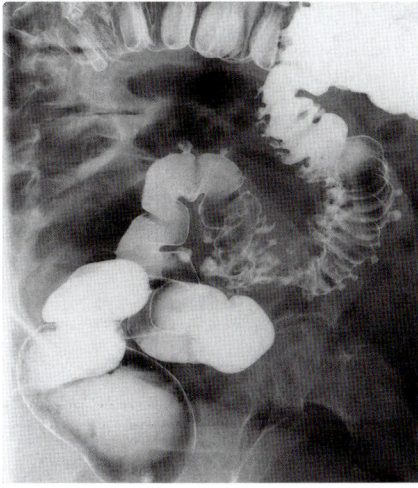

Abb. 9.7 Akute Divertikulitis mit divertikulitischer Stenose (Pfeil) im Kolonkontrasteinlauf

9.5.4 Fieber und Urogenitalsystem

Fieberhafte Erkrankungen der Urogenitalorgane sind meistens erregerbedingt. Aber auch das Hypernephrom kann zu febrilen Temperaturen führen.

Leitsymptome dieser Erkrankungen sind neben dem Fieber die **Dysurie, Pollakisurie** und die vom Patienten oft schon erkannte **Hämaturie**.

Bei der Pyelonephritis steht der erhebliche einseitige **Flankenschmerz** im Vordergrund.

> **MERKE**
>
> Der Urogenitaltrakt ist die häufigste Eintrittspforte bei der Sepsis.

Bei Infektionen der Prostata und des Uterus sowie der Adnexen dominiert der **Unterbauchschmerz**.

Differenzialdiagnosen bei Fieber und Symptomen des Urogenitalsystems:

→ Urethritis: Gonokokken, Chlamydien, Trichomonaden, Mykoplasmen (Abb. 9.**8**)
→ Zystitis: E. coli, Staph. aureus, Klebsiellen, Proteus mirabilis, Enterokokken

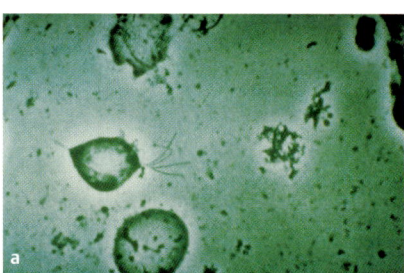
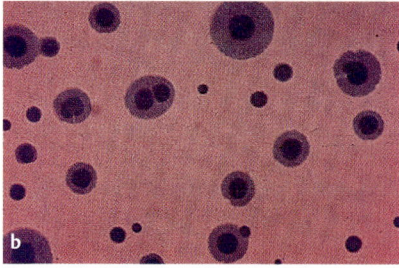

Abb. 9.8 Urethritiserreger: a Trichomonaden; b Mykoplasmen

→ Pyelonephritis (Erreger wie bei der Zystitis)
→ Prostatitis
→ Adnexitis.

9.5.5 Fieber und ZNS

Fieber, gleich welcher Ursache, kann zu zentralnervösen Symptomen führen: Abgeschlagenheit, Konzentrationsstörungen, Ermüdbarkeit, Somnolenz. Diese dominieren dann aber meist nicht das Krankheitsbild.

Davon abzugrenzen sind Erkrankungen, die durch Erkrankungen des zentralen

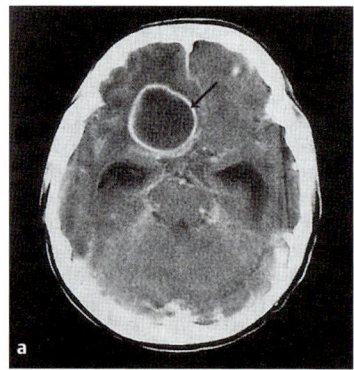
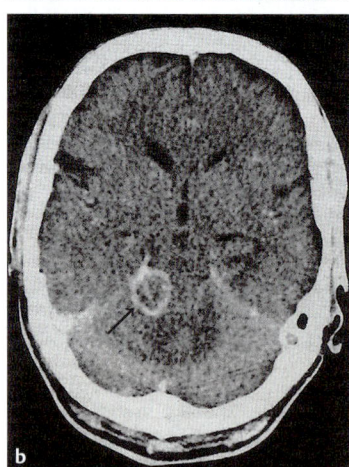

Abb. 9.9 Fieber und ZNS. a Rhinogener Hirnabszess: Im CT mit Kontrastmittel zeigt sich eine hyperdense Ringstruktur, die den hypodensen Abszess umgibt (Kapsel); b Toxoplasmose: Im CT stellt sich nach Kontrastmittelgabe eine ringförmige Anreicherung in der rechten Kleinhirnhemisphäre dar (20-jähriger AIDS-Kranker)

Nervensystems ausgelöst werden (Abb. 9.**9**):

→ Meningitis
→ Enzephalitis
→ Hirnabszess.

Die klassischen Symptome der **Meningitis** sind Fieber, Kopfschmerzen, Nackensteifigkeit, Lichtscheu, Krampfanfälle, Doppelbilder, Übelkeit und Erbrechen. Sie wird meist durch virale oder bakterielle Infektionen ausgelöst: vor allem Meningokokken, Pneumokokken, Haemophilus influenzae, Listerien, FSME-Viren.

Bei der **Enzephalitis** dominieren Fieber, Bewusstseinstrübung und Somnolenz das klinische Bild. Meist sind Viren der Auslöser (Herpes simplex, CMV), seltener Bakterien und Pilze.

Ein **Hirnabszess** macht sich meist durch Fieber, fokale neurologische Symptome und Krampfanfälle bemerkbar. Ursache sind bakterielle Infektionen, die durch hämatogene Streuung, Ausdehnung per continuitatem oder nach einem Trauma entstehen.

9.5.6 Fieber und kardiovaskuläres System

Bei unklarem Fieber muss immer auch die bakterielle Endokarditis berücksichtigt werden (Abb. 9.**10**). Diagnostisch entscheidend ist es, überhaupt daran zu denken und das Herz zu auskultieren.

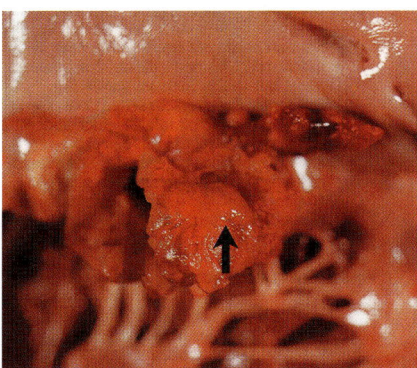

Abb. 9.10 Endokarditis: Vegetationen an den Klappenrändern

> **MERKE**
> Akute Endokarditiden sind selten, schleichende Verläufe sind häufiger.

Häufigste Erreger sind Streptokokken, aber auch Staphylokokken und Enterokokken. Typische Symptome der **bakteriellen Endokarditis** sind neben Fieber Schüttelfrost, Tachykardie, Arthralgien und ein reduzierter Allgemeinzustand. Charakteristisch, aber nicht immer vorhanden, sind zudem schmerzhafte kleine rote Knötchen an

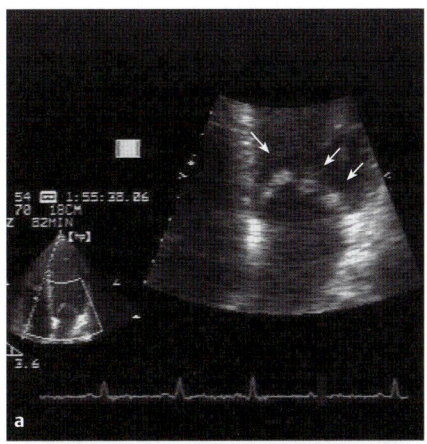

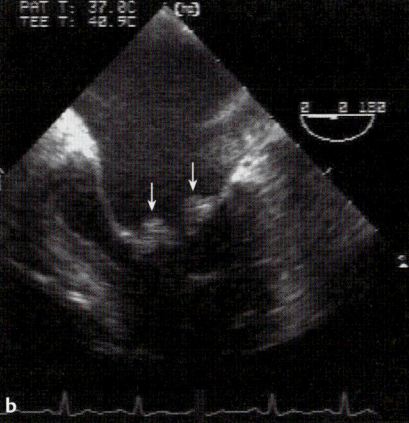

Abb. 9.11 Infektiöse Endokarditis der Mitralklappe in der Echokardiographie: a Im apikalen Vierkammerblick ist eine Verdickung der Segel auffällig (Pfeile); b Bei der transösophagealen Echokardiographie desselben Patienten zeigen sich große, flaue Vegetationen an den atrialen Seiten der Klappe

117

Fingerkuppen und Zehen (Osler-Knötchen) als Folge septischer Mikroembolien.

Bei der **Myokarditis** stehen die Zeichen der Herzinsuffizienz im Vordergrund (s. S. 160), bei der **Perikarditis** der retrosternale Schmerz (s. S. 75).

9.5.7 Fieber und Bewegungsapparat

Fieberhafte Erkrankungen führen häufig zu **Arthralgien und Myalgien**. Diese sistieren praktisch immer mit Ende der Fieberepisode.

Chronische Myalgien und Arthralgien mit febrilen und subfebrilen Temperaturen sieht man bei rheumatischen Erkrankungen (Abb. 9.12), bei Kollagenosen und Vaskulitiden.

Bei Fieber und Symptomen vonseiten des Bewegungsapparats ist zu denken an
→ begleitende Myalgien und Arthralgien im Rahmen infektöser Arthritiden
→ reaktive Arthritiden
→ infektiöse Arthritiden.

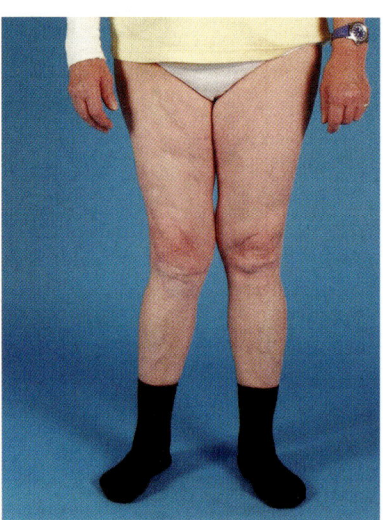

Abb. 9.12 Chronische Polyarthritis mit Befall des rechten Kniegelenks. Aufgrund der Bandinstabilität deutliche Valgusdeformierung des Kniegelenks. Außerdem ist das Gelenk geschwollen (verstrichene Konturen)

Mögliche Auslöser reaktiver Arthritiden sind:
→ Bakterielle Infekte: Gonokokken, Chlamydien, Shigellen, Campylobacter, Yersinien, Salmonellen
→ Virale Infekte: Röteln, Masern, Hepatitis B, HIV, EBV uvm.
→ rheumatoide Arthritis
→ Kollagenosen
→ Vaskulitiden
→ Morbus Behçet
→ Morbus Whipple
→ chronisch entzündliche Darmerkrankungen (Colitis ulcerosa, Morbus Crohn)
→ familiäres Mittelmeerfieber.

9.5.8 Fieber und Haut

Zahlreiche Erreger fieberhafter Erkrankungen können zu unterschiedlichsten **Hautmanifestationen** führen. Praktisch alle möglichen Effloreszenzen, von Petechien über makulöse Exantheme, Blasen, Urtikaria und Ulzera werden gesehen.
→ Parainfektiöse Effloreszenzen: virale und bakterielle Infekte
→ Hautinfektionen
→ Nicht infektiöse Effloreszenzen: Arzneimittelexanthem, Autoimmunerkrankungen, Vaskulitiden, maligne Tumoren.

9.5.9 Fieber und septisches Bild

Als **Sepsis** bezeichnet man eine Allgemeininfektion mit Krankheitserscheinungen, die infolge konstanter oder periodischer Aussaat von Mikroorganismen (meist Bakterien, aber auch Pilzen, Viren oder Parasiten) von einem Herd aus in die Blutbahn auftreten. Sie ist klinisch charakterisiert durch Fieber über 38,5 °C oder eine Hypothermie unter 35,6 °C, Tachykardie, Hypotonie, Bewusstseinstrübung.

Prädisponierende Faktoren sind Immunsuppression, Fremdmaterial im Körper, schwere Allgemeininfektion (Tab. 9.7).

Tabelle 9.7 Sepsis und Fieber

Klinische Befunde

- Fieber > 38,5 °C
- Hypothermie < 35,6 °C
- Tachykardie > 100/min
- Blutdruck < 100 mmHg
- Tachypnoe > 20/min
- Bewusstseinstrübung

Eintrittspforten

- Harnwege (50 %)
- Gastrointestinaltrakt, Gallenwege
- weibliches Genital
- HNO-Bereich (Otitis, Tonsillitis)

Prädisponierende Faktoren

- Multimorbidität
- Fremdmaterial im Körper
- Immunsuppression (hämatologische Systemerkrankung, solide Malignome, iatrogen, HIV-Infektion, Diabetes mellitus, Urämie, Leberzirrhose, Z. n. Splenektomie)

Häufige Erreger

- Staphylokokken
- Streptokokken
- Pseudomonas aeruginosa
- Enterokokken
- Escherichia coli
- Klebsiellen
- Proteusarten
- Candida albicans

Tabelle 9.8 Fieber ohne zusätzliche Beschwerden

Mögliche Ursache	Denken an
chronische bakterielle Infekte	- Tuberkulose - Endokarditis - Osteomyelitis - Pneumonie - Pyelonephritis - intraabdominelle Abszesse - Thrombophlebitiden
chronische virale Infekte	- CMV - EBV - HIV - HBV - HCV
solide Tumore:	- Nierenzellkarzinom - hepatozelluläres Karzinom - Lebermetastasen - Bronchialkarzinom - Pankreaskarzinom
hämatologische Malignome	- Lymphome - Leukämien
Kollagenosen	- systemischer Lupus erythematodes - Kollagenosen
Vaskulitiden	- Polymyalgia rheumatica
Sonstige	- Arzneimittel - rezidivierende Lungenembolien - familiäres Mittelmeerfieber

119

9.5.10 Fieber ohne zusätzliche Beschwerden

Eine Besonderheit ist **Fieber ohne zusätzliche Beschwerden**. Zwar können auch hier chronisch bakterielle und virale Infekte die Ursache sein, vor allem aber müssen maligne Tumoren und Systemerkrankungen in Betracht gezogen werden (Tab. 9.**8**).

9.5.11 Fieber beim Tropenheimkehrer

Beim **Tropenheimkehrer mit Fieber** muss das Spektrum möglicher Ursachen erweitert werden.

> Allerdings sollte man nicht vergessen, dass Fieber in 80 % dieser Fälle nicht durch tropenspezifische Erreger hervorgerufen wird.

LERNTIPP

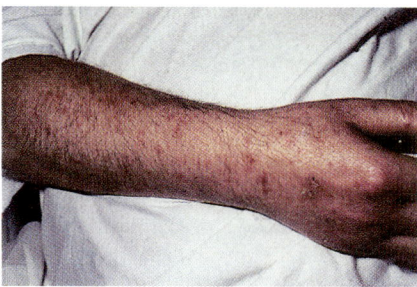

Abb. 9.13 Hautblutungen bei Meningokokken-sepsis

Folgende Erkrankungen kommen vor allem in Betracht:
→ Malaria
→ Dengue-Fieber
→ Rickettsiosen
→ Leptospirosen
→ infektiöse Enteritiden
→ Meningokokken-Meningitis (Abb. 9.**13**)
→ Leptospiren
→ HIV-Infektion
→ Hepatitis B-Infektion
→ Hepatitis C-Infektion.

9.5.12 Fieber unbekannter Ursache

Ein besonderes klinisches Problem ist das **Fieber unbekannter Ursache (FOV, fever of unknown origin).** Per definitionem liegt dieses vor bei einer Temperaturerhöhung über 38 °C, mehrfach gemessen, Verlauf über drei Wochen, wenn trotz ambulanter und stationärer Abklärung keine Ursache gefunden wird (Tab. 9.**9**).

Tabelle 9.9 **Fieber unbekannter Ursache, Langzeitbeobachtung**
Ursachen und Häufigkeit
■ Infektionen 30–40 %
■ maligne Tumore 20–30 %
■ Kollagenosen, Vaskulitiden 10 %
■ andere 10–20 %
■ unbekannte Ursache 10–20 %.

> **MERKE**
>
> Langzeitbeobachtungen zeigen, dass ursächlich überwiegend Infekte sowie maligne Tumore vorliegen. In 10-20 % der Fälle wird keine Ursache gefunden.

9.5.13 Körperliche Untersuchung

Fallbeispiel Fortsetzung

Körperlicher Untersuchungsbefund
Bei der körperlichen Untersuchung sehen Sie einen krank wirkenden, febrilen Patienten. Es besteht eine Temperatur von 39,5 °C. Der Patient ist tachypnoeisch, die Herzfrequenz liegt bei 118/min, der Blutdruck bei 115/65 mmHg. Im Bereich von Kopf und Hals kein pathologischer Befund. Über den Lungen sonorer Klopfschall und vesikuläres Atemgeräusch, keine Rasselgeräusche. Über der Aorta auskultieren sie ein 1/6-Systolikum sowie ein leises Diastolikum. Das Abdomen ist weich, kein Druckschmerz, keine Abwehrspannung, keine Resistenzen. Nierenlager frei. Reizlose Narbe nach Splenektomie. Extremitäten und Gelenke unauffällig. Keine Auffälligkeiten an der Haut.

Differenzialdiagnostische Überlegungen
Der einzige Befund, der auf eine Organlokalisation hindeutet, ist das Herzgeräusch. Damit ist die für den Patienten relevanteste Arbeitsdiagnose, die zu überprüfen ist, die Endokarditis.

Das Ausmaß der körperlichen Untersuchung bei Fieber richtet sich nach dem Ergebnis der Anamneseerhebung. Grundsätzlich sollen mit der körperlichen Untersuchung drei Ziele erreicht werden:
→ 1. Verifizierung und Dokumentation der Temperaturerhöhung
→ 2. Feststellung von Fieberfolgen und Komplikationen
→ 3. Abklärung der Fieberursache.

1. Verifizierung und Dokumentation der Temperaturerhöhung

Diese geschieht, besonders im stationären Bereich, durch wiederholte Messungen und Dokumentation der Temperaturhöhe (Fieberkurve).

2. Feststellung von Fieberfolgen und Komplikationen

Besteht eine Tachykardie? Eine Hypotension? Eine Exsikkose? Eine gravierende Einschränkung des Allgemeinbefindens? Eine Eintrübung?

3. Abklärung der Fieberursache

Bei der Ursachenabklärung werden, abhängig vom Ergebnis der Anamneseerhebung, einzelne oder alle Organsysteme systematisch und komplett untersucht (s. S. 8).

→ Oberer und unterer Respirationstrakt
→ Kardiovaskuläres System
→ Gastrointestinaltrakt
→ Urogenitalsystem
→ ZNS
→ Bewegungsapparat
→ Haut
→ Lymphknoten.

9.6 Weitergehende Untersuchungen

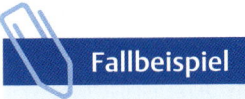

Fallbeispiel Fortsetzung

Weitergehende Untersuchungen

Bei dem Patienten werden folgende Laborwerte erhoben (s. Tab. 9.**10**):

Differenzialdiagnostische Überlegungen

Die Konstellation: Subakute fieberhafte Erkrankung, Zustand nach Splenektomie, Herzgeräusch, Anämie, Leukozytose, hohe BKS, hohes CRP und Fehlen einer anderen erkennbaren Fieberursache muss weiterhin an eine Endokarditis als wichtigste Differenzialdiagnose denken lassen. Diese Arbeitsdiagnose gilt bis zum Beweis des Gegenteils. → *Weiter auf S. 123.*

Tabelle 9.10 **Fallbeispiel: Laborwerte**		
Parameter	Patient	Norm
Leukozyten	15.400/µl	4.000–10.000/µl
Hb	10,5 g/dl	14–18 g/dl (♂)
MCV	92 fl	85–98 fl
MCH	28 pg	27–34 pg
Thrombozyten	345.000/µl	150.000–350.000/µl
BKS	78 mm (1 h)	3–10 mm/h
CRP	68 mg/l	< 5 mg/l
GOT	48 U/l	< 50 U/l
GPT	44 U/l	< 50 U/l
γ-GT	56 U/l	< 66 U/l
α-Amylase	82 U/l	< 100 U/l

Tabelle 9.11 **Weiterführende Untersuchungen**		
Untersuchung	Parameter	Interpretation
Laboruntersuchungen	▪ Blutbild und Differenzial-blutbild	▪ entzündungsbedingte Leukozytose, Infekt-anämie
	▪ CRP und BKS	▪ Entzündungszeichen
	▪ Urinstatus/-sediment	▪ Harnwegsinfekt
	▪ Transaminasen (GOT, GPT)	▪ Hepatitis
	▪ Kreatinin	▪ Nephritis
	▪ CK	▪ Myokarditis
	▪ Amylase	▪ Pankreatitis
	▪ Gesamteiweiß, Elektrophorese	▪ Entzündungszeichen, Polyglobulie
	▪ Rheumaserologie (Rheumafaktor, ANF u. a.)	▪ Rheumatische Erkrankung
	▪ serologische Untersuchung im Hinblick auf bakterielle oder virale Erreger	▪ virale, bakterielle Infektion
	▪ dicker Tropfen bei Fieber und Tropenanamnese	▪ Malaria
	▪ (wiederholte) Blutkulturen	▪ Bakteriämie, Sepsis
	▪ TSH basal	▪ Thyreoiditis
bildgebende Verfahren	▪ Röntgenaufnahme des Thorax	▪ Pneumonie, Pleuritis
	▪ Sonographie des Abdomens	▪ intraabdominelle Erkrankung
	▪ Sonographie der Schilddrüse	▪ Thyreoiditis
	▪ Echokardiographie (transösophageales Echo bei V. a. Endokarditis)	▪ Endokarditis
	▪ gastrointestinale Diagnostik	▪ entzündliche Darmerkrankung
Konsile	▪ HNO-Arzt ▪ Urologe ▪ Gynäkologe ▪ Zahnarzt	▪ Erkrankung des betreffenden Gebietes

Das Ausmaß der weiterführenden Untersuchungen hängt vom Ergebnis der Anamneseerhebung und der körperlichen Untersuchung ab. Kurze, banale fieberhafte Episoden brauchen keine weitere Diagnostik. Wenn eine Diagnostik nötig ist, wird gestaffelt vorgegangen. Die Zahl der Differenzialdiagnosen und das Ausmaß der möglichen Diagnosen ist sehr groß (Tab. 9.**11**).

9.7 Diagnosesicherung

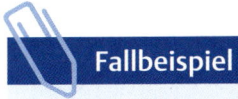

Fallbeispiel

Diagnosesicherung
Es wird eine transösophageale Echokardiographie durchgeführt, diese zeigt Vegetationen an der Aortenklappe. Das zweite diagnostische Kriterium ist der Nachweis der Bakteriämie in den Blutkulturen (s. S. 151).

In den folgenden Tabellen sind die wesentlichen richtungsweisenden Untersuchungsmethoden für verschiedene wichtige bzw. häufige Fieberursachen aufgeführt.

123

Tabelle 9.12 Respiratorisches System		
Erkrankung	**Hinweisgebende Symptome und Befunde**	**Diagnosesicherung**
bakterielle Infekte der oberen Luftwege	klinisches Bild	Abstrich, Sputumkultur
virale Infekte der oberen Luftwege	klinisches Bild	Verlauf, Serologie
Pneumonie	Auskultation	Röntgenthorax
Tuberkulose	Fieber, Nachtschweiß, Kontakt zu Erkrankten	Röntgenthorax, Sputummikroskopie, Sputumkultur
Sarkoidose	Husten, Dyspnoe	bronchoalveoläre Lavage, Zytologie, Röntgenthorax
Lungenembolie	akute Dyspnoe, Beinschwellung, vorausgegangene OP; dran denken!	Lungenperfusionsszintigraphie

Tabelle 9.13 **Gastrointestinaltrakt**		
Erkrankung	**Hinweisgebende Symptome und Befunde**	**Diagnosesicherung**
Bauchschmerzen		
Appendizitis	rechtsseitiger Unterbauchschmerz	Leukozytose, Sonographie
Divertikulitis	linksseitige Unterbauchschmerzen	Leukozytose, Sonographie, CT Abdomen
Peritonitis	harter Bauch	klinisches Bild, Leukozytose
chronisch entzündliche Darmerkrankung	Diarrhö, Blut im Stuhl	Endoskopie, Histologie
Ikterus		
Hepatitis	Druck rechter Oberbauch, Ikterus	Hepatitisserologie
Cholezystitis/Cholangitis	Schmerzen rechter Oberbauch	Sonographie
Durchfall		
bakterielle Infektion	Durchfall	Stuhlkultur
virale Infektion	Durchfall	Serologie
chronisch-entzündliche Darmerkrankungen	Durchfall, Blutabgang	Endoskopie, Histologie

Tabelle 9.14 **Urogenitalsystem**		
Erkrankung	**Hinweisgebende Symptome und Befunde**	**Diagnosesicherung**
Urethritis	Ausfluss, Juckreiz	Erregernachweis (Gonokokken, Chlamydien, Trichomonaden)
Zystitis	Dysurie, Pollakisurie	Erregernachweis, Leukozyten, Hb im Urin
Pyelonephritis	Flankenschmerz	Erregernachweis, Sonographie
Adnexitis (Abb. 9.14)	Unterbauchschmerz	Sonographie (vaginal)

Tabelle 9.15 ZNS

Erkrankung	Hinweisgebende Symptome und Befunde	Diagnosesicherung
Meningitis	Nackensteifigkeit	Erreger im Liquor
Enzephalitis	Bewusstseinstrübung	Erreger im Liquor, Serologie
Abszess	fokale Symptomatik	CT

Tabelle 9.16 Haut

Erkrankung	Hinweisgebende Symptome und Befunde	Diagnosesicherung
parainfektiöse Effloreszenzen (z. B. Masern, Scharlach, Windpocken)	klinisches Bild	Serologie, Bakteriennachweis
Infektionen	klinisches Bild	Abstrich, Kultur
Arzneimittelexanthem	Anamnese	Auslassversuch

125

Tabelle 9.17 Tropenheimkehrer

Erkrankung	Hinweisgebende Symptome und Befunde	Diagnosesicherung
Malaria	Fieberperiodik, dran denken	Blutausstrich, dicker Tropfen
Dengue-Fieber	hohes Fieber, Gelenkschmerzen, Petechien	Serologie
Brucellose	Gelenkschmerzen, Myalgien	Blutkultur

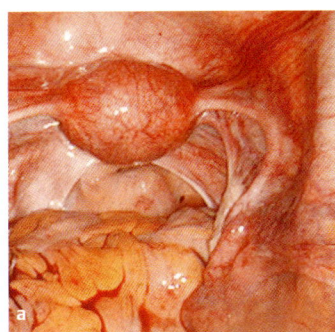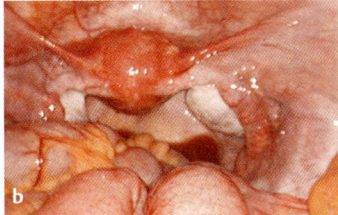

Abb. 9.14 Salpingitis: a Laparoskopischer Normalbefund; b Befund bei akuter Salpingitis

Tabelle 9.18 Weitere Ursachen

Erkrankung	Hinweisgebende Symptome und Befunde	Diagnosesicherung
Endokarditis	Herzgeräusch	Blutkultur, Echo
infektiöse Arthritis	Rötung, Schwellung, Schmerz	Erregernachweis im Punktat
reaktive Arthritis	Klinik	Serologie
rheumatoide Arthritis (Abb. 9.15)	Befallsmuster	Rheumafaktor, Röntgen
Kollagenosen	Arthralgien ohne Schwellungen	ANF, spezielle Serologie
Morbus Behçet	orale und genitale Aphthen, Iritis	klinisches Bild, Histologie
Reiter-Syndrom	Arthritis, Urethritis, Konjunktivitis	Klinik, Chlamydien-Antikörper
Morbus Whipple	Arthritis, Diarrhö, Bauchschmerzen	Dünndarm-Histologie
Colitis ulcerosa	Diarrhö	Endoskopie, Histologie
Morbus Crohn	Diarrhö	Endoskopie, Histologie
familiäres Mittelmeer-fieber	Verlauf, dran denken	molekulargenetische Untersuchung
Vaskulitiden	klinisches Bild	Histologie
Malignom	klinisches Bild	Malignomnachweis, Histologie
Sepsis	Fieber, Schüttelfrost, klinisches Bild	klinisches Bild, Leukozyten, Blutkulturen

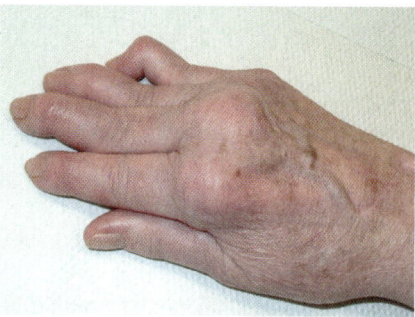

Abb. 9.15 Veränderungen der Hand bei rheumatoider Arthritis

Therapieansätze

Fieberhafte Erkrankungen werden, soweit möglich, **kausal** behandelt.

Bakterielle Infektionen werden antibiotisch behandelt (Pneumonie, Endokarditis, Zystitis)

Virale Infektionen werden in Ausnahmefällen virostatisch behandelt (akut: CMV-Infektion bei Immunsuppression, Herpes zoster. Chronisch: Hepatitis B-, Hepatitis C-, HIV-Infektion).

Eitrige Prozesse werden gespalten, drainiert, operiert (Abszess, Furunkel, Appendizitis, Divertikulitis).

Rheumatische Erkrankungen, Autoimmunerkrankungen und chronisch entzündliche Darmerkrankungen werden immunsuppressiv behandelt (rheumatoide Arthritis, Autoimmunhepatitis, Colitis ulcerosa, Arthritis psoriatica, Abb. 9.**16**).

Maligne Tumoren werden soweit möglich operiert, bestrahlt, zytostatisch behandelt. Bis zum Wirkungseintritt oder wenn eine kausale Therapie nicht möglich ist, erfolgt die Therapie symptomatisch. Die **sympto-**

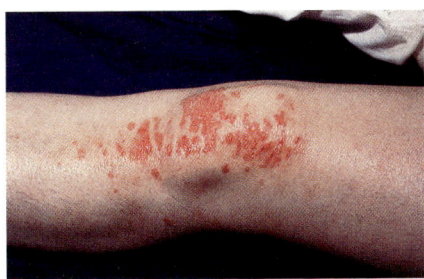

Abb. 9.16 Arthritis psoriatica: Psoriatische Effloreszenzen über einem geschwollenen Kniegelenk

matische Behandlung besteht aus der Fiebersenkung und der Behandlung fieberbedingter Komplikationen. Fiebersenkung kann durch physikalische Maßnahmen (Wadenwickel) und Medikamente erreicht werden (ASS, Paracetamol, Novaminsulfon, Kortikosteroide [z. B. Tumorfieber]).

Die Behandlung der Fieberkomplikationen beinhaltet insbesondere den Ausgleich einer Exsikkose (parenterale Flüssigkeitssubstitution).

vergrößerungen berücksichtigt werden sowie maligne Lymphknotenvergrößerungen. → *Weiter auf S. 132.*

Lymphknotenvergrößerungen sind ein häufiges Problem in der ärztlichen Praxis und führen oft zu einer Beunruhigung des Betroffenen. Meistens ist die Ursache harmlos und es kann zunächst beobachtend zugewartet werden. Die Kunst besteht darin, solche Ursachen zu identifizieren und abzuklären, bei denen eine Therapieverzögerung die Prognose verschlechtern würde.

10 Lymphknotenvergrößerung

10.1 Begriffe

Lymphknotenvergrößerung (syn. Lymphadenopathie): Vergrößerung eines oder mehrerer Lymphknoten über das normale Maß hinaus.

Generalisierte Lymphadenopathie: Vergrößerung von zwei oder mehr nicht benachbarten Lymphknotenstationen.

10.2 Problemstellung

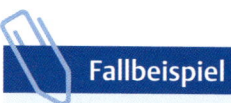

Fallbeispiel

Bericht der Patientin

Bei Ihnen stellt sich eine 58-jährige Patientin vor und berichtet, sie habe am Hals einen Knoten bemerkt. Dieser Knoten war erstmals von ihr vor etwa 4 Wochen getastet worden, habe aber langsam an Größe zugenommen. Schmerzen habe sie nicht.

Differenzialdiagnostische Überlegungen

Bei einer lokalisierten Lymphknotenvergrößerung muss ein großes Spektrum infektiöser und bösartiger Ursachen berücksichtigt werden. Außerdem kann die von der Patientin beschriebene lokalisierte Lymphknotenvergrößerung Ausdruck einer bisher nicht bemerkten generalisierten Lymphknotenvergrößerung sein, daher müssen auch hier zahlreiche infektiöse und nichterregerbedingte Lymphknoten-

10.3 Rekapitulation von Anatomie und Pathophysiologie

Der Mensch verfügt über drei zirkulatorische Systeme: Das Blutgefäßsystem, das Liquorsystem und das lymphatische System. Das Blutgefäßsystem und das Liquorsystem sind geschlossen, während das lymphatische System ein offenes ist: Es beginnt blind im Kapillarbett, ist nach zentripetal gerichtet und kommuniziert an der Vena subclavia beidseits mit dem venösen System (Abb. 10.1).

In das System der Lymphgefäße eingeschaltet sind die Lymphknoten. Diese haben zwei Funktionen:

→ **Filter für körperfremde Substanzen:** Mikroorganismen, Tumorzellen, Toxine, Zellfragmente

→ Ort der **Proliferation und Differenzierung** von Lymphozyten.

Tabelle 10.1 Lymphknotenvergrößerung

Allgemeine Ursachen

- Infektionen
- Metastasen
- hämatologische Erkrankungen
- Fremdkörper
- Speicherkrankheiten

128

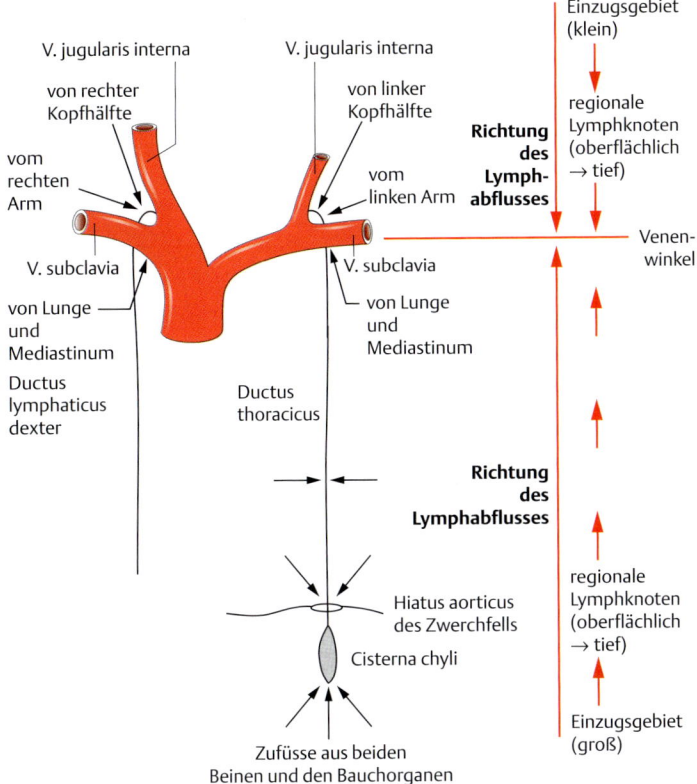

Einzugsgebiet
(klein)

regionale
Lymphknoten
(oberflächlich
→ tief)

V. jugularis interna

von rechter
Kopfhälfte

vom
rechten
Arm

V. subclavia

von Lunge
und
Mediastinum

Ductus
lymphaticus
dexter

V. jugularis interna

von linker
Kopfhälfte

vom
linken Arm

V. subclavia

von Lunge
und
Mediastinum

**Richtung
des
Lymph-
abflusses**

Ductus
thoracicus

**Richtung
des
Lymphabflusses**

Venen-
winkel

Hiatus aorticus
des Zwerchfells

Cisterna chyli

regionale
Lymphknoten
(oberflächlich
→ tief)

Einzugsgebiet
(groß)

Zufüsse aus beiden
Beinen und den Bauchorganen

Abb. 10.1 Schema des Lymphabflusses

129

Diese Funktionen sind die Ursache von Lymphknotenvergrößerungen bei Erkrankungen: Infektionen, Metastasen maligner Tumore, Neoplasien des Blut bildenden und lymphatischen Systems, rheumatische Systemerkrankungen, Fremdkörperinfiltrationen (Farbpigmente, z. B. bei Tätowierungen), Speicherkrankheiten (Tab. 10.1).

MERKE

Klinisch sind vor allem Infektionen, Metastasen und Neoplasien des lymphatischen bzw. Blut bildenden Systems bedeutsam.

Der Mensch hat etwa 600 Lymphknoten. Der Palpation gut zugänglich sind sie im Bereich von Kopf und Hals, Axilla und Leiste.
Mehr als die Hälfte von Lymphknotenvergrößerungen betrifft Kopf und Hals und ist infektiöser Natur, 10–20 % sind in der Leistenregion lokalisiert. Relativ selten dominieren die axillären Lymphknoten. Isoliert vergrößerte supraklavikuläre Lymphknoten sind selten (Abb. 10.2).

LERNTIPP

Wenn axilläre oder supraklavikuläre Lymphknotenvergrößerungen vorliegen, sind sie in mehr als der Hälfte der Fälle Ausdruck eines malignen Tumors.

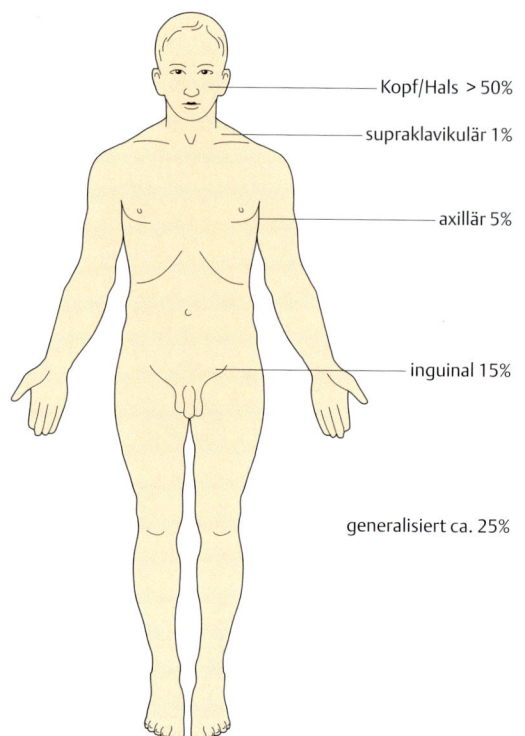

Kopf/Hals > 50%

supraklavikulär 1%

axillär 5%

inguinal 15%

generalisiert ca. 25%

Abb. 10.2 Verteilung von Lymphknotenvergrößerungen

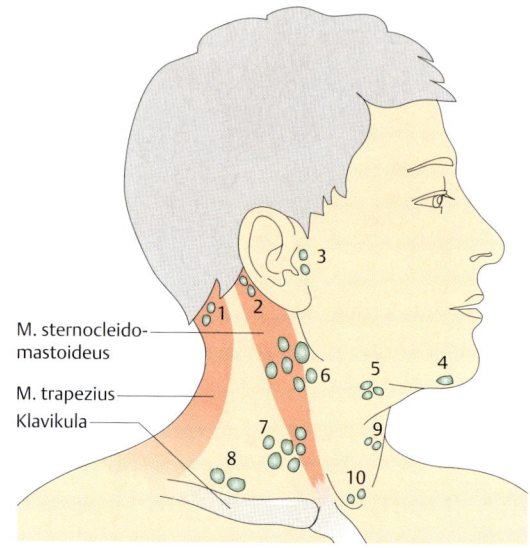

M. sternocleido-
mastoideus

M. trapezius

Klavikula

Abb. 10.3 Lymphknotenstationen an Kopf und
Hals und ihre Zuflussgebiete (Ziffern s. Tab. 10.2)

Tabelle 10.2 **Lymphknotenstationen an Kopf und Hals und ihre Zuflussgebiete**	
Lokalisation	**Zuflussgebiete**
1 okzipital	Hinterhaupthaut, Scheitelhaut
2 retroaurikulär	Hinterhaupthaut, Scheitelhaut
3 präaurikulär	Gesichtshaut, Augenlid, Parotis, hintere Mundhöhle
4 submental	Wange, Unterlippe
5 submandibulär	Lippe, Wange, äußere Nase, Zunge, Mundboden
6 superior zervikal	Pharynx, Tonsilla Palatina, Ohr, Parotis
7 inferior zervikal	Pharynx, Tonsilla pharyngea, Larynx, Trachea, Schilddrüse
8 supraklavikulär	Lunge, Ösophagus, Pankreas, Ovar, Hoden, Nieren, Magen
9 prälaryngeal	Larynx
10 tracheal	Larynx, Trachea

Die Lymphknotenstationen von Kopf und Hals

Von klinischer Relevanz sind die Lymphknotenstationen im Bereich des Hinterhauptes, vor und hinter dem Ohr, entlang der Halsmuskeln, oberhalb des Schlüsselbeines, unter dem Kinn und vorn am Hals (Abb. 10.3, Tab. 10.2).

Bei schlanken Individuen kann man häufig normal große Lymphknoten im Bereich des Halses tasten. Die Entscheidung, ob ein Lymphknoten in diesem Bereich vergrößert ist, kann schwierig sein. Als Faustregel kann gelten: Lymphknoten bis 1 cm sind unauffällig, bis 2 cm zweifelhaft, größer 2 cm suspekt.

Die **häufigsten Ursachen** von Lymphknotenvergrößerungen im Bereich von Kopf und Hals sind **Infektionen des oberen Respirationstraktes** mit zervikaler Lymphadenopathie: Pharyngitis, Laryngitis, Tonsillitis. Maligne Ursachen sind Karzinome in diesem Bereich sowie maligne Lymphome.

Okzipitale Lymphknotenvergrößerungen sieht man bei Hautinfektionen im Drainagegebiet sowie bei viralen Infekten, besonders im Kindesalter.

Retroaurikuläre Lymphknotenvergrößerungen kommen ebenfalls bei lokalen Infekten vor, häufig auch bei Röteln. Präaurikuläre Lymphknotenvergrößerungen sind typisch für infektiöse Prozesse im Drainagegebiet.

Submentale und submandibuläre Lymphknotenvergrößerungen sieht man häufig bei Zahnprozessen, aber auch bei malignen Mundbodenprozessen.

Prälaryngeale und tracheale vergrößerte Lymphknoten müssen an Malignome im Drainagegebiet denken lassen.

Eine Besonderheit sind die **supraklavikulären Lymphknoten**. In dieser Region ist jeder Lymphknoten als pathologisch anzusehen. Vergrößerungen sind in über der Hälfte der Fälle maligner Natur. Als klassisch gilt der vergrößerte Lymphknoten links supraklavikulär (Virchow-Drüse) beim ausgedehnten Magenkarzinom. Aber auch Karzinome von Ösophagus, Pankreas, Ovar, Hoden, Bronchien und Nieren metastasieren in diesen Lymphknoten.

Die axilläre Lymphknotenstation

Die axilläre Lymphknotenstation erhält ihren Zufluss aus dem Bereich der Hand und des Armes sowie der Brustwand und der Mamma (Abb. 10.4).

Für axilläre Lymphknoten gilt als Faustregel: Jeder tastbare Lymphknoten ist pathologisch. Eine Ausnahme von dieser Regel besteht bei sehr schlanken Individuen, bei denen man manchmal kleine (0,5 cm) Lymphknoten ohne pathologische Bedeutung tasten kann.

Axilläre Lymphknotenvergrößerungen bei Frauen müssen an ein Mammakarzinom denken lassen. Infektionen im Bereich der Hand, des Armes und der Brustwand sind meistens offenbar und lassen einen Zusammenhang zu entsprechend vergrößerten Lymphknoten problemlos erkennen.

131

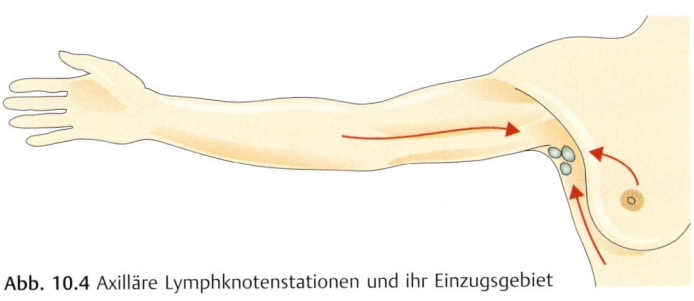

Abb. 10.4 Axilläre Lymphknotenstationen und ihr Einzugsgebiet

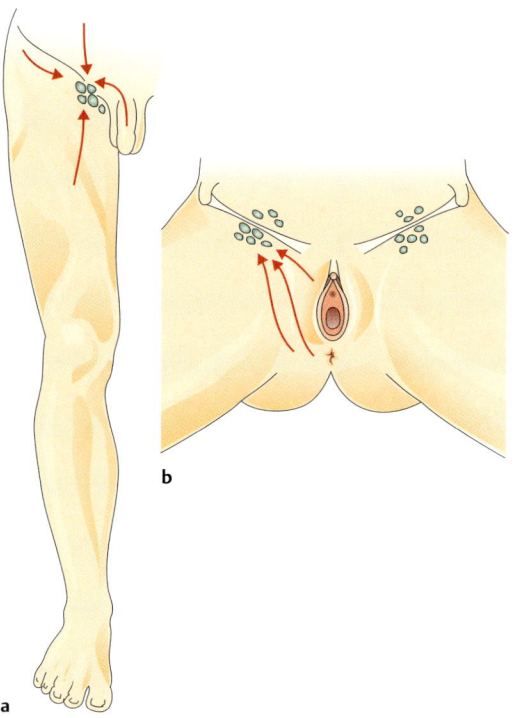

b

a

Abb. 10.5 Inguinale Lymphknotenstationen

Die inguinalen Lymphknotenstationen

Die Lymphknoten der Leiste sind beim Gesunden meist gut zu tasten, in relativ variabler Größe und Menge. Die Entscheidung über normal und vergrößert in diesem Bereich ist besonders schwierig. Das Zuflussgebiet dieser Lymphknoten umfasst Fuß und Bein, untere Bauchdecke, äußeres und teilweise auch inneres Genital, Damm und Perianalregion (Abb. 10.5).

Zu den Ursachen inguinaler Lymphknotenvergrößerungen gehören Infektionen im Bereich des Beines, des Genitales und perianal, aber auch regionale Metastasen und maligne Lymphome.

10.4 Ursachen von Lymphknotenvergrößerungen

Es wird zwischen lokalisierten und generalisierten Lymphknotenvergrößerungen unterschieden.

Lokalisierte Lymphknotenvergrößerung

→ Bakterielle und virale Infekte
→ Metastasen
→ Beginnende generalisierte Lymphknotenvergrößerungen

Generalisierte Lymphknotenvergrößerung

→ Virale Infektionen: Röteln, Masern, Mumps, Varizellen, Influenza, EBV, CMV, HIV, Herpesviren
→ Bakterielle Infektionen: Tuberkulose, Brucellose, Lues, Listeriose
→ Parasitäre Infektionen: Toxoplasmose
→ systemische Pilzinfektionen
→ Autoimmunerkrankungen, rheumatoide Arthritis, Still-Syndrom
→ Sarkoidose
→ maligne Lymphome
→ Speicherkrankheiten
→ Karzinommetastasen.

10.5 Problemlösung

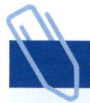

Fallbeispiel Fortsetzung

Gezielte Anamnese

Bei gezielter Nachfrage berichtet die Frau über eine gewisse Abgeschlagenheit in den letzten 2–3 Wochen, gelegentlich auch Nachtschweiß. Dem hatte sie allerdings keine Bedeutung beigemessen. Außerdem habe sie etwas Gewicht verloren, dies habe sie jedoch auf eine Diät zurückgeführt, die sie wegen ihres Übergewichtes seit etwa einem ¼ Jahr eingehalten habe. Infektionen im Nasen-Rachen-Raum sind nicht bekannt, Zahnprobleme bestehen nicht. Sie war zuletzt vor 4 Wochen beim Zahnarzt, da sei alles in Ordnung gewesen. Keine Hautveränderungen im Bereich von Kopf und Hals. Im Übrigen besteht ein Hypertonus, der medikamentös gut eingestellt sei. Wegen Herzstolperns sei sie vor einem halben Jahr von einem Kardiologen untersucht worden, hier sei ein

unauffälliger Befund erhoben worden. Auch eine Erkrankung im Bereich der Lunge oder des Magen-Darm-Traktes ist nicht bekannt. Der Appetit ist gut, der Stuhlgang regelmäßig, keine Übelkeit, kein Erbrechen, kein Fieber. Es besteht ein Diabetes mellitus, der durch eine Diät ganz gut eingestellt sei. Tabletten brauche sie noch nicht zu nehmen. Vor 10 Jahren ist eine Schilddrüsenoperation wegen eines Knotens in der Schilddrüse durchgeführt worden, die letzte Nachkontrolle wurde vor zwei Jahren sonographisch durchgeführt und war unauffällig.
Regelmäßige Medikamenteneinnahme: Ramipril 5 mg 1 × 1 (Antihypertensivum), Amlodipin 5 mg 1 × 1 (Antihypertensivum) und L-Thyroxin 100 µg 1 × 1.
Kein Nikotin, kein Alkohol.

Differenzialdiagnostische Überlegungen

Die gezielte Anamneseerhebung und die Anamneseerhebung der übrigen Vorgeschichte haben keinen relevanten Hinweis gebracht. Es lässt sich keine lokalisierte entzündliche Erkrankung im Bereich von Kopf und Hals eruieren. Der Anhalt für eine systemische Erkrankung ist vage: Hierfür könnten der Nachtschweiß sowie der Gewichtsverlust sprechen. → *Weiter auf S. 135.*

Nach der Anamneseerhebung und der körperlichen Untersuchung sollte man in der Lage sein, drei Fragen zu beantworten:
→ Besteht eine lokale oder eine generalisierte Lymphknotenvergrößerung?
→ Liegt vermutlich eine infektiöse Ursache vor, eine maligne Ursache oder eine Ursache, die sich allein mit Anamneseerhebung und körperlicher Untersuchung nicht ermitteln lässt?
→ Und: Muss eine prompte weitergehende Diagnostik erfolgen oder kann erst einmal zugewartet werden?

> **MERKE**
>
> Ziele von Anamneseerhebung und körperlicher Untersuchung bei Lymphknotenvergrößerung:
> → lokalisiert oder generalisiert?
> → infektiös, maligne, unbekannt?
> → zuwarten oder prompte Diagnostik?

Anamnese und erste differenzialdiagnostische Überlegungen

Die erste Frage betrifft die **Lokalisation**:
→ Wo befindet sich der Lymphknoten?
→ Haben Sie auch an anderen Stellen welche bemerkt?

Die nächste Frage betrifft den **zeitlichen Verlauf**:
→ Wie lange ist der Lymphknoten schon vergrößert?
→ Besteht die Vergrößerung intermittierend oder dauernd?
→ Nimmt die Größe zu oder bleibt der Knoten gleich?

Der dritte Fragenkomplex betrifft **allgemeine Begleitphänomene**:
→ Haben Sie Fieber? Gewichtsverlust? Schwitzen Sie nachts? (B-Symptomatik)
→ Ist der Lymphknoten **schmerzhaft**?

Die weiteren Fragen richten sich zunächst nach der Lymphknotenlokalisation.
Lymphknoten im Kopf-Hals-Bereich: Bestehen Hinweise für eine infektiöse Ursache: Husten, Schnupfen, Heiserkeit, Hals-

---

> **Tabelle 10.3 Anamnese bei Lymphknotenvergrößerung**
>
> **Die ersten Fragen**
>
> - Wo? Auch an anderen Stellen?
> - Wie lange schon? Kurz, schon länger, intermittierend, zunehmend?
> - Begleitphänomene: Fieber, Nachtschweiß, Gewichtsverlust, Schmerzen im Bereich des Lymphknotens?

Tabelle 10.4 **Spezielle Anamnese bei Lymphknotenvergrößerung**	
Betroffene Region	**Fragen nach**
Kopf-Hals	Infektionen oberer Respirationstrakt Ohrenschmerzen Zahnschmerzen Verletzungen Insektenstiche
Axilla	Verletzungen Insektenstiche Impfungen letzte gynäkologische Untersuchung Mammographie (Abb. 10.6) Mammakarzinom
Leiste	Läsionen im Bereich von unterer Extremität und Genitalbereich bzw. perianal

schmerzen? Verletzungen? Zahnschmerzen? Ohrenschmerzen? Insektenstiche?

Lymphknoten im Bereich der Axilla: Bestehen Verletzungen an Armen und Händen? Insektenstiche? Wurden kürzlich Impfungen durchgeführt? Haben Sie einen Knoten in der Brust bemerkt? Ist die Brust einmal operiert worden? Wann war die letzte gynäkologische Untersuchung? Die letzte Mammographie?

Lymphknoten im Bereich der Leisten: Gibt es Verletzungen im Bereich des Fußes oder des Beines? Ein diabetisches Fußsyndrom? Offene Stellen? Läsionen, wunde Stellen im Bereich des Genitales, perianal?

Schließlich sollten folgende Fragen abgeklärt werden:

→ Welche Vorerkrankungen bestehen? (maligne Tumoren, HIV-Infektion, Immunsuppresion)?
→ Gibt es eine berufliche Exposition?
→ Tierkontakte? (Brucellose, Tularämie, Toxoplasmose [Katzenkot])
→ Auslandsreisen?
→ Welche Medikamente werden regelmäßig eingenommen?

Medikamente, die zu Lymphknotenvergrößerungen führen können: Cephalosporine, Penicilline, Sulfonamide, Captopril, Atenolol, Hydralazin, Allopurinol.

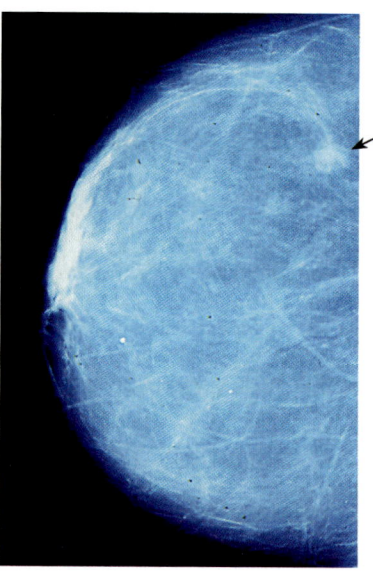

Abb. 10.6 Mammographisches Bild eines kleinen Mammakarzinoms (Pfeil)

10.5.1 Körperliche Untersuchung

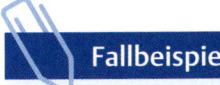

Fallbeispiel   Fortsetzung

Körperlicher Untersuchungsbefund

Bei der körperlichen Untersuchung sehen Sie eine 58-jährige Patientin in einem adipösen Ernährungszustand und in einem guten Allgemeinzustand. Größe 158 cm, Gewicht 78 kg. Hinter dem M. sternocleidomastoideus tasten Sie rechtsseitig einen derben Lymphknoten von etwa 3 cm Größe, etwas daneben zwei kleinere Lymphknoten. Eine weitere Lymphknotenvergrößerung von etwa 1 cm tasten Sie im linken Kieferwinkel. Im Bereich von Kopf und Hals ansonsten kein auffälliger Befund. Das Gebiss ist saniert. Die Untersuchung des Rachens ist unauffällig. Die orientierende Untersuchung des Zahnstatus zeigt für Sie keine erkennbaren Auffälligkeiten. Bei Zustand nach Operation eines Strumaknotens jetzt unauffälliger Tastbefund im Bereich der Schilddrüse. Die axillären Lymphknotenstationen sind unauffällig, auch inguinal sind keine Lymphknotenvergrößerungen tastbar, hier tasten Sie normal große, gut verschiebliche, indolente Lymphknoten.
Der Untersuchungsbefund über Herz und Lungen ist unauffällig. Das Abdomen ist weich, es bestehen kein Druckschmerz, keine Abwehrspannung und keine Resistenzen. Leber und Milz sind nicht vergrößert tastbar.

Differenzialdiagnostische Überlegungen

Ein 3 cm großer, derber Lymphknoten mit einer relativ raschen Größenprogredienz ist immer malignomverdächtig. Da hier nur eine Lymphknotenstation eindeutig betroffen ist, ist eine Lymphknotenmetastase in Erwägung zu ziehen. Es könnte sich jedoch auch um die Erstmanifestation einer generalisierten hämatologischen Systemerkrankung handeln. Eine infektiöse Ursache ist eher unwahrscheinlich, infektiöse Lymphknoten sind meistens druckdolent, weich und der infektiöse Fokus ist meist erkennbar. Bis zum Beweis des Gegenteils ist die Lymphknotenvergrößerung also als bösartig anzusehen. → *Weiter auf S. 138.*

Die körperliche Untersuchung umfasst
→ den suspekten Lymphknoten und die Lymphknotengruppe
→ das zugehörige Zuflussgebiet
→ sämtliche übrige Lymphknotenstationen
→ die Milz und
→ eine internistische Ganzkörperuntersuchung

> **MERKE**
>
> **Die normale Milz ist nicht palpabel.**

Der suspekte Lymphknoten bzw. die suspekten Lymphknoten werden beurteilt im Hinblick auf Lokalisation, Größe, Zahl, Konsistenz, Bewegbarkeit und Schmerzhaftigkeit bei Palpation (Tab. 10.5).
Die Untersuchung der zugehörigen Region umfasst die Inspektion der Haut und der Schleimhäute (Rachen) sowie die Palpation der Weichteile: Unterhaut, Mamma (Abb. 10.7), Perianalregion, Genital, rektale Untersuchung.

Tabelle 10.5 **Körperliche Untersuchung**
Beurteilung des/der Lymphknoten im Hinblick auf
■ Lokalisation
■ Größe
■ Zahl
■ Konsistenz
■ Bewegbarkeit
■ Schmerzhaftigkeit bei Palpation.

135

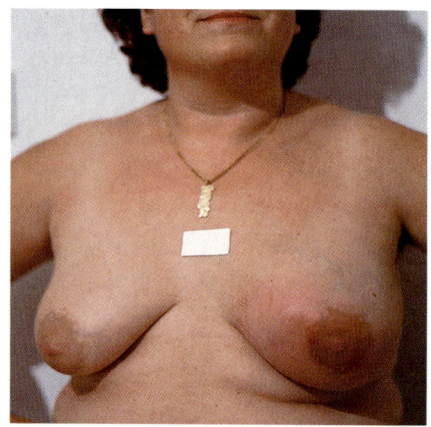

Abb. 10.7 Inflammatorisches Mammakarzinom

LERNTIPP

Immer sollten alle der Palpation zugänglichen Lymphknotenstationen sorgfältig untersucht werden, um eine lokalisierte von einer generalisierten Lymphadenopathie abzugrenzen.

Nach Anamneseerhebung und körperlicher Untersuchung sollte zunächst Klarheit über folgende Frage bestehen: Handelt es sich um eine **lokalisierte** oder eine **generalisierte** Lymphadenopathie?

Zur Erinnerung: Eine generalisierte Lymphadenopathie liegt vor, wenn zwei oder mehr nicht benachbarte Lymphknotenstationen betroffen sind.

Die häufigsten Ursachen der generalisierten Lymphknotenvergrößerung sind Infektionskrankheiten, maligne Lymphome, Karzinommetastasen sowie rheumatische und Autoimmunerkrankungen (Tab. 10.6). Die zweite Frage betrifft die Einschätzung, ob eine **infektiöse** oder eine **maligne** Ursache vorliegt und ob diese Entscheidung aufgrund der Anamneseerhebung und der körperlichen Untersuchung allein ausreichend sicher getroffen werden kann. Für die Beurteilung berücksichtigt werden: Der betroffene Lymphknoten, das Zuflussgebiet, der Befund an den übrigen Lymphknotenstationen, die Anamnese und die übrige körperliche Untersuchung.

Eine lokale Lymphadenopathie im Kopf-Hals-Bereich sowie inguinal ist meistens benigne. Axilläre und supraklavikuläre Lymphknotenvergrößerungen sind häufig malignen Ursprungs. Schnelles Wachstum und Größe über 2 cm, derbe Konsistenz, schlechte Beweglichkeit gegenüber der Umgebung sowie Indolenz sprechen für Malignität.

Eine lokalisierte Lymphknotenvergrößerung hat häufiger benigne Ursachen, eine

Tabelle 10.6 **Lymphadenopathie I: DD benigne – maligne Ursache**		
Merkmal	**benigne**	**maligne**
Kopf-/Halsbereich	häufig	weniger häufig
inguinal	häufig	weniger häufig
axillär	weniger häufig	häufig
supraklavikulär	selten	häufig
Wachstum	schnell	langsam
Größe	< 2 cm	> 2 cm
Konsistenz	weich	derb
Verschieblichkeit	gut	schlecht
Schmerz	schmerzhaft	indolent

generalisierte häufiger, aber nicht immer, maligne Gründe.

Ein infektiöser Fokus im Zuflussgebiet (Infektion des Respirationstraktes, Hautverletzungen, Insektenstiche) spricht für eine benigne Ursache. Ist ein maligner Tumor bekannt, spricht dies eher für Metastasen (Tab. 10.**7**).

Schließlich werden die weiteren anamnestischen Angaben und die erhobenen körperlichen Untersuchungsbefunde berücksichtigt. Für eine benigne Ursache sprechen junges Alter, Fieber, kurze Anamnese der Beschwerden.

Auf eine maligne Ursache deuten höheres Alter, schleichender Verlauf, subfebrile Temperaturen, Nachtschweiß, Gewichtsverlust (Tab. 10.**8**).

Manchmal kann so die Zuordnung **benigne oder maligne Ursache** bereits erfolgen. Häufig bleibt aber eine Restunsicherheit bestehen oder die Zuordnung ist nicht möglich. Dann bleibt Frage drei zu klären:

→ Kann man **beobachten und zuwarten** oder muss eine **rasche Klärung** erfolgen?

Hierbei müssen drei Dinge berücksichtigt werden:

Erstens möchte der Patient natürlich Gewissheit haben. Zweitens könnte eine Diagnoseverzögerung die Prognose verschlechtern und drittens kann eine weitere diagnostische Abklärung, insbesondere die Lymphknotenentnahme zur histologischen Untersuchung, mit Nebenwirkungen verbunden sein.

Jede Lymphknotenentnahme birgt das Risiko einer Lymphabflussstörung und der Keloidbildung im Bereich der Narbe. Diese Nachteile sind, ebenso wie die Kosten der intensivierten Diagnostik, in begründeten Fällen vertretbar.

Der Wert einer früheren Diagnosesicherung bei einem malignen Lymphknoten wird im Hinblick auf die Prognose allerdings meistens überschätzt.

Tabelle 10.7 **Lymphadenopathie II: DD benigne – maligne Ursache**		
Merkmal	**benigne**	**maligne**
infektiöser Fokus	ja	nein
Hautwunde	ja	nein
maligner Tumor (z. B. Mammaca., Melanom)	nein	ja

Tabelle 10.8 **Lymphadenopathie III: DD benigne – maligne Ursache**		
Merkmal	**benigne**	**maligne**
Alter	jung	älter
Temperatur	Fieber	subfebrile Temperatur, Nachtschweiß
Gewicht	konstant	Verlust
Dauer der Beschwerden	akut	schleichend

Im Hinblick auf eine rasche Diagnostik interessiert vor allem das Karzinom, das in die regionalen Lymphknoten metastasiert, aber noch keine Fernmetastasen verursacht hat. Dieses Karzinom könnte unter Umständen noch, zusammen mit seiner regionalen Lymphknotenstation, kurativ reseziert werden. Ein Karzinom, das schon in mehrere Lymphknotenstationen metastasiert hat, ist, von Ausnahmen wie dem Seminom abgesehen, üblicherweise nicht mehr kurativ angehbar.

Bei einem Non-Hodgkin-Lymphom, einem Morbus Hodgkin (Abb. 10.8) oder einer anderen Neoplasie des Blut bildenden Systems mit multilokulärer Ausbreitung wird eine Diagnoseverzögerung von 2–4 Wochen die Prognose kaum beeinflussen.

Bleibt schließlich der Patientenwunsch nach definitiver Abklärung. Je nach Naturell, Vorgeschichte und Krankheitsumständen wird dieser Wunsch mehr oder weniger ausgeprägt sein und sollte in die Erwägung zur Vorgehensweise einbezogen werden. Ein standardisiertes Vorgehen gibt es nicht.

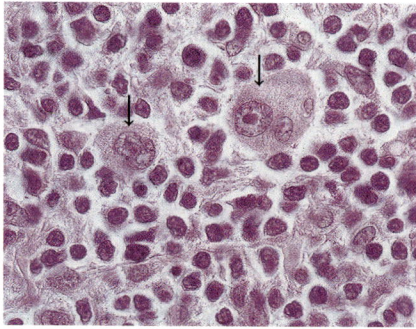

Abb. 10.8 Typische Tumorzelle beim Hodgkin-Lymphom ist die Sternberg-Reed-Zelle: vereinzelt oder in Gruppen gelegene mehrkernige Riesenzellen mit zwei bis fünf Kernen, die im Zentrum einen prominenten eosinophilen Nukleolus besitzen

10.6 Weitergehende Untersuchungen

Fallbeispiel   Fortsetzung

Weitergehende Untersuchungen

Sie führen eine Sonographie des Abdomens durch. Die Milz ist nicht vergrößert (Abb. 10.9).
Die Laborwerte sind in Tab. 10.9 aufgeführt.
Sie lassen eine Röntgenaufnahme des Thorax in 2 Ebenen durchführen, dabei sehen Sie folgendes Bild (Abb. 10.10).

Differenzialdiagnostische Überlegungen

Die Laborwerte haben nicht wesentlich weitergeführt, allerdings fällt die beschleunigte Blutsenkung von 38 (1 h) auf. Es besteht eine milde Anämie, ob ein Zusammenhang mit der Lymphknotenvergrößerung besteht, muss offen bleiben. Die leichte Kreatininerhöhung könnte altersbedingt sein. Die Milz der Patientin ist normal groß. Im Röntgenbild sehen Sie jedoch mediastinale Lymphknotenvergrößerungen. Damit ist die wahrscheinlichste Diagnose ein malignes Lymphom, differenzialdiagnostisch ist jedoch auch eine Lymphknotenmetastasierung eines soliden Tumors noch nicht ausgeschlossen.

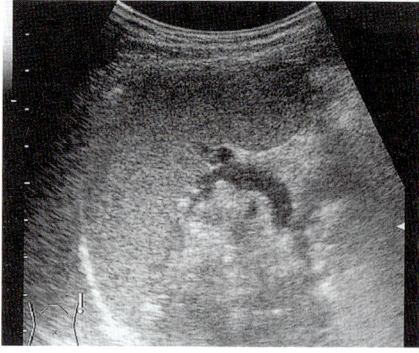

Abb. 10.9 Normal große Milz in der Sonographie: Die normale Milzgröße beträgt beim Erwachsenen 4 × 7 × 11 cm („4711-Regel")

Tabelle 10.9 Laborwerte

Parameter	Patientin	Norm
Leukozyten	7.300/µl	4.000–10.000/µl
MCH	30 pg	27–34 pg
MCV	92 fl	85–98 fl
Hb	11,2 g/dl	12–16 g/dl (♀)
Thrombozyten	312 Tsd/µl	150–350 Tsd/µl
Kreatinin	1,3 mg/dl	0,5–1,2 mg/dl
Harnsäure	5,2 mg/dl	2,6–6,4 mg/dl
Cholesterin	278 mg/dl	120–250 mg/dl
Triglyzeride	193 mg/dl	75–150 md/dl
GOT	25 U/l	< 50 U/l
GPT	32 U/l	< 50 U/l
γ-GT	38 U/l	< 66 U/l
α-Amylase	87 U/l	< 100 U/l
Glucose nüchtern	96 mg/dl	
BKS	38 mm	6 bis 20 mm/h (♀)

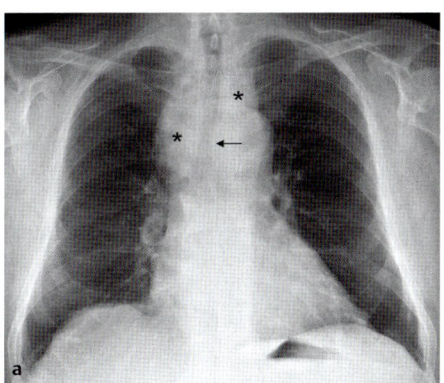 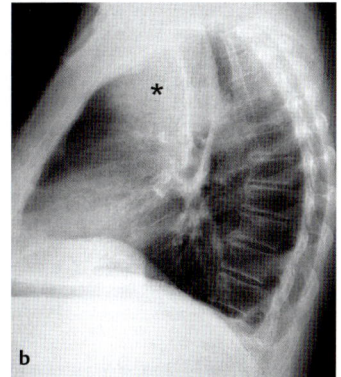

Abb. 10.10 Mediastinale Lymphknotenvergrößerung (*) (→ = Trachea)

Tabelle 10.10 **Weiterführende Untersuchungen**	
Untersuchung	**Parameter**
Labor	■ Blutbild, Differenzialblutbild ■ BKS, CRP ■ LDH ■ Transaminasen ■ Serologie: EBV, HIV, CMV, Toxoplasmose, Lues ■ Auto-Antikörper (ANF) ■ Immunelektrophorese, Ig-Bestimmung
Konsiliaruntersuchungen	■ HNO-Arzt ■ Zahnarzt ■ Gynäkologe ■ Urologe
Bildgebende Verfahren	■ Sonographie der Halsweichteile ■ Sonographie des Abdomens ■ Röntgenthorax ■ CT und MRT von Thorax, Abdomen, Becken
Endoskopie	■ Bronchoskopie ■ Gastroskopie ■ Koloskopie
Zytologie, Probeexzision	

Das Ausmaß der weitergehenden Untersuchungen hängt vom klinischen Befund ab. Häufig wird nur zugewartet. Wenn die klinische Situation eine Abklärung erforderlich macht, stehen laborchemische und serologische Untersuchung im Vordergrund, die Fokussuche durch Konsiliaruntersuchungen und bildgebende Verfahren und als Goldstandard die Lymphknotenentnahme mit histologischer Untersuchung (Tab. 10.10).

10.7 Diagnosesicherung

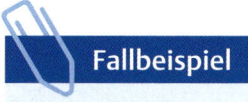

Fallbeispiel

Diagnosesicherung
Zur Diagnosesicherung sollte der zervikale Lymphknoten operativ entfernt und histologisch untersucht werden. Histologisch ergibt sich die Diagnose eines Non-Hodgkin-Lymphoms.

Die folgenden Tabellen geben eine Übersicht über die Diagnosesicherung bei Lymphknotenvergrößerungen.

Tabelle 10.11 Diagnosesicherung lokalisierte Lymphadenopathie		
Erkrankung	**Wegweisende Symptome**	**Diagnosesicherung und Befunde**
bakterielle und virale Infektionen	klinisches Bild, üblicherweise druckdolent, Eintrittspforte	klinisches Bild, Verlauf, Serologie
Metastasen	Tastbefund, Anamnese, Primärtumor, derb, nicht verschieblich, indolent	histologische Untersuchung
malignes Lymphom (Abb. 10.11)	B-Symptomatik, Tastbefund, Progression	histologische Untersuchung

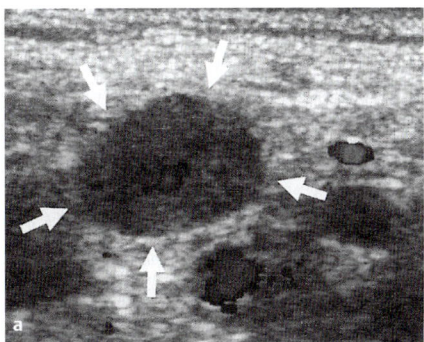

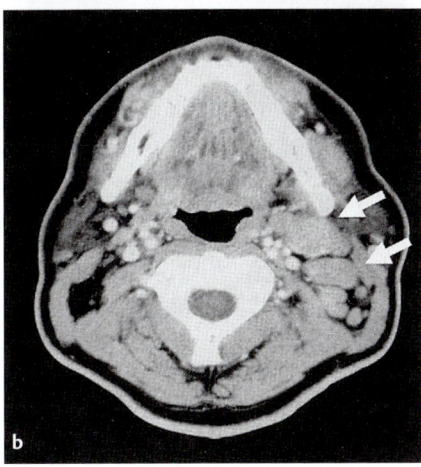

Abb. 10.11 Lymphknotenschwellung im Halsbereich: a Im Ultraschall stellt sich ein deutlich vergrößerter Lymphknoten (Pfeile) dar. Der Patient hat ein Lymphom. b Das CT zeigt das Ausmaß des Lymphknotenbefalls im linken Kieferwinkel (Pfeile)

Tabelle 10.12 Diagnosesicherung generalisierte Lymphadenopathie

Erkrankung	Wegweisende Symptome	Diagnosesicherung und Befunde
Virusinfektionen		
■ Röteln, Masern	Exanthem	klinisches Bild
■ EBV	Splenomegalie	Serologie
■ CMV	gastrointestinale Symptome, Ulzera im Pharynxbereich	Serologie
■ HIV	Risikogruppe	Serologie
■ Toxoplasmose	Anamnese (Verzehr von infiziertem Fleisch, Katzenkontakt), daran denken!	Serologie
Bakterielle Infektionen		
■ Tbc	Nachtschweiß, Temperaturerhöhung	Bakteriologie
■ Lues	daran denken! meist inguinal	Serologie
■ Tularämie	Tierkontakt, daran denken!	Blutkultur, Serologie
■ Brucellose	Hepatosplenomegalie, daran denken	Blutkultur, Serologie
Sarkoidose (Abb. 10.12)	unspezifische Symptome, daran denken!	Histologie
Autoimmunerkrankungen	klinisches Bild, Myalgien, Gelenkschmerzen	Serologie
malignes Lymphom	B-Symptomatik, Tastbefund, Progression	Histologie

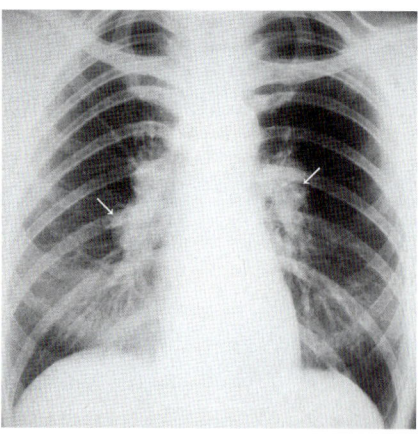

Abb. 10.12 Röntgenübersichtsaufnahme bei Sarkoidose: bihiläre Lymphadenopathie. Der Patient wurde wegen eines Erythema nodosum (s. S. 45) untersucht

10.7.1 Therapieansätze bei Erkrankungen mit Lymphknotenvergrößerung

In den beiden folgenden Tabellen sind die Therapieansätze bei verschiedenen Erkrankungen, die zu lokalisierten oder generalisierten Lymphknotenvergrößerungen führen, dargestellt.

Tabelle 10.13 Lokalisierte Lymphknotenvergrößerungen

Erkrankung	Therapeutische Möglichkeiten
bakterielle Infektion	antibiotische Behandlung
Metastasen	Chemotherapie, Radiatio, in Ausnahmefällen Operation
malignes Lymphom	Radiatio, Chemotherapie

Tabelle 10.14 Generalisierte Lymphknotenvergrößerungen

Erkrankung	Therapeutische Möglichkeiten
Röteln, Masern, EBV, CMV	i. d. R. keine spezifische Therapie
HIV-Infektion	antiretrovirale Therapie
Toxoplasmose	antimikrobielle Therapie (Pyrimethamin, Calciumfolinat, Sulfadiazin)
Tuberkulose	Antituberkulotika: 5 Standardmedikamente: Isoniazid, Rifampicin, Ethambutol, Pyrazinamid, Streptomycin
Lues	antimikrobielle Therapie (Penicillin)
Brucellose	antimikrobielle Therapie (Doxycyclin und Streptomycin)
Sarkoidose	Kortikosteroide
Autoimmunerkrankungen	immunsuppressive Therapie
malignes Lymphom	Chemotherapie, Radiatio

143

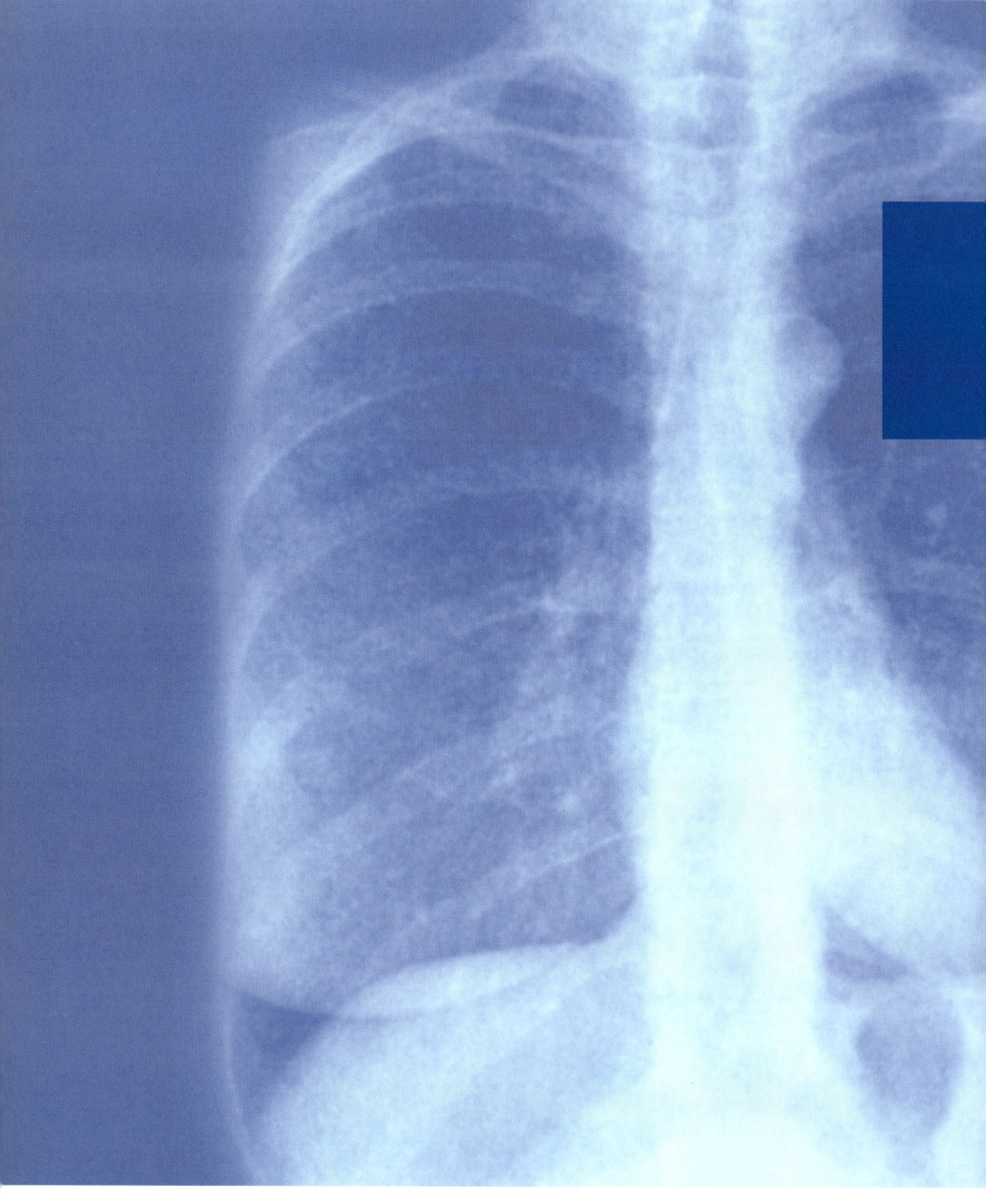

Zusatzuntersuchungen und Erkrankungen

C

Bei der **Beurteilung der Röntgenaufnahme des Thorax** wird dringend empfohlen, sich an eine systematische Bildanalyse und Bildbeschreibung zu halten (Abb. 1.2, Abb. 1.3).

> **LERNTIPP**
> Bei der globalen Betrachtung eines Bildes ist es sehr leicht möglich, relevante Details nicht zu beachten.

1. Bildqualität: Zunächst wird die Bildqualität beurteilt. Ist die Aufnahme gut belichtet? Steht der Patient gerade? Sind die Schulterblätter herausgedreht? Hat der Patient ausreichend inspiriert? Wurde die Aufnahme im Stehen (das ist die Regel) oder im Liegen gemacht (schwerkranke, intensivmedizinisch behandelte Patienten)? Für das weitere Vorgehen gibt es unterschiedliche Empfehlungen.

> **LERNTIPP**
> Die Hauptsache ist, sich überhaupt an ein Schema zu halten.

2. Weichteile: Bestehen Verkalkungen (Lymphknoten, Mammae), Tumoren, Fremdkörper, ein Hautemphysem?

1 Zusatzuntersuchungen bei Erkrankungen des respiratorischen Systems

1.1 Röntgenaufnahme des Thorax

Die Röntgenaufnahme des Thorax liefert wesentliche Informationen bei fast allen Erkrankungen des respiratorischen Systems. Indikationen sind der Nachweis von Erkrankungen, die aufgrund von Anamnese und körperlicher Untersuchung wahrscheinlich sind, die Ausschlussdiagnostik und die Verlaufskontrolle.

> **MERKE**
> Die Röntgenthoraxaufnahme ist die wichtigste technische Erstuntersuchung nach Anamneseerhebung und körperlicher Untersuchung.

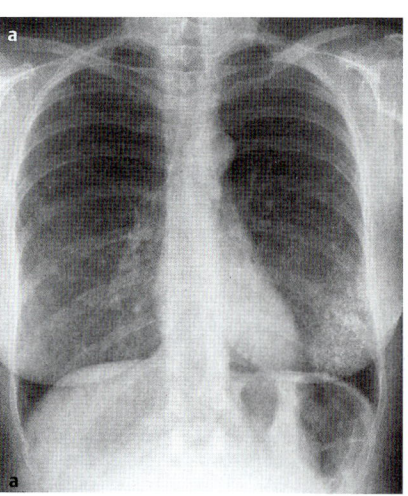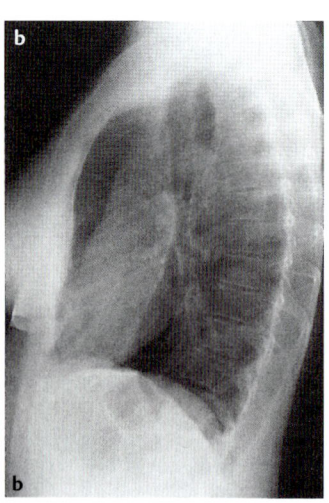

Abb. 1.1 Röntgenthorax in 2 Ebenen, p.-a. und seitlich in Inspiration: Normalbefund

146

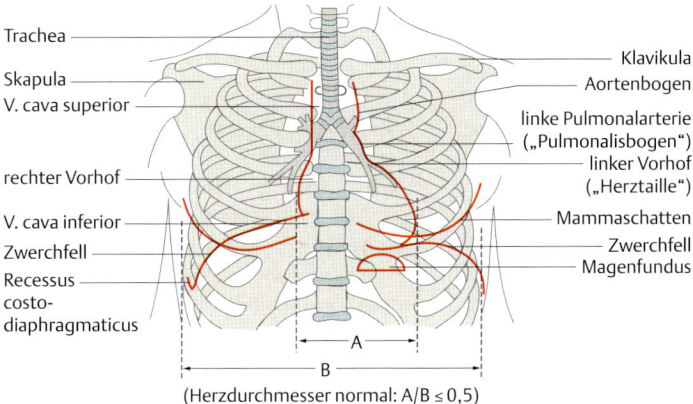

Trachea
Skapula
V. cava superior
rechter Vorhof
V. cava inferior
Zwerchfell
Recessus costo-diaphragmaticus

Klavikula
Aortenbogen
linke Pulmonalarterie („Pulmonalisbogen")
linker Vorhof („Herztaille")
Mammaschatten
Zwerchfell
Magenfundus

A
B
(Herzdurchmesser normal: A/B ≤ 0,5)

Abb. 1.2 Schema Röntgenthorax p. a

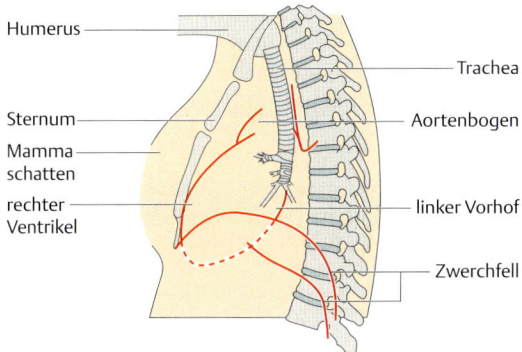

Humerus
Sternum
Mamma schatten
rechter Ventrikel

Trachea
Aortenbogen
linker Vorhof
Zwerchfell

Abb. 1.3 Schema Röntgenthorax seitlich

3. Skelett: Wie sieht die Wirbelsäule aus (Skoliose, Kyphose, Spondylose?)? Sind die Rippen auffällig? Form, Stellung, Kontur? Sieht man Frakturen, Rippenanomalien, Halsrippen, Osteolysen? Bestehen Deformitäten?

4. Zwerchfell: Wie ist die Lage des Zwerchfells, hoch oder tief stehend (normal: 10.–11. dorsale Rippe, das rechte Zwerchfell steht meist etwas höher). Tief stehende und flache Zwerchfelle sieht man beim Emphysem. Sind die Randwinkel einsehbar? Oder bestehen kleine Ergussbildungen oder Adhäsionen?

5. Pleurarand: Liegt die Lunge dem Thorax an oder nicht? Beim Pneumothorax kommt es zu einer Spaltbildung zwischen der Thoraxwand und der Lunge. Bestehen pleurale Verkalkungen, Verdickungen (alte entzündliche Prozesse, Tumoren?). Besteht eine Flüssigkeitsansammlung im unteren Pleuraspalt (Erguss)?

6. Lunge: Wie sehen die Lungenfelder aus? Untersucht wird jede Lunge systematisch von oben nach unten, seitenvergleichend rechts und links. Ist die Transparenz seitengleich (verdrehte Aufnahme)? Ist die Transparenz vermindert (Lungenemphysem)? Bestehen umschriebene Transparenzminderungen (Emphysembullae) oder Verdichtungen (Infiltrate, Raumforderungen)? Sind feine Linien zu sehen (sogenannte Kerley-Linien bei pulmonaler Stauung)? Gibt es bei den Lungengefäßen Auffälligkeiten? Sind sie verbreitert? Bestehen Kalibersprünge?

7. Herz und Hilus: Wie sind Form und Größe des Herzens (Kardiomegalie bei

Herzinsuffizienz, Formvarianten bei Vitien)? Bestehen Verkalkungen (Klappenkalk)? Hiläre Lymphome (primäre Lymphknotenerkrankungen, Metastasen)? **8. Übriges Mediastinum:** Wie sind Größe, Form und Lage? Ist das Mediastinum verbreitert oder bestehen Konturauffälligkeiten? (Tumoren, Lymphknoten, Aortenaneurysma, verbreiterte Pulmonalarterie, verbreiterte Vena cava). Liegt das Mediastinum mittelständig oder ist es verlagert (schrumpfende Prozesse der Lunge)? Ist die Trachea eingeengt (Struma)?

1.2 Lungenfunktionsprüfung und Blutgasanalyse

Die Lungenfunktionsprüfung dient dem Nachweis und der Quantifizierung von Ventilations-, Diffusions- und Perfusionsstörungen. (s. S. 27)

Indiziert ist sie bei Symptomen und Untersuchungsbefunden, die an eine Erkrankung des respiratorischen Systems denken lassen, zur Verlaufsbeobachtung, zur Therapiekontrolle und zur präoperativen Einschätzung der Lungenfunktion. Zu den aussagekräftigsten Lungenfunktionsprüfungen gehört die Spirometrie.

1.2.1 Spirometrie

Die Spirometrie ist die Methode der Wahl zur Beurteilung von Ventilationsstörungen. Mit ihr werden statische und dynamische Lungenvolumina gemessen.

Besonders interessieren hierbei die Vitalkapazität und die Einsekundenkapazität. Die **Vitalkapazität** ist das Volumen, das nach maximaler Inspiration unter größter Anstrengung ausgeatmet werden kann. Die **Einsekundenkapazität** (FEV_1, Tiffeneau-Test) ist das Volumen, das nach maximaler Inspiration bei forcierter Exspiration während der ersten Sekunde ausgeatmet werden kann. In Abb. 1.4 und Abb. 1.5 sind die statischen und dynamischen Lungenvolumina dargestellt.

> **LERNTIPP**
>
> Man unterscheidet statische Lungenvolumina (Vitalkapazität) von dynamischen Lungenvolumina (Einsekundenkapazität FEV1)

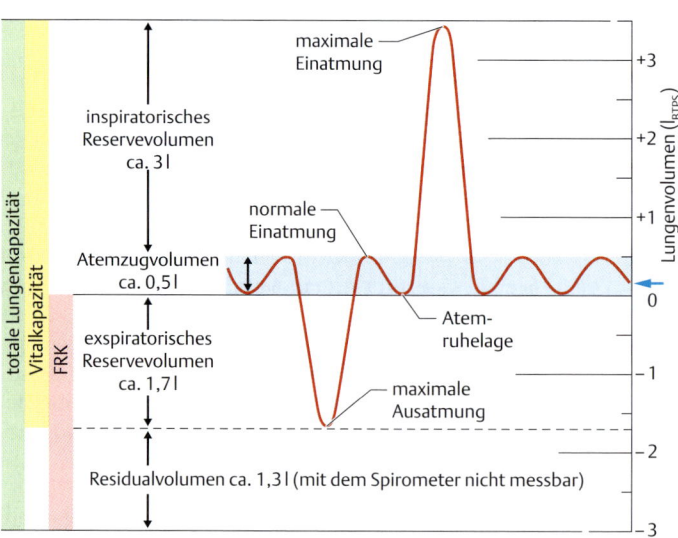

Abb. 1.4 Die statischen Lungenvolumina: Vitalkapazität = nach maximaler Inspiration mit stärkster Anstrengung ausgeatmetes Volumen; Atemzugvolumen = pro Atemzug ein- bzw. ausgeatmetes Volumen, inspiratorisches Reservevolumen = Volumen, das nach normaler Exspiration zusätzlich eingeatmet werden kann (FRK = funktionelle Residualkapazität)

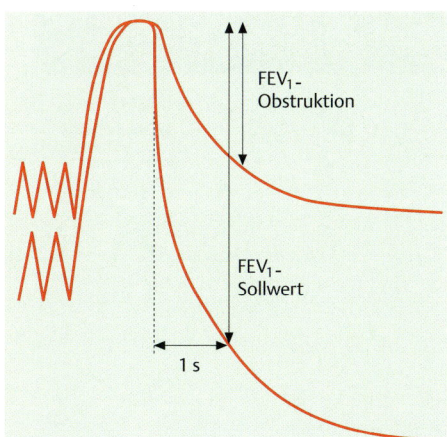

Abb. 1.5 Die dynamischen Lungenvolumina: Einsekundenkapazität (forciertes Exspirationsvolumen in 1 Sekunde FEV1; Tiffeneau-Test) = Volumen, das nach maximaler Inspiration bei forcierter Exspiration in 1 Sekunde ausgeatmet werden kann. Bei Obstruktion ist der FEV_1 vermindert

Tabelle 1.1 Lungenfunktionsparameter bei obstruktiven und restriktiven Ventilationsstörungen		
	obstruktive Ventilations-störung	restriktive Ventilations-störung
Vital-kapazität	normal	↓
Residual-volumen	↑	↓
Resistance	↑	normal
FEV_1	↓	normal
Peak-flow	↓	normal-(↓)
Atem-grenzwert	↓	normal-(↓)
Com-pliance	normal	↓

1.2.2 Peak-flow-Messung

Mit der Peak-flow-Messung wird der exspiratorische Atemspitzenfluss bei forcierter Exspiration gemessen. Der Atemspitzenfluss ist vermindert bei einer Obstruktion der Atemwege. Peak-flow-Messer sind billig und einfach konstruiert und können vom Patienten selbstständig zu Hause benutzt werden. Sie sind sehr gut für die Selbstkontrolle bei chronisch-obstruktiven Atemwegserkrankungen geeignet.

1.2.3 Ganzkörper-(Body-) Plethysmographie

Mit der Ganzkörperplethysmographie werden der Atemwegswiderstand (Resistance) und das intrathorakale Gasvolumen gemessen. Der Patient sitzt in einer geschlossenen Kammer und atmet ruhig und normal. Unabhängig von der Mitarbeit des Patienten wird eine Druck-/Strömungskurve aufgezeichnet.

Die Atemwegswiderstände in der Ein- und Ausatmung sind in typischer Weise bei einer chronisch-obstruktiven Bronchitis und beim Asthma bronchiale verändert

(Tab. 1.1). Aus der Kurvenform der Registrierungen können zudem weitere Erkenntnisse über die Ursache der Luftnot abgeleitet werden.

1.2.4 Blutgasanalyse (BGA)

Die Blutgase werden im Blut des hyperämisierten Ohrläppchens nach einer mindestens 10-minütigen Ruhephase bestimmt.

Mithilfe der Blutgasanalyse wird die Fähigkeit der Lunge zur Sauerstoffaufnahme und Kohlendioxidabgabe geprüft. Außerdem kann der Säure-Basen-Haushalt beurteilt werden. Befundkonstellationen bei Störungen des Säure-Basen-Haushalts sind in Tab. 1.2 aufgeführt.

Im Hinblick auf den pulmonalen Gasaustausch und seine Störungen sind die Bestimmung des O_2- und CO_2-Partialdruckes relevant:

→ alleinige Erniedrigung des pO_2 (Hypoxämie) = **respiratorische Partialinsuffizienz**

→ Erniedrigung des pO_2 bei gleichzeitiger Erhöhung des pCO_2 (Hyperkapnie) = **respiratorische Globalinsuffizienz**.

149

Tabelle 1.2 Befundkonstellationen bei Störungen des Säure-Basen-Haushalts (n: normal, ↑: erhöht, ↓: erniedrigt)

Störung	pH	pCO_2	Basen-Überschuss
akute respiratorische Azidose	↓	↑	n
chronische respiratorische Azidose	n/↓	↑	↑
akute respiratorische Alkalose	↑	↓	n
chronische respiratorische Alkalose	n/↑	↓	↓
kompensierte metabolische Azidose	n	↓	↓
dekompensierte metabolische Azidose	↓	n/↓	↓
kompensierte metabolische Alkalose	n	↑	↑
dekompensierte metabolische Alkalose	↑	n/↑	↑

Ursachen der Partialinsuffizienz sind Ventilations-/Perfusions-Verteilungsstörungen. Sie kommen häufig vor, z. B. im Rahmen eines Lungenödems oder einer Lungenembolie. Weitere Ursachen sind Diffusionsstörungen (z. B. Lungenfibrose) oder anatomische Shuntverbindungen (z. B. erworbene arteriovenöse Missbildungen). Ursache der respiratorischen Globalinsuffizienz ist eine alveoläre Hypoventilation bei Versagen der Atemmuskulatur (Erschöpfung) oder bei Störung des Atemantriebs (z. B. Heroinintoxikation).

Während der Begriff O_2-Partialdruck den Teildruck des Sauerstoffs beschreibt, der physikalisch im Blut gelöst ist, versteht man unter der O_2-Sättigung den prozentualen Anteil an Sauerstoff, der chemisch an das Hämoglobin gebunden ist (Tab. 1.3). Die Bestimmung des O_2-Partialdruckes ist technisch relativ aufwendig. Die Bestimmung der O_2-Sättigung kann hingegen einfach pulsoxymetrisch (Fingerpulsoxymetrie) jederzeit rasch und unblutig durchgeführt werden.

Tabelle 1.3 Blutgasanalyse

Messgrößen	Referenzbereiche
1. arterieller pO_2	10–13 kPa (75–98 mmHg)
2. arterielle O_2-Sättigung	95–97 %
3. arterieller pCO_2	4,7–6,0 kPa (35–45 mmHg)
4. pH-Wert	7,38–7,42
5. Standard-Bicarbonat	20–28 mmol/l
6. Basen-abweichung	± 2 mmol/l

1.3 Laboruntersuchungen bei respiratorischen Leitsymptomen

Im Hinblick auf pulmonale Erkrankungen sind insbesondere das **Blutbild** und die **Entzündungsparameter** relevant. Eine **Polyglobulie** ist ein häufiger Befund bei chronischer respiratorischer Insuffizienz, besonders bei chronisch-obstruktiven Lungenerkrankungen. Hinweise für entzündliche pulmonale Erkrankungen sind, bei entsprechender Klinik, die Leukozytose, die BKS-Beschleunigung und die Erhöhung des C-reaktiven Proteins.

1.3.1 Blutkultur

Eine **Blutkultur** wird bei schweren pulmonalen Infekten, schwerem Krankheitsbild und fehlendem Erregernachweis durchgeführt.

Blutkulturen werden zum Erregernachweis und zur Resistenz-Bestimmung angelegt. Bei schweren pulmonalen Infekten mit **Bakteriämie** kann die Blutkultur den entscheidenden Hinweis für den auslösenden Erreger liefern. Die Blutkultur ist eine Ergänzung zur Sputumdiagnostik.

1.3.2 Sputumuntersuchung

Die **Sputumuntersuchung** ist indiziert bei pulmonalen Erkrankungen mit Husten und Auswurf. Die Sputumuntersuchung beginnt mit der Inspektion: Menge, Konsistenz, Farbe, Trübung, Blutbeimengungen (Abb. 1.6).

Spontan oder nach Provokation gewonnenes Sputum kann mikroskopisch und bakteriologisch untersucht werden. Dies ist insbesondere bei schweren Erkrankungen oder pulmonal vorgeschädigten Patienten erforderlich. Bei Erregernachweis wird eine Resistenzbestimmung durchgeführt.

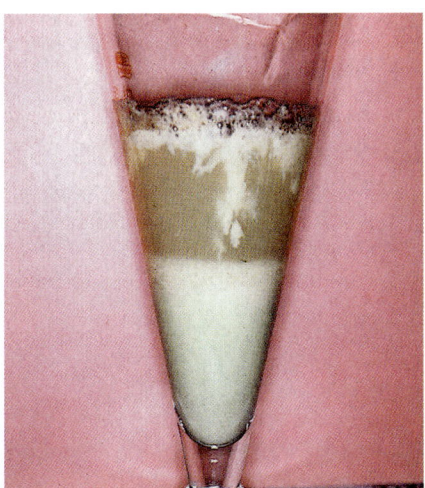

Abb. 1.6 Drei-Schicht-Sputum bei Bronchiektasen: schaumige Oberschicht, seröse Mittelschicht, zäher Bodensatz aus Eiter, Fasern und Zellen

Außerdem ist eine zytologische Untersuchung möglich, z. B. bei Verdacht auf Bronchialkarzinom.

1.4 Pleurapunktion

Im Pleuraspalt finden sich normalerweise ca. 5 ml freier interstitieller Flüssigkeit. Es besteht ein Gleichgewicht zwischen Produktion und Resorption. Vermehrte Pleuraflüssigkeit wird als Erguss bezeichnet. Die **Pleurapunktion** ist indiziert zur diagnostischen Abklärung eines Pleuraergusses und zur therapeutischen Entlastung eines großen Ergusses oder eines Pneumothorax. Das Punktat wird unter folgenden Aspekten beurteilt:

→ Inspektion: klar, trüb, blutig?
→ mikroskopische und bakteriologische Untersuchung
→ Zytologie: maligne Zellen?
→ Transsudat oder Exsudat? spezifisches Gewicht, pH-Wert, Gesamt-Eiweiß, LDH, Glukose, Leukozyten, Erythrozyten, Lipase.

Klinisch wichtig ist die Unterscheidung von Transsudat und Exsudat. Das **Transsudat** entspricht nicht-resorbierter interstitieller Flüssigkeit. Ursache ist meist eine kardiale Stauung, weiterhin unter anderem obere Einflussstauung oder nephrotisches Syndrom.

Ein **Exsudat** sieht man bei Infektionen, Tumoren und Autoimmunkrankheiten. Es hat einen höheren Eiweißgehalt als ein Transsudat. Transsudat und Exsudat können radiologisch nicht unterschieden werden. In Abb. 1.7 ist die Technik der Pleurapunktion dargestellt.

> **LERNTIPP**
>
> **Wichtig ist die Unterscheidung von Transsudat und Exsudat.**

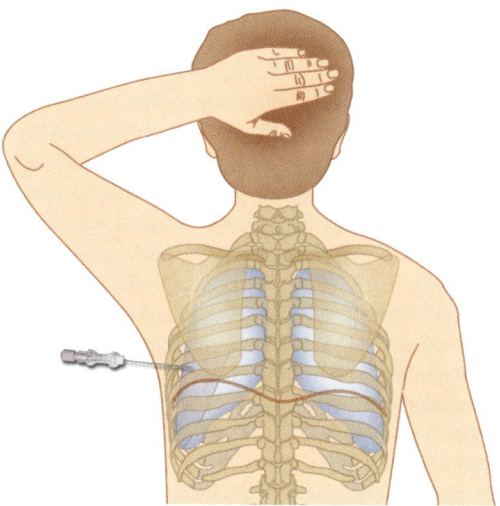

a Pleuraerguss

1.5 Polysomnographie

Die **Polysomnographie** wird im Schlaflabor durchgeführt. Sie ist ein Diagnoseverfahren zur Abklärung schlafbezogener Atemstörungen (s. S. 97). Mithilfe der kontinuierlichen nächtlichen Ableitung elektrophysiologischer Parameter wie Elektromyographie (EMG), Elektroenzephalographie (EEG), Elektrookulographie (EOG) und EKG werden Schlafstadien, rhythmische Beinbewegungen und Herzaktivität bestimmt. Simultan werden nasaler Atemfluss, thorakale und abdominale Atemexkursionen, Schnarchgeräusche und pulsoxymetrisch der Sauerstoffgehalt im Blut während des Schlafs aufgezeichnet.

1.6 Bronchoskopie

Bei der **Bronchoskopie** wird ein Endoskop über die Trachea eingeführt und zu den großen Bronchien und deren Verzweigungen vorgeschoben (Abb. 1.8). Darüber wird die Schleimhaut makroskopisch inspiziert. Es können Proben entnommen (z. B. aus tumorösen Prozessen) und Spülungen durchgeführt werden (**BAL – bronchoalveoläre Lavage**) zur Gewinnung von Material für die zytologische Untersuchung (maligner Tumor, Sarkoidose) und zur mikrobiellen Untersuchung (Kultur, direkter Keimnachweis, z. B. bei Verdacht auf Pneumonie, Tuberkulose).

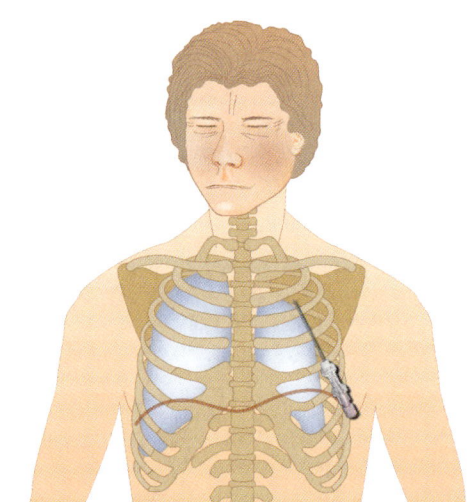

b Spannungspneumothorax

Abb. 1.7 Pleurapunktion: a Wenn möglich sollte ein Erguss beim sitzenden Patienten im 6. oder 7. ICR punktiert werden. Als Orientierungshilfe können die Skapulaspitze und die Mamille bzw. bei Frauen die Submammarfalte dienen. b Ein Spannungspneumothorax (vgl. Abb. S. 52) wird beim liegenden Patienten von vorn in der Medioklavikularlinie durch den 3. ICR entlastet

> Die Bronchoskopie ist die aussagekräftigste Untersuchung zur Frühdiagnose und Diagnosesicherung beim Bronchialkarzinom.
>
> **MERKE**

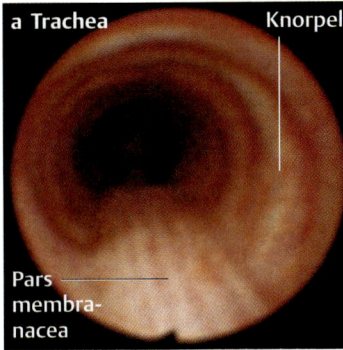

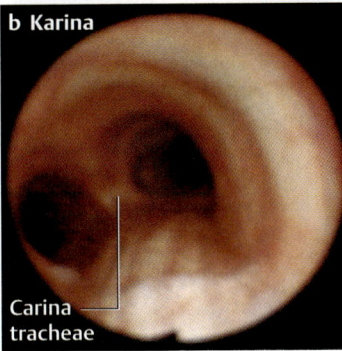

Abb. 1.8 Normalbefunde bei Tracheobronchoskopie: a Die Trachea besteht aus 16–20 hufeisenförmigen Knorpeln. b An der Teilungsstelle der Trachea in den linken und rechten Hauptbronchus ragt ein sagittaler Sporn nach oben, die Carina tracheae

1.7 Mediastinoskopie

Bei der **Mediastinoskopie** wird in Intubationsnarkose das vordere obere Mediastinum inspiziert. Ein Mediastinoskop wird über einen Hautschnitt retro- oder parasternal oder am Hals eingebracht und über die Trachea bis zur Bifurkation vorgeschoben. Es können dann paratracheale und parabronchiale Prozesse eingesehen und zur Probenentnahme punktiert werden. Die Mediastinoskopie wird durchgeführt zur Abklärung vergrößerter Hiluslymphknoten (Tumoren, Sarkoidose) und zur Abklärung von mediastinalen Tumoren.

1.8 Hoch auflösende Computertomographie (High Resolution CT, HRCT)

Bei der Computertomographie des Thorax werden serielle Schnittbilder der Thoraxorgane erstellt. Im Gegensatz zur konventionellen Röntgenaufnahme, die sämtliche Strukturen zu einem Summationsbild addiert, werden beim Computertomogramm überlagerungsfreie Schnittbilder erzeugt. Damit ist es im Auflösungsvermögen der konventionellen Röntgenaufnahme deutlich überlegen. Die **HRCT** stellt noch dünnere Schichten als die Standard-CT-Untersuchung dar. Sie erlaubt im Hinblick auf Lungenerkrankungen die Darstellung kleiner raumfordernder Prozesse (Bronchialkarzinom, Metastasen) und früher infiltrativer Veränderungen (Pneumonie), die Beurteilung der Hili im Hinblick auf kleine Lymphknoten und es ist die beste Methode zum frühen Nachweis eines Lungenemphysems. Außerdem ist sie geeignet für die nichtinvasive Diagnostik bei Lungenembolie.

153

Die folgenden Seiten geben eine Übersicht über häufige Erkrankungen des respiratorischen Systemes und die systematische Anamneseerhebung in der jeweiligen Situation. Das Vorgehen wird dabei immer gleich sein: Zunächst werden die aktuellen Beschwerden erfragt, dann die Vorgeschichte und der Verlauf, schließlich die bisher durchgeführte Diagnostik und zum Schluss werden die relevanten Begleiterkrankungen eruiert (Tab. 2.1).

2 Von der Diagnose zur systematischen Anamneseerhebung

2.1 Allgemeine Einführung

Der überwiegende Teil dieses Buches befasst sich mit klinischen Leitsymptomen, die einen Patienten zum Arzt führen und abgeklärt werden sollen. Sehr häufig liegt aber eine andere Situation vor: Der Patient kommt mit einer bereits bekannten Diagnose, z. B. einer chronisch-obstruktiven Lungenerkrankung, und erwartet Hilfe.

Tabelle 2.1 Bekannte Diagnose – systematische Anamneseerhebung

Vorgehen

1. Aktuelle Beschwerden
- Was führt Sie her?
- Welche Therapie wird zur Zeit durchgeführt?
- Welche Beschwerden und Funktionseinschränkungen bestehen?

2. Bisherige Krankengeschichte
- Wann wurde die Erstdiagnose gestellt?
- Beschwerden bei Erstdiagnose?
- Verlauf der Erkankung
- Komplikationen bisher
- Therapie bisher

3. Letzte Diagnostik
- Welche Untersuchungen wurden durchgeführt?
- Wann?
- Welches Ergebnis?

4. Relevante Begleiterkrankungen
- Welche Begleiterkrankungen liegen vor?

Tabelle 2.2 Asthma bronchiale

Systematische Anamneseerhebung

1. Aktuelle Beschwerden
- Besteht Luftnot?
- Besteht Husten? Auswurf?
- Wie ist die Farbe des Auswurfs?
- Besteht ein Infekt der oberen Luftwege?
- Haben Sie Fieber?
- Haben Sie Schmerzen?

2. Bisherige Krankengeschichte
- Liegt ein allergisches oder nichtallergisches Asthma vor? (Anstrengungsasthma, analgetikabedingtes Asthma)
- Wie häufig sind die Anfälle?
- Wann war letzte Anfall?
- Mussten Sie schon einmal stationär eingewiesen werden wegen eines Asthmaanfalls?
- Bestand einmal Beatmungsbedürftigkeit?

3. Letzte Diagnostik
- Wann wurde die letzte Röntgenaufnahme des Thorax angefertigt?
- Wann war die letzte Lungenfunktionsprüfung?
- Wann war die letzte Laboruntersuchung?

4. Relevante Begleiterkrankungen/ Risikofaktoren
- Allergien
- Nikotin
- berufliche Exposition: Stäube, Gase, Dämpfe, Allergene
- Herzerkrankung
- Sodbrennen, Refluxbeschwerden.

154

2.2 Häufige Krankheiten

2.2.1 Asthma bronchiale

Das Asthma bronchiale ist eine chronische entzündliche Erkrankung, die durch eine anfallsartig auftretende, reversible Obstruktion der Atemwege gekennzeichnet ist.

Ursache ist eine allergische (extrinsic asthma) oder nicht allergische (intrinsic asthma) Reaktion der Atemwege auf Allergene, respiratorische Infekte, Medikamente, inhalative Noxen, körperliche Anstrengung.

Es kommt im Anfall zu einer entzündlichen Schwellung der Bronchialschleimhaut, einer vermehrten Schleimbildung und einem Bronchospasmus mit daraus folgender bronchialer Obstruktion (Abb. 2.1).

Anamnestisches Leitsymptom ist die anfallsartig auftretende Atemnot im Zusammenhang mit den bekannten Auslösern bei meist völliger Beschwerdefreiheit im Intervall.

Der körperliche Untersuchungsbefund ist zwischen den Anfällen komplett unauffällig, im Anfall sehr typisch: quälende exspiratorische Dyspnoe mit exspiratorischem Stridor, Hustenreiz, Giemen, Brummen, trockene Rasselgeräusche und Tachykardie.

2.2.2 Chronisch-obstruktive Lungenerkrankung

Die chronische Bronchitis ist charakterisiert durch länger bestehenden Husten und Auswurf. Die WHO definiert sie als Husten und Auswurf über mehr als drei Monate während zweier aufeinander folgender Jahre.

Häufigste Ursache sind inhalative Noxen, insbesondere das Zigarettenrauchen, rezidivierende Infekte und genetische Faktoren.

Die bei weitem wichtigste diagnostische Maßnahme ist die Anamneseerhebung. Die Patienten berichten über – vor allem morgendlichen – Husten und Auswurf, häufig verfärbt, trüb und eitrig, später kommen Belastungs- und Ruhedyspnoe hinzu.

Typisch ist die Anamnese des Nikotinabusus oder einer anderen inhalativen Noxe.

Der körperliche Untersuchungsbefund ist stadienabhängig: Normalbefund, Zyanose (Zunahme von desoxygeniertem Hb), Fassthorax (Emphysem), Kachexie (Gewichtsverlust auf dem Boden einer respiratorischen Insuffizienz), tiefstehende Zwerchfelle (Emphysem), hypersonorer Klopfschall (Emphysem), Einsatz der Atemhilfsmuskulatur (beginnende Erschöpfung).

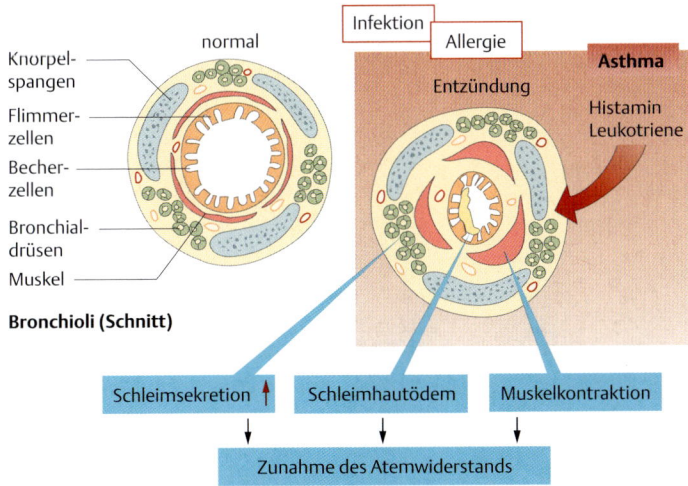

Abb. 2.1 Pathogenese des Asthma bronchiale

Auskultatorisch hört man oft schon früh im Krankheitsverlauf trockene, unter Umständen auch feuchte Rasselgeräusche, später dann ein leises Atemgeräusch (Emphysem).

MERKE

Die körperliche Untersuchung kann phasenweise auch unauffällig sein und ist somit nicht geeignet, eine chronisch-obstruktive Bronchitis auszuschließen.

Tabelle 2.3 Chronisch-obstruktive Atemwegserkrankungen

Systematische Anamneseerhebung

1. Aktuelle Beschwerden
- Besteht Husten? Wenn ja seit wann, wie oft, wann auftretend (morgens?)?
- Haben Sie Auswurf? Menge, Konsistenz, Farbe, trüb/klar, blutig?
- Besteht Luftnot? Wie lange schon, wie ausgeprägt, progredient?
- Besteht Fieber?

2. Bisherige Krankengeschichte
- Wie oft sind Infektexazerbationen aufgetreten?
- Wann zuletzt?
- Wann war die letzte Krankenhausaufnahme?
- Wie oft wurden antibiotische Therapien notwendig?
- Wie ist der Gewichtsverlauf?
- Besteht ein Progress des Beschwerdebildes?

3. Letzte Diagnostik
- Wann wurde die letzte Röntgenaufnahme des Thorax angefertigt?
- Wann war die letzte Lungenfunktionsprüfung?
- Wann war die letzte Laboruntersuchung?

4. Relevante Begleiterkrankungen/ Risikofaktoren
- Nikotin
- Berufliche Exposition gegenüber Stäuben, Gasen, Dämpfen, Allergenen

Tabelle 2.4 Schlafapnoe

Systematische Anamneseerhebung

1. Aktuelle Beschwerden
- Besteht Tagesmüdigkeit?
- Wird der Schlaf als erholsam empfunden?
- Wird geschnarcht? (Fremdanamnese)
- Bestehen Atempausen? (Fremdanamnese)
- Wie ist der Blutdruck?
- Was sagt die Partnerin/der Partner zur jetzigen Situation? (Leistungsfähigkeit, Tagesmüdigkeit)
- Gibt es Anhalt für Depressionen, Konzentrationsstörungen, Gedächtnisstörungen?
- Haben Sie Kopfschmerzen?

2. Bisherige Krankengeschichte
- Bestand Tagesmüdigkeit, imperatives Einschlafen?
- Gab es Atempausen?
- Blutdruckprobleme?
- Sind Konzentrationsstörungen oder Müdigkeit aufgetreten?
- Gab es Unfälle?
- Wie ist der Gewichtsverlauf?
- Konnte bei Übergewicht eine Gewichtsreduktion erreicht werden?

3. Letzte Diagnostik
- Wann war die letzte Polysomnographie?
- Wann war der letzte Besuch beim HNO-Arzt?
- Führt der Patient Blutdruckselbstkontrollen durch?
- Wurde eine Echokardiographie gemacht?
- Wann war die letzte Laboruntersuchung? (Polyglobulie)

4. Relevante Begleiterkrankungen/ Risikofaktoren
- Adipositas
- Bluthochdruck
- Alkoholabusus
- Nikotinabusus
- Medikamenteneinnahme

2.2.3 Obstruktives Schlaf-Apnoe-Syndrom

Das obstruktive Schlaf-Apnoe-Syndrom ist charakterisiert durch eine Verlegung der Atemwege während des Schlafes mit mehr oder weniger langen und häufigen Phasen von Apnoe, einer zentralnervösen Weckreaktion, Störung des erholsamen Schlafes und konsekutiven Beschwerden während des Tages. Die Ursache liegt in der Erschlaffung der Schlundmuskulatur während des Schlafes.

Die Symptome sind direkte Folge der Obstruktion, die zu Schnarchen und ggf. Apnoe führt, und indirekt Folge der zentralnervösen Weckreaktion: Tagesmüdigkeit, Leistungsminderung, Depression, Blutdruckregulationsstörung.

Anamnestisch bzw. fremdanamnestisch können das Schnarchen und die Apnoe-Phasen oft gut erfragt werden.

LERNTIPP

Die Tagesbeschwerden sind uncharakteristisch und werden oft missgedeutet als Ausdruck eines vermeintlich normalen Alterungsvorganges.

Der körperliche Untersuchungsbefund des respiratorischen Systems ist meistens unauffällig. Häufig bestehen Adipositas und ein erhöhter Blutdruck.

2.2.4 Zustand nach Bronchialkarzinom

Das Bronchialkarzinom ist eine bösartige Neubildung, ausgehend vom Bronchialsystem der Lunge. Ursächlich spielen inhalative Karzinogene, besonders das Zigarettenrauchen, die größte Rolle. Andere prädisponierende Faktoren sind narbige Lungenveränderungen und eine familiäre Disposition.

Die Symptomatik hängt ab von der Lokalisation und dem Stadium der Erkrankung. Die meisten Karzinome liegen zentral, hilusnah, weniger häufig befinden sie sich in der Lungenperipherie, selten wächst ein Bronchialkarzinom diffus.

Die klinische Symptomatik ist uncharakteristisch, initial hat der Patient meist keine Symptome, später treten Reizhusten, Luftnot, Thoraxschmerzen, Hämoptoe, Gewichtsverlust auf.

Der Befund der körperlichen Untersuchung hängt von der Lokalisation und der Ausprägung des Tumors ab: Lymphknotenschwellungen, Auskultation einer poststenotischen Pneumonie, Pleuraerguss, Symptome durch das infiltrative Wachstum (Pancoast-Tumor, Nervenlähmungen, Einflussstauung) sowie durch die Metastasen.

Tabelle 2.5 Zustand nach Bronchialkarzinom

Systematische Anamneseerhebung

1. Aktuelle Beschwerden
- Besteht Luftnot?
- Wie ist das Gewicht? Haben Sie einen Gewichtverlust bemerkt?
- Wie ist der Appetit?
- Haben Sie (Knochen-) Schmerzen?
- Haben Sie Husten? Auswurf? Rauchen Sie zurzeit?

2. Bisherige Krankengeschichte
- Wo befand sich der Tumor (zentral, peripher, diffus)?
- Welcher Typ lag vor (kleinzellig Abb. 2.2, nicht kleinzellig: Adenokarzinom, Plattenepithelkarzinom, großzelliges Karzinom)?
- Welche Therapie wurde durchgeführt (OP, Radiatio, Chemotherapie?)
- Was wurde Ihnen im Hinblick auf die Prognose gesagt?
- Gelten Sie als geheilt?

3. Letzte Diagnostik
- Wann war die letzte Röntgenaufnahme des Thorax?
- Sonographie des Abdomen (Leber-, Nebennierenmetastasen?)
- kraniale CT (ZNS-Metastasen?)
- Skelettszintigraphie (Knochenmetastasen)?
- Laboruntersuchung?

4. Relevante Begleiterkrankungen/Risikofaktoren
- koronare Herzkrankheit
- Nikotinabusus

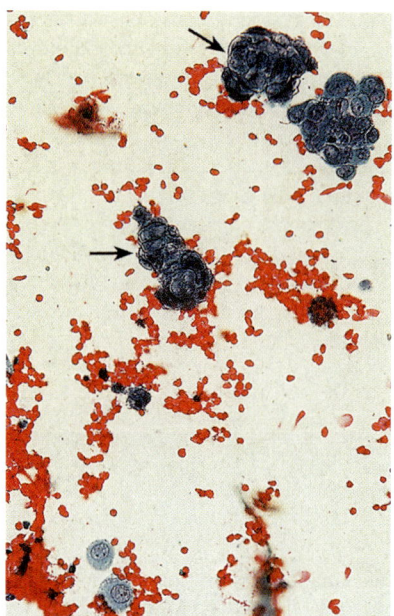

Abb. 2.2 Bronchialkarzinom: Zytologisches Ausstrichpräparat von Bronchialsekret. Neben Erythrozyten liegen kleine Gruppen atypischer Zellen (Pfeile) vor → Verdacht auf kleinzelliges Bronchialkarzinom

2.2.5 Zustand nach Lungenembolie

Eine Lungenembolie führt zur Verlegung einer Lungenarterie durch ein Blutgerinnsel. Häufigste Ursache ist eine tiefe Venenthrombose, meistens der Beinvenen, aus der sich ein Embolus löst, der via Herz in die Lungenstrombahn eingeschwemmt wird (Abb. 2.3). Die möglichen Folgen sind ein akuter Druckanstieg im Lungenkreislauf mit Rechtsherzbelastung, Hypox-

Tabelle 2.6 **Zustand nach Lungenembolie**
Systematische Anamneseerhebung
1. Aktuelle Beschwerden
▪ Besteht Luftnot?
▪ Nehmen Sie zurzeit Marcumar?
▪ Wenn ja: Wie ist der INR-Wert?
2. Bisherige Krankengeschichte
▪ Gab es damals erkennbare Auslöser der Lungenembolie? (Immobilisierung, Operation, Entbindung)
▪ War die Lungenembolie gravierend oder leicht?
▪ Bestanden Varizen oder eine Thrombose?
▪ Wurden seitdem erneute Lungenembolien durchgemacht?
▪ Wie lange wurde/wird Marcumar genommen?
▪ Gab es Blutungskomplikationen unter Marcumar?
▪ Wurde im Hinblick auf Gerinnungsstörungen untersucht?
3. Letzte Diagnostik
▪ Wann war die letzte Laborkontrolle?
▪ Wann war die letzte Kontrolle des INR?
4. Relevante Begleiterkrankungen/ Risikofaktoren
▪ Varikosis
▪ Tumorerkrankung
▪ bekannte Gerinnungsstörung

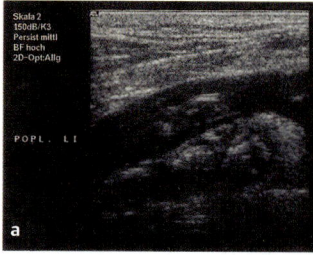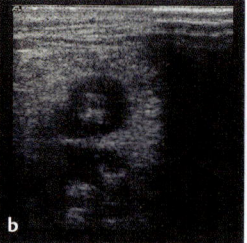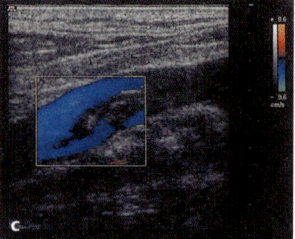

Abb. 2.3 Thrombose der tiefen Beinvenen in der Duplexsonographie: Flottierender Thrombus im Längs- (a) und Querschnitt (b) mit zentraler farblicher Aussparung in der farbkodierten Duplexsonographie (c)

ämie und ein konsekutives Linksherzversagen.

Kleinere Lungenembolien können über längere Zeit asymptomatisch verlaufen. Die symptomatische Lungenembolie ist im typischen Falle charakterisiert durch Dyspnoe, Thoraxschmerz und beginnende oder manifeste Schocksymptomatik. Anamnestische Hinweise sind Operationen, Bettlägerigkeit oder eine manifeste Thrombose.

Anschließend kann wieder völliges Wohlbefinden herrschen.

Rezidivierende Lungenembolien (Morbus embolicus) können zu einer respiratorischen Insuffizienz führen.

> **LERNTIPP**
>
> Eine Thrombose muss klinisch nicht evident sein.

Die körperliche Untersuchung nach einer durchgemachten Lungenembolie ist meist nicht aussagekräftig und kann völlig unauffällig sein.

2.2.6 Interstitielle Lungenerkrankungen und Lungenfibrosen

Interstitielle Lungenerkrankungen sind chronische Entzündungen mit Infiltrationen und Bindegewebsvermehrung des Lungeninterstitiums. Endzustand dieser Veränderungen ist der narbige Umbau des Lungengerüstes: die Lungenfibrose.

Bekannte Ursachen sind inhalative und nichtinhalative Noxen, Infektionen, Systemkrankheiten, die chronische Herzinsuffizienz sowie die Schocklunge und die chronische Niereninsuffizienz. In der Hälfte der Fälle ist die Ursache unbekannt.

Anamnestisch steht eine progressive Dyspnoe und Tachypnoe mit trockenem oder produktivem Husten im Vordergrund.

Bei der körperlichen Untersuchung fallen eingeschränkte Atemexkursionen und hoch stehende Zwerchfelle auf. Auskultatorisch hört man das typische inspiratorische Knistern.

Tabelle 2.7 Interstitielle Lungenerkrankungen und Lungenfibrose

Systematische Anamneseerhebung

1. Aktuelle Beschwerden
- Besteht Luftnot?
- Tritt Luftnot bei Belastung oder auch in Ruhe auf?
- Hat die Luftnot in der letzten Zeit zugenommen?
- Besteht (Reiz-)Husten?
- Haben Sie Fieber?

2. Bisherige Krankengeschichte
- Ist eine Ursache bekannt?
- Exposition gegenüber Stäuben, Gasen, Dämpfen, Allergenen, Medikamenten?
  Bestand oder besteht eine Linksherzinsuffizienz?
  Eine Kollagenose, Vaskulitis oder rheumatoide Arthritis?
- Wie war der Gewichtsverlust?

3. Letzte Diagnostik
- Wann war die letzte Lungenfunktionsprüfung?
- Wann die letzte Röntgenaufnahme des Thorax in zwei Ebenen?
- Wurde einmal eine hoch auflösende CT (HRCT) durchgeführt?

4. Relevante Begleiterkrankungen/ Risikofaktoren
- Nikotin

2.2.7 Sarkoidose

Die Sarkoidose (syn. Morbus Boeck, sprich „Buhk") ist eine Systemerkrankung unbekannter Ursache. Charakteristisch sind nicht verkäsende, epitheloidzellige Granulome, die in 90 % der Fälle in der Lunge auftreten, jedoch auch in zahlreichen anderen Organen vorkommen können.

Man unterscheidet eine akute und eine chronische Form. Die häufigere chronische Form wird nicht selten als asymptomatischer Zufallsbefund diagnostiziert. Die Symptome sind unspezifisch, u. U. besteht Reizhusten, später auch Dyspnoe.

Die akute Form (Löfgren-Syndrom) ist charakterisiert durch die Trias bihiläre Lymphadenopathie, Erythema nodosum und Arthritis.

159

Die körperliche Untersuchung ist im Hinblick auf die Lungenbeteiligung unergiebig. Es dominieren die unspezifischen Symptome des trockenen Hustens und der Luftnot.

Tabelle 2.8 Sarkoidose
Systematische Anamneseerhebung
1. Aktuelle Beschwerden ■ Besteht Luftnot? ■ Werden Kortikosteroide genommen? ■ Haben Sie Nebenwirkungen durch die Einnahme von Kortikosteroiden?
2. Bisherige Krankengeschichte ■ Wurden in der Vergangenheit Kortikosteroide gegeben? ■ Bestehen Nebenwirkungen? ■ Bestanden extrapulmonale Manifestationen (Augen Abb. 2.4, Haut, Parotis, Herz, Leber, Milz?)
3. Letzte Diagnostik ■ Wann war die letzte Röntgenaufnahme des Thorax? ■ Wann war die letzte Lungenfunktionsprüfung? ■ Kontrolle im Hinblick auf Steroidnebenwirkungen: augenärztliche Kontrolle, Blutzuckerkontrolle, Osteoporosediagnostik
4. Relevante Begleiterkrankungen/ Risikofaktoren ■ Nikotinabusus

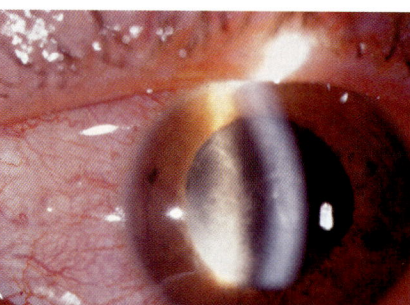

Abb. 2.4 Augenbeteiligung bei Sarkoidose: Iritis mit ausgeprägter Gefäßinjektion (Hyperämie der episkleralen Ziliargefäße). Typisch ist eine vordere Uveitis sowie die Knötchenbildung der Iris. Auch Linsentrübungen können auftreten (Fibrin im Pupillarbereich)

2.2.8 Linksherzinsuffizienz und Lungenödem

Als Lungenödem wird der Übertritt von Flüssigkeit aus den Lungenkapillaren in das Interstititum und die Alveolen bezeichnet (Abb. 2.5). Die häufigste Ursache ist die Linksherzinsuffizienz. Nicht kardiale Ursachen sind Überwässerung bei Niereninsuffizienz, Anaphylaxie, Schocklunge und Toxine.

Gemeinsame Folge der Flüssigkeitsvermehrung im Interstitium und Alveolarraum sind die Einschränkungen der Vitalkapazität und eine Verlängerung der Diffusionsstrecke für O_2 und CO_2.

Das Leitsymptom ist die Dyspnoe, meistens als Orthopnoe, außerdem Husten sowie heller und schaumiger Auswurf und eine Tachykardie.

Häufig ist eine zugrundeliegende Herzkrankheit bekannt: hypertensive Herzerkrankung, koronare Herzkrankheit,

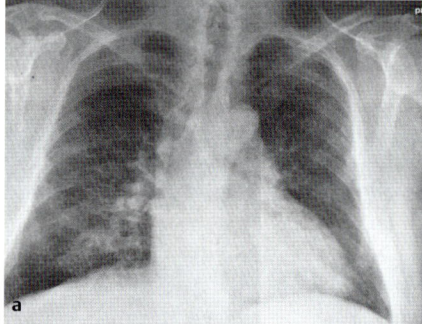

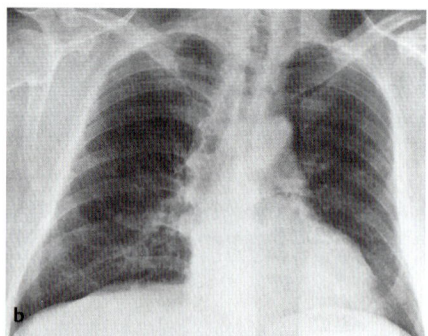

Abb. 2.5 Lungenödem bei einem Patienten mit dekompensierter Herzinsuffizienz: a vor Therapie; b nach Therapie mit Diuretika

Herzklappenfehler, Kardiomyopathie. Oft sind ähnliche Episoden bereits mehrfach vorausgegangen.

Der körperliche Untersuchungsbefund ist meistens sehr charakteristisch: Massive Dyspnoe, Tachykardie, Zyanose, Distanzrasseln, feuchte Rasselgeräusche.

Allerdings können auch trockene Rasselgeräusche und eine hörbare Spastik vorliegen, in diesen Fällen ist die Differenzialdiagnose gegenüber einem Asthma bronchiale schwierig.

Tabelle 2.9 Linksherzinsuffizienz und Lungenödem

Systematische Anamneseerhebung

1. Aktuelle Beschwerden
- Besteht Luftnot?
- Bestehen Beschwerden in Ruhe oder bei Belastung?
- Können Sie flach schlafen (Orthopnoe)? Wie viele Kissen brauchen Sie?
- Leiden Sie unter Husten? Auswurf?
- Schwindel?
- Schmerzen? (Ischämie)
- Bestehen sonstige Beschwerden?
- Welche Medikamente werden zurzeit genommen?

2. Bisherige Krankengeschichte
- Was ist die Ursache der Herzinsuffizienz: Infarkt, KHK, Hypertonus, Vitien, Rhythmusstörungen, andere Ursachen?
- Wann bestanden zuletzt ähnliche Beschwerden?
- Wie oft treten Beschwerden auf?
- Wann war der letzte Krankenhausaufenthalt?
- Besteht ein Progress der Erkrankung?

3. Letzte Diagnostik
- EKG?
- Röntgenaufnahme des Thorax?
- Echokardiographie?
- Herzkatheteruntersuchung?

4. Relevante Begleiterkrankungen/ Risikofaktoren
- Rechtsherzinsuffizienz (periphere Ödeme, Nykturie)
- Koronare Herzkrankheit
- arterieller Hypertonus
- Herzrhythmusstörungen
- Niktonabusus

161

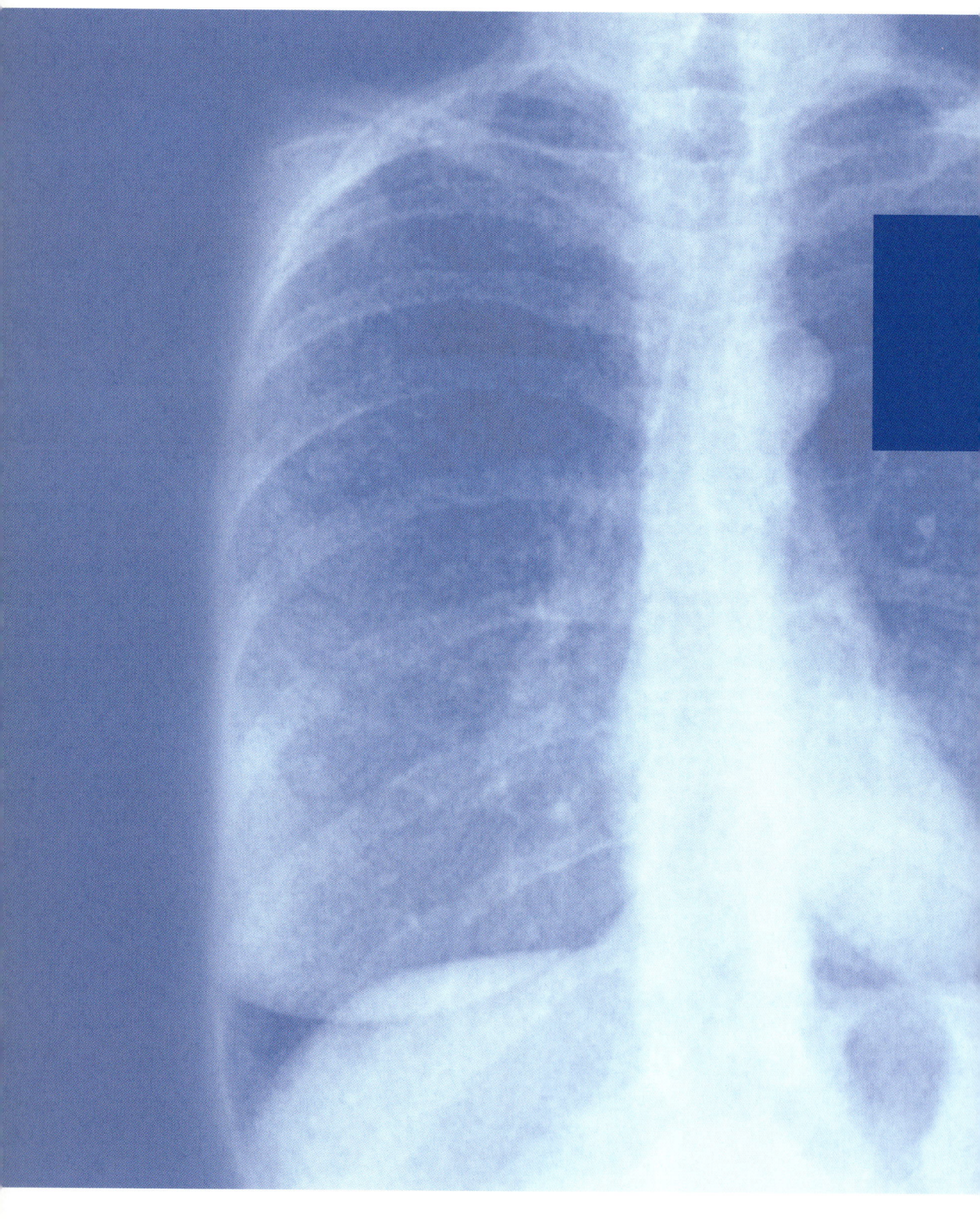

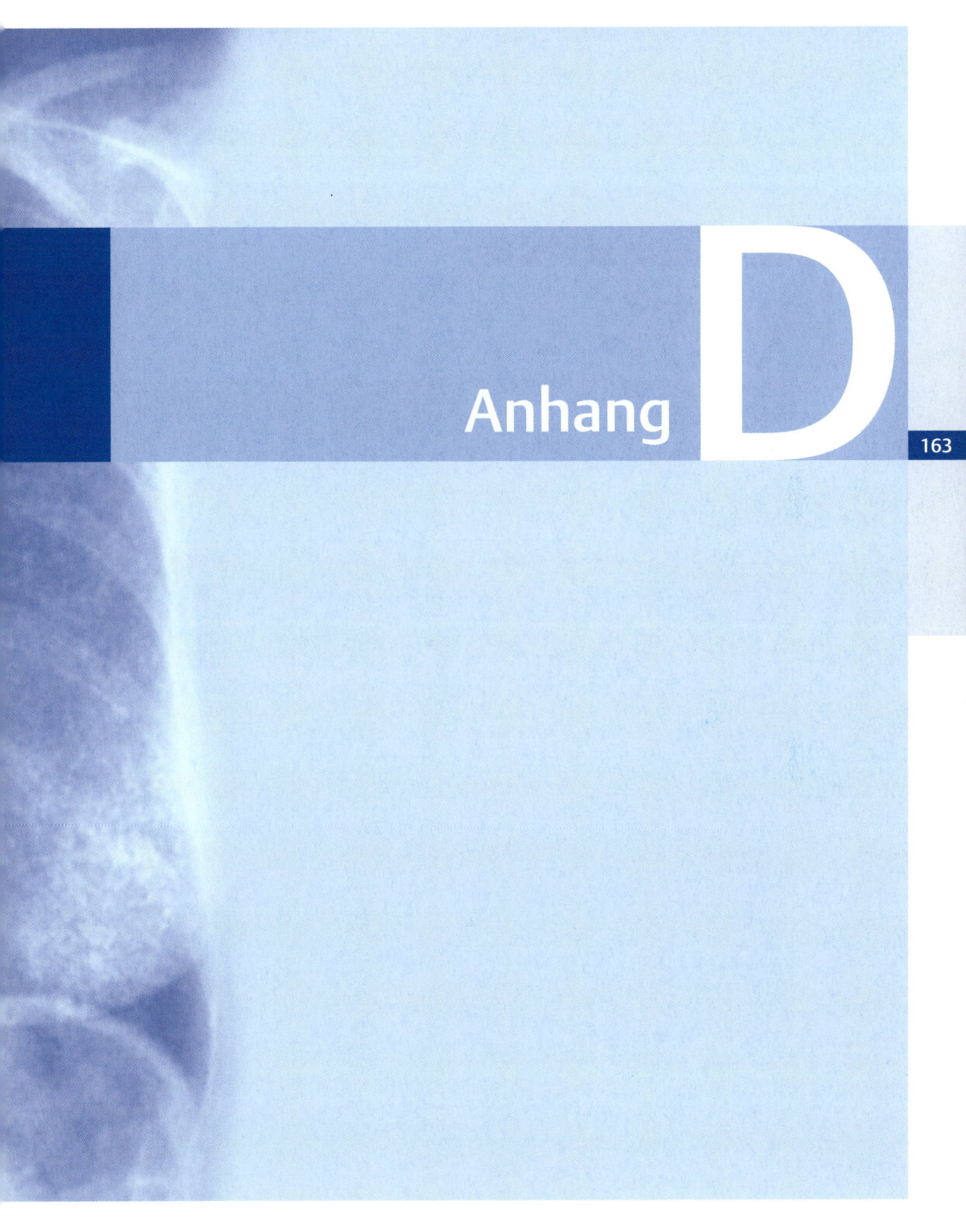

Anhang **D**

1 Anhang

1.1 Laborwerte – Normalbereiche

Parameter		Normwerte konventionell	x Faktor =	SI-Einheiten
B = Vollblut, C = Citratblut, E = EDTA-Blut, P = Plasma, S = Serum, St = Stuhl, U = Urin				
ACTH	S	9–52 ng/l	0,2202	2–11 pmol/l
Albumin	S	3,5–5,5 g/dl	10	35–55 g/l
Aldosteron (liegend)	S	50–150 pg/ml	2,774	139–416 pmol/l
α-Amylase	P/S U	< 100 U/l < 600 U/l		
α_1-Fetoprotein (AFP)	S	< 10 ng/ml		
Alkalische Phosphatase (AP)	P/S	m: 40–129 U/l w: 35–104 U/l		
Ammoniak	P/S	m: 19–80 µg/dl w: 25–94 µg/dl	0,59	m: 11–48 µmol/l w: 15–55 µmol/l
Antistrepto-lysintiter	S	< 200 IU/ml		
Antithrombin (AT III)	S	75–120 %		

Bilirubin
  gesamt
  direkt
  indirekt
	P/S
	P/S
	P/S
		0,2–1,1 mg/dl
		0,05–0,3 mg/dl
		< 0,8 mg/dl
			17,1	3,4–18,8 µmol/l
				0,9–5,1 µmol/l
				< 13,7 µmol/l

Parameter		Normwerte konventionell	x Faktor =	SI-Einheiten
B = Vollblut, C = Citratblut, E = EDTA-Blut, P = Plasma, S = Serum, St = Stuhl, U = Urin				
Blutgase (arteriell)				
pH		7,36–7,44		
pCO_2		35–45 mmHg	0,133	4,67–6,00 kPa
pO_2		90–100 mmHg	0,133	12–13,3 kPa
BE		–2 bis +2 mmol/l		
Standard-Bikarbonat		22–26 mmol/l		
O_2-Sättigung		92–96 %	0,01	0,92–0,96
Blutungszeit		< 2–8 Min.		
BSG (BKS)	C	m: 3–10 mm (1 h) w: 6–20 mm (1 h)		
Calcium	S U	2,3–2,6 mmol/l 4,0–5 mmol/l		
Carcino-embryonales Antigen (CEA)	S			< 3 µg/l
Chlorid	P/S U	98–112 mmol/l 160–178 mmol/24 h		
Cholesterin			0,026	
gesamt	P/S	120–250 mg/dl		3,1–6,5 mmol/l
HDL	P/S	> 40 mg/dl		> 1,0 mmol/l
LDL	P/S	< 160 mg/dl		< 4,0 mmol/l
Cholinesterase (CHE)	S	m: 5320–12920 U/l w: 4260–11250 U/l		
C3-Komplement	S	0,55–1,2 g/l		
C4-Komplement	S	0,2–0,5 g/l		
Coeruloplasmin	S	20–60 mg/dl	0,063	1,26–3,7 µmol/l
Cortisol: siehe Kortisol				
C-Peptid	S	0,37–1,2 nmol/l	2,97	1,1–3,6 µg/l
C-reaktives Protein (CRP)	P/S	< 5 mg/l		
Creatinkinase (CK)	P/S	m:< 174 U/l w: < 140 U/l		
Creatinkinase-Isoenzym MB (CK-MB)	P/S	< 6 % der CK		

165

Parameter		Normwerte konventionell	x Faktor =	SI-Einheiten
B = Vollblut, C = Citratblut, E = EDTA-Blut, P = Plasma, S = Serum, St = Stuhl, U = Urin				
Differenzial-blutbild:	E			
■ stabkernige neutrophile Granulozyten		0–5 %		
■ segment-kernige neutrophile Granulozyten		50–70 % (1800–7000/µl)		
■ eosinophile Granulozyten		0–5 % (< 450/µl)		
■ basophile Granulozyten		0–2 % (< 200/µl)		
■ Monozyten		2–6 % (< 800/µl)		
■ Lymphozyten		25–45 % (1000–4800/µl)		
Digoxin	S	0,8–2,0 ng/ml	1	0,8–2,0 µg/l
Digitoxin	S	15–25 ng/ml	1	15–25 µg/l
Eisen	S	m: 80–150 µg/dl w: 60–140 µg/dl	0,179	m: 14–27 µmol/l w: 11–25 µmol/l

Eiweiße
  Albumin
  α_1-Globulin
  α_2-Globulin
  β-Globulin
  γ-Globulin
	S	(Elektrophorese)
		3,6–5,0 g/dl (45–65 %)
		0,1–0,4 g/dl (2–5 %)
		0,5–0,9 g/dl (7–10 %)
		0,6–1,1 g/dl (9–12 %)
		0,8–1,5 g/dl (12–20 %)
			
			10
			10
			10
			10
			10
				
				36–50 g/l
				1–4 g/l
				5–9 g/l
				6–11 g/l
				8–15 g/l

Elastase-1	St	> 200 µg/g Stuhl		
Erythrozyten	E	m: 4,5–5,9 Mio./µl w: 4,0–5,2 Mio./µl		
Ferritin	S	30–200 µg/l		
Fibrinogen	P	200–400 mg/dl	0,03	5,9–11,8 µmol/l
Folsäure	P	3–15 ng/ml		
Gastrin	S	< 100 pg/ml		< 100 ng/l
Gesamteiweiß	S	6–8,4 g/dl	10	60–84 g/l
Glukose nüchtern	B/S	55–110 mg/dl	0,0555	3,05–6,1 mmol/l
γGT	S	m: < 66 U/l w: < 39 U/l		
GOT (AST)	S	m: < 50 U/l w: < 35 U/l		

Parameter		Normwerte konventionell	x Faktor =	SI-Einheiten
B = Vollblut, C = Citratblut, E = EDTA-Blut, P = Plasma, S = Serum, St = Stuhl, U = Urin				
GPT (ALT)	S	m: < 50 U/l w: < 35 U/l		
HbA$_{1C}$	E	< 4,6 % (IFCC, entspricht 6,3 % der bisherigen Methode)		
Hämatokrit	E	m: 41–50 % w: 37–46 %		
Hämoglobin	E	m: 14–18 g/dl w: 12–16 g/dl	0,62	8,7–11,2 mmol/l 7,5–9,9 mmol/l
Haptoglobin	S	20–204 mg/dl	0,01	0,2–2,04 g/l
Harnsäure	S	2,6–6,4 mg/dl	60	155–384 µmol/l
Harnstoff	S	10–55 mg/dl	0,17	1,7–9,3 mmol/l
α-HBDH	S	72–182 U/l		
Immunglobulin G	S	0,8–1,8 g/dl	10	8–18 g/l
Immunglobulin A	S	0,09–0,45 g/dl	10	0,9–4,5 g/l
Immunglobulin M	S	0,06–0,26 g/dl	10	0,6–2,6 g/l
INR (international normalized ratio)	C	1,0		
Kalium	S U	3,5–5 mmol/l 30–100 mmol/24 h		
Kalzium	S U	2,3–2,6 mmol/l 4,0–5 mmol/l		

Kortisol
   8.00 Uhr
  16.00 Uhr
	S	5–25 µg/dl
		3–12 µg/dl
			27,59	140–690 nmol/l
				80–330 nmol/l

Kortisol	U	20–100 µg/24 h	2,759	55–275 nmol/24 h
Kreatinin	S	0,5–1,2 mg/dl	88,4	44–106 µmol/l
Kreatinin-Clearance (alters- und geschlechts-abhängig)		80–160 ml/min		
Kupfer	S	m: 70–140 µg/dl w: 85–155 µg/dl	0,157	m: 11–22 µmol/l w: 13–24 µmol/l
Laktat	S	9–16 mg/dl	0,111	1–1,8 mmol/l

Parameter		Normwerte konventionell	x Faktor =	SI-Einheiten
B = Vollblut, C = Citratblut, E = EDTA-Blut, P = Plasma, S = Serum, St = Stuhl, U = Urin				
LDH	S	m: 135–225 U/l w: 135–214 U/l		
LAP	S	16–32 U/l		
Leukozyten	E	4000–10000/µl		
Lipase	S	30–180 U/l		
Lipoprotein (a)	S	< 30 mg/dl	10	< 300 mg/l
Magnesium	S	1,75–4 mg/dl	0,41	0,7–1,6 mmol/l
MCH (mittlerer Hb-Gehalt des Erythrozyten)	E	27–34 pg		
MCHC (mittlere Hb-Konzentration der Erythrozyten)	E	30–36 g/dl		
MCV (mittleres Erythrozyten-volumen)	E	85–98 fl		
Natrium	S U	135–150 mmol/l 120–220 mmol/24 h		
Osmolalität	S U	280–300 mosm/kg 800–1400 mosm/kg		
Partielle Thromboplastinzeit (PTT)	C	20–38 Sek.		
Prolaktin	S	m: < 11 ng/ml w: < 15 ng/ml	1	m: <11 µg/l w: < 15 µg/l
Phosphat	S	0,77–1,55 mmol/l		
Prostataspez. Antigen (PSA)	S	< 3 ng/ml	1	< 3 µg/l
Quick	C	siehe Thromboplastinzeit		
Renin (8.00 Uhr, im Liegen)	P	1–2,5 ng/ml/h		
Retikulozyten	E	4–15‰ (20000–75000/µl)		
Rheumafaktor (Latex)	S	< 20 IU/ml		

Parameter		Normwerte konventionell	x Faktor =	SI-Einheiten
B = Vollblut, C = Citratblut, E = EDTA-Blut, P = Plasma, S = Serum, St = Stuhl, U = Urin				
Spezifisches Uringewicht	U	1,002–1,035		
STH (GH)	S	< 5 ng/ml	1	< 5 µg/l
Stuhlfett	St	< 7 g/24 h		
Theophyllin	S	10–20 µg/ml	1	10–20 mg/l
Thrombinzeit (TZ)	C	14–20 Sek.		
Thromboplastin-zeit (Quick)	C	70–100 %		
Thrombozyten	E	150000–350000/µl		
TSH basal 30 Min. nach Injektion von 200 mg TRH	S	0,3–4,0 mU/l Anstieg > 2 mU/l		
freies Thyroxin (fT$_4$)	S	0,5–2,3 ng/dl	14	7–30 pmol/l
freies Trijod-thyronin (fT$_3$)	S	3,0–6,0 pg/ml	1,53	4,6–9,2 pmol/l
TBG = thyroxin-bindendes Globulin	S	12–30 µg/ml		
Thyreoglobulin	S	< 50 ng/ml		
Transferrin	S	200–400 mg/dl	0,01	2,0–4,0 g/l
Triglyzeride	S	75–150 mg/dl	0,0112	0,83–1,7 mmol/l
Vitamin A	S	20–80 µg/dl	0,035	0,7–2,8 µmol/l
Vitamin B$_{12}$	S	310–1100 pg/ml	0,739	229–812 pmol/l
Vitamin D ▪ 1,25 Dihydro-chole-calciferol ▪ 25-Hydroxy-chole-calciferol ▪ 25–Hydroxy-chole-calciferol	S	20–50 ng/ml Sommer: 15–95 ng/ml Winter: 12–62 ng/ml	2,496	50–125 nmol/l 37– 237 nmol/l 30–155 nmol/l
Vitamin E	S	5–20 µg/ml	2,4	12–48 µmol/l

1.2 Kardiopulmonale Reanimation

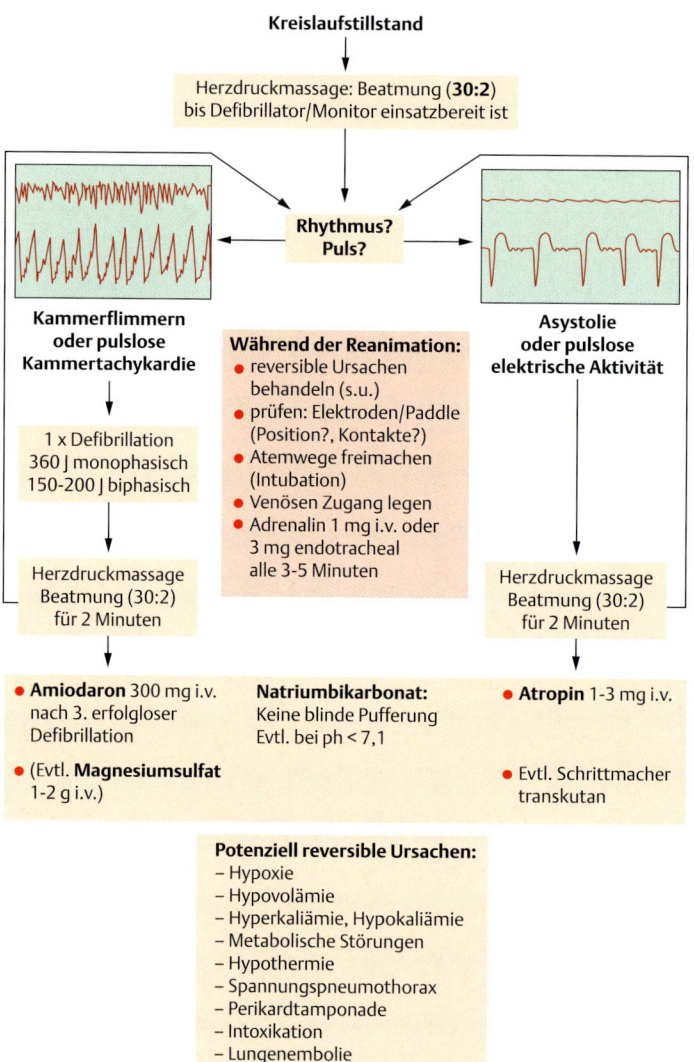

Kreislaufstillstand

Herzdruckmassage: Beatmung (**30:2**)
bis Defibrillator/Monitor einsatzbereit ist

**Rhythmus?
Puls?**

**Kammerflimmern
oder pulslose
Kammertachykardie**

1 x Defibrillation
360 J monophasisch
150-200 J biphasisch

Herzdruckmassage
Beatmung (30:2)
für 2 Minuten

Während der Reanimation:
- reversible Ursachen
  behandeln (s.u.)
- prüfen: Elektroden/Paddle
  (Position?, Kontakte?)
- Atemwege freimachen
  (Intubation)
- Venösen Zugang legen
- Adrenalin 1 mg i.v. oder
  3 mg endotracheal
  alle 3-5 Minuten

**Asystolie
oder pulslose
elektrische Aktivität**

Herzdruckmassage
Beatmung (30:2)
für 2 Minuten

- **Amiodaron** 300 mg i.v.
  nach 3. erfolgloser
  Defibrillation

- (Evtl. **Magnesiumsulfat**
  1-2 g i.v.)

Natriumbikarbonat:
Keine blinde Pufferung
Evtl. bei ph < 7,1

- **Atropin** 1-3 mg i.v.

- Evtl. Schrittmacher
  transkutan

Potenziell reversible Ursachen:
– Hypoxie
– Hypovolämie
– Hyperkaliämie, Hypokaliämie
– Metabolische Störungen
– Hypothermie
– Spannungspneumothorax
– Perikardtamponade
– Intoxikation
– Lungenembolie

170

1.3 Quellenverzeichnis

Abb. A-2.1 nach Faller, A., Schünke, M.: Der Körper des Menschen. 14. Aufl., Thieme, Stuttgart, 2004

Abb. A-2.2 nach Silbernagl, S., Lang, F.: Taschenatlas der Pathophysiologie. 2. Aufl., Thieme, Stuttgart, 2005

Abb. A-2.3, 2.4 Wehling, M.: Klinische Pharmakologie. 1. Aufl., Thieme, Stuttgart, 2005

Abb. A-2.5 Dörner,K.: Klinische Chemie und Hämatologie. 5. Aufl., Thieme, Stuttgart, 2003

Abb. A-3.1, 3.2 Wülker, N.: Taschenlehrbuch Orthopädie und Unfallchirurgie. 1. Aufl., Thieme, Stuttgart, 2005

Abb. A-3.3 Thiemes Pflege, 10. Aufl., Thieme, Stuttgart, 2004

Abb. A-3.4 nach Faller, A., Schünke, M.: Der Körper des Menschen. 14. Aufl., Thieme, Stuttgart, 2004

Abb. A-3.5 Wehling, M.: Klinische Pharmakologie. 1. Aufl., Thieme, Stuttgart, 2005

Abb. A-4.3 Thiemes Pflege, 10. Aufl., Thieme, Stuttgart, 2004

Abb. B-1.3 Krug, K. B.: RRR Referenzreihe Radiologie Thoraxdiagnostik. 1. Aufl., Thieme, Stuttgart, 2004

Abb. B-1.4, 1.6 Reiser, M., Kuhn, F.-P., Debus, J.: Duale Reihe Radiologie. 1. Aufl., Thieme, Stuttgart 2003

Abb. B-1.5 Dörner,K.: Klinische Chemie und Hämatologie. 5. Aufl., Thieme, Stuttgart, 2003

Abb. B-1.7 Hirner, A., Weise, K.: Chirurgie. 1. Aufl., Thieme, Stuttgart, 2003

Abb. B-1.8 Füeßl, H., Middeke, M.: Duale Reihe Anamnese und klinische Untersuchung. 3. Aufl., Thieme, Stuttgart, 2005

Abb. B-1.9 Schuster, H.-P., Trappe, H.-J: EKG-Kurs für Isabel. 4. Aufl., Thieme, Stuttgart, 2005

Abb. B-1.10, 1.12 Krug, K. B.: RRR Referenzreihe Radiologie Thoraxdiagnostik. 1. Aufl., Thieme, Stuttgart, 2004

Abb. B-1.11, 1.13 Reiser, M., Kuhn, F.-P., Debus, J.: Duale Reihe Radiologie. 1. Aufl., Thieme, Stuttgart 2003

Abb. B-1.14 Sturm, A., Zidek, W.: Checkliste XXL Differenzialdiagnose Innere Medizin. 1. Aufl., Thieme, Stuttgart, 2003

Abb. B-2.2 Moll, I.: Duale Reihe Dermatologie. 6. Aufl., Thieme, Stuttgart, 2005

Abb. B-2.3, 2.5, 2.6 Krug, K. B.: RRR Referenzreihe Radiologie Thoraxdiagnostik. 1. Aufl., Thieme, Stuttgart, 2004

Abb. B-2.4 TIM Thiemes Innere Medizin, 1. Aufl., Thieme, Stuttgart, 1999

Abb. B-2.6 Block, B., Schachschal, G., Schmidt, H.: Gastroskopietrainer. 2. Aufl., Thieme, Stuttgart, 2005

Abb. B-2.8, 2.11 Probst, R., Grevers, G., Ivo, H.: Hals-Nasen-Ohren-Heilkunde. 2. Aufl., Thieme, Stuttgart, 2004

Abb. B-2.9 Ganzer, U., Arnold, W.: Checkliste Hals-Nasen-Ohrenheilkunde. 4. Aufl., Thieme, Stuttgart, 2005

Abb. B-3.1, 3.2 Füeßl, H., Middeke, M.: Duale Reihe Anamnese und klinische Untersuchung. 3. Aufl., Thieme, Stuttgart, 2005

Abb. B-3.3 Moll, I.: Duale Reihe Dermatologie. 6. Aufl., Thieme, Stuttgart, 2005

Abb. B-3.4 a TIM Thiemes Innere Medizin, 1. Aufl., Thieme, Stuttgart, 1999 b Riede, U.-N., Werner, M., Schäfer, H.-E.: Allgemeine und spezielle Pathologie. 5. Aufl., Thieme, Stuttgart, 2004

Abb. B-3.5 Siegenthaler W.: Siegenthalers Differenzialdiagnose. 19. Aufl., Thieme, Stuttgart, 2005

Abb. B-3.6 Strutz, J., Mann, W.: Praxis der HNO-Heilkunde, Kopf- und Halschirurgie. 1. Aufl., Thieme, Stuttgart, 2000

Abb. B-4.1 Siegenthaler, W.: Siegenthalers Differenzialdiagnose. 19. Aufl., Thieme, Stuttgart, 2005

Abb. B-4.2, 4.3, 4.4, 4.5a Baenkler et al.: Duale Reihe Innere Medizin. Sonderausgabe, Thieme, Stuttgart, 2001

Abb. B-4.5 b Moll, I.: Duale Reihe Dermatologie. 6. Aufl., Thieme, Stuttgart, 2005

Abb. B-4.6 Schuster, H.-P., Trappe, H.-J: EKG-Kurs für Isabel. 4. Aufl., Thieme, Stuttgart, 2005

Abb. B-4.7 TIM Thiemes Innere Medizin, 1. Aufl., Thieme, Stuttgart, 1999

172

Abb. B-5.1 nach Bommas, U., Teubner, P., Voß, R: Kurzlehrbuch Anatomie. 1. Aufl., Thieme, Stuttgart, 2004

Abb. B-5.2 Siegenthaler, W.: Siegenthalers Differenzialdiagnose. 19. Aufl., Thieme, Stuttgart, 2005

Abb. B-5.3 Hirner, A., Weise, K.: Chirurgie. 1. Aufl., Thieme, Stuttgart, 2003

Abb. B-5.4 Baenkler et al.: Duale Reihe Innere Medizin. Sonderausgabe, Thieme, Stuttgart, 2001

Abb. B-5.5 Hof, H., Dörries, R.: Duale Reihe Medizinische Mikrobiologie. 3. Aufl., Thieme, Stuttgart, 2004

Abb. B-5.6 Henne-Bruns, D., Dürig, M., Kremer, B.: Duale Reihe Chirurgie. 2. Aufl., Thieme, Stuttgart, 2003

Abb. B-5.7 Prof. Dr. Weiß, Radiologische Klinik Lübeck

Abb. B-5.8 Stauber, M., Weyerstahl, T.: Duale Reihe Gynäkologie und Geburtshilfe. 2. Aufl., Thieme, Stuttgart, 2005

Abb. B-6.1 Faller, A., Schünke, M.: Der Körper des Menschen. 14. Aufl., Thieme, Stuttgart, 2004

Abb. B-6.2, 6.5 Strutz, J., Mann, W.: Praxis der HNO-Heilkunde, Kopf- und Halschirurgie. 1. Aufl., Thieme, Stuttgart, 2000

Abb. B-6.3, 6.4 Neurath, M., Lohse, A.: Checkliste Anamnese und klinische Untersuchung. 1. Aufl., Thieme, Stuttgart, 2002

Abb. B-6.6 Reiser, M., Kuhn, F.-P., Debus, J.: Duale Reihe Radiologie. 1. Aufl., Thieme, Stuttgart 2003

Abb. B-7.1, 7.2 Ganzer, U., Arnold, W.: Checkliste Hals-Nasen-Ohrenheilkunde. 4. Aufl., Thieme, Stuttgart, 2005

Abb. B-7.3 Lorenz, J.: Checkliste XXL Pneumologie. 2. Aufl., Thieme, Stuttgart, 2003

Abb. B-7.4 nach DGP/DGSM-Leitlinie 2001

Abb. B-8.1, 8.3 Probst, R., Grevers, G., Ivo, H.: Hals-Nasen-Ohren-Heilkunde. 2. Aufl., Thieme, Stuttgart, 2004

Abb. B-8.2 Hof, H., Dörries, R.: Duale Reihe Medizinische Mikrobiologie. 3. Aufl., Thieme, Stuttgart, 2004

Abb. B-8.4 Dörner, K.: Klinische Chemie und Hämatologie. 5. Aufl., Thieme, Stuttgart, 2003

Abb. B-8.5 Ganzer, U., Arnold, W.: Checkliste Hals-Nasen-Ohrenheilkunde. 4. Aufl., Thieme, Stuttgart, 2005

Abb. B-8.6 Delorme, M., Debus, J.: Duale Reihe Sonographie. 2. Aufl., Thieme, Stuttgart, 2004

Abb. B-8.7 Sitzmann, C.F.: Duale Reihe Pädiatrie. 2. Aufl., Thieme, Stuttgart, 2002

Abb. B-9.1 Klinke, R., Pape, H.-C., Silbernagl, S.: Physiologie. 5. Aufl., Thieme, Stuttgart, 2005

Abb. B-9.2 Masuhr, K.F., Neumann, M.: Duale Reihe Neurologie. 5. Aufl., Thieme, Stuttgart, 2004

Abb. B-9.3 nach Neurath, M., Lohse, A.: Checkliste Anamnese und klinische Untersuchung. 1. Aufl., Thieme, Stuttgart, 2002

Abb. B-9.4 U.-N. Riede: Taschenatlas der allgemeinen Pathologie. 1. Aufl., Thieme, Stuttgart, 1998

Abb. B-9.5 TIM Thiemes Innere Medizin, 1. Aufl., Thieme, Stuttgart, 1999

Abb. B-9.6, 9.7 Henne-Bruns, D., Dürig, M., Kremer, B.: Duale Reihe Chirurgie. 2. Aufl., Thieme, Stuttgart, 2003

Abb. B-9.8 Sökeland, J., Rübben, H., Schulze, H.: Urologie. 13. Aufl., Thieme, Stuttgart, 2004

Abb. B-9.9 Masuhr, K.F., Neumann, M.: Duale Reihe Neurologie. 5. Aufl., Thieme, Stuttgart, 2004

Abb. B-9.10 U.-N. Riede: Taschenatlas der allgemeinen Pathologie. 1. Aufl., Thieme, Stuttgart, 1998

Abb. B-9.11 Flachskampf, F.A.: Kursbuch Echokardiographie. 2. Aufl., Thieme, Stuttgart, 2004

Abb. B-9.12 Wülker, N.: Taschenlehrbuch Orthopädie und Unfallchirurgie. 1. Aufl., Thieme, Stuttgart, 2005

Abb. B-9.13 Delank, H.-W., Gehlen, W.: Neurologie. 10. Aufl., Thieme, Stuttgart, 2003

Abb. B-9.14 Stauber, M., Weyerstahl, T.: Duale Reihe Gynäkologie und Geburtshilfe. 2. Aufl., Thieme, Stuttgart, 2005

Abb. B-9.15 Wülker, N.: Taschenlehrbuch Orthopädie und Unfallchirurgie. 1. Aufl., Thieme, Stuttgart, 2005

Abb. B-9.16 Niethard, F. U., Pfeil, J.: Duale Reihe Orthopädie. 5. Aufl., Thieme, Stuttgart, 2005

Abb. B-10.1 nach Bommas, U., Teubner, P., Voß, R: Kurzlehrbuch Anatomie. 1. Aufl., Thieme, Stuttgart, 2004

Abb. B-10.6, 10.7 Stauber, M., Weyerstahl, T.: Duale Reihe Gynäkologie und Geburtshilfe. 2. Aufl., Thieme, Stuttgart, 2005

Abb. B-10.8 Riede, U.-N., Werner, M., Schäfer, H.-E.: Allgemeine und spezielle Pathologie. 5. Aufl., Thieme, Stuttgart, 2004

Abb. B-10.9 Hofer, M.: Sono-Grundkurs, 5. Aufl., Thieme, Stuttgart, 2005

Abb. B-10.10 Krug, K. B.: RRR Referenzreihe Radiologie Thoraxdiagnostik. 1. Aufl., Thieme, Stuttgart, 2004

Abb. B-10.11 Oestmann, J.-W.: Radiologie – Vom Fall zur Diagnose. 2. Aufl., Thieme, Stuttgart, 2005

Abb. B-10.12 Lange, S.: Radiologische Diagnostik der Thora XErkrankungen. 3. Aufl., Thieme, Stuttgart, 2004

Abb. C-1.1 Reiser, M., Kuhn, F.-P., Debus, J.: Duale Reihe Radiologie. 1. Aufl., Thieme, Stuttgart 2003

Abb. C-1.2, 1.3 Vieten, M., Heckrath, C.: Medical Skills. 4. Aufl., Thieme, Stuttgart 2004

Abb. C-1.4 nach Siegenthaler, W.: Siegenthalers Differenzialdiagnose. 19. Aufl., Thieme, Stuttgart, 2005

Abb. C-1.5 nach Silbernagl, S., Despopoulos, A.: Taschenatlas der Physiologie. 6. Aufl., Thieme, Stuttgart, 2003

Abb. C-1.6 TIM Thiemes Innere Medizin, 1. Aufl., Thieme, Stuttgart, 1999

Abb. C-1.7, 1.8 Hirner, A., Weise, K.: Chirurgie. 1. Aufl., Thieme, Stuttgart, 2003

Abb. C-2.1 nach Silbernagl, S., Lang, F.: Taschenatlas der Pathophysiologie. 2. Aufl., Thieme, Stuttgart, 2005

Abb. C-2.2 Heinzeller, T., Büsing, C. M.: Histologie und Zytologie für den Einstieg. 1. Aufl., Thieme, Stuttgart, 2001

Abb. C-2.3 Kubale, R., Stiegler, H.: Farbkodierte Duplexsonographie. 1. Aufl., Thieme, Stuttgart, 2002

Abb. C-2.4 Sachsenweger, M.: Duale Reihe Augenheilkunde. 2. Aufl., Thieme, Stuttgart, 2002

Abb. C-2.5 Böhm, M.: RRK Referenzreihe Kardiologie Herzinsuffizienz. 1. Aufl., Thieme, Stuttgart, 2000

Tab. A-2.2 Füeßl, Middeke: Duale Reihe Anamnese und klinische Untersuchung, 3. Aufl., Thieme, Suttgart, 2005

Tab. A-4.2, 4.4, C-1.2 Lorenz, J.: Checkliste XXL Pneumologie, 2. Aufl., Thieme, Stuttgart, 2003

Tab. D-1.1, Abb. D-1.1 Hahn, J.M.: Checkliste Innere Medizin, 4. Aufl., Thieme, Stuttgart, 2003

Sachverzeichnis

halbfette Seitenzahl = Haupttextstelle